Lieselotte Mahler, Ina Jarchov-Jádi,
Christiane Montag, Jürgen Gallinat

Das Weddinger Modell

Ein recoveryorientiertes Psychiatriekonzept

Psychiatrie Verlag

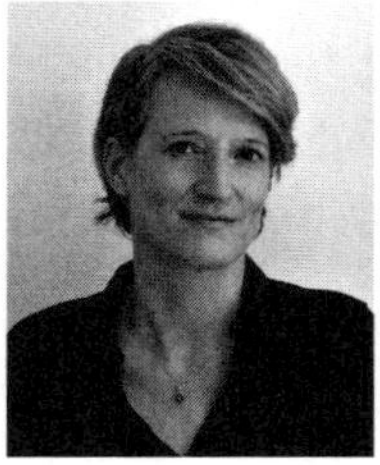 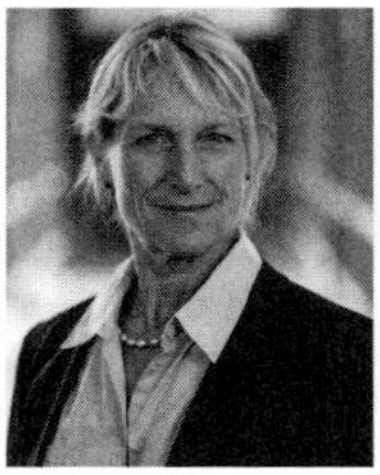 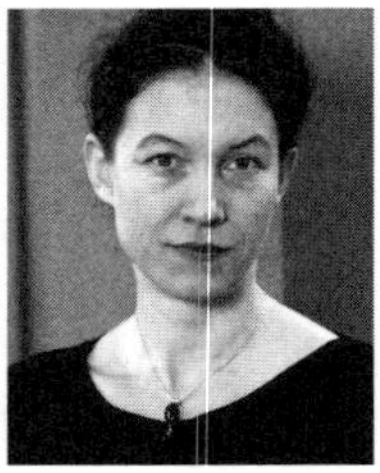 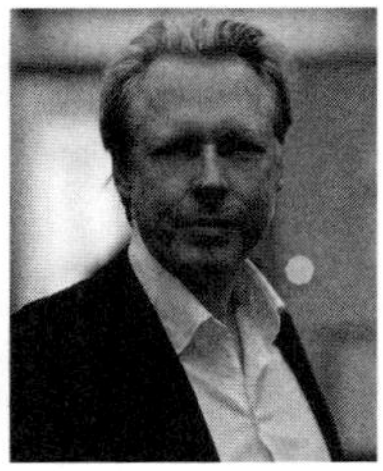

Dr. med. Lieselotte Mahler ist Ärztliche Direktorin und Chefärztin der Abteilung Psychiatrie und Psychotherapie der Kliniken im Theodor-Wenzel-Werk, Berlin. Sie war von 2005 bis 2011 Assistenzärztin und von 2011 bis 2020 Oberärztin der Psychiatrischen Universitätsklinik der Charité im St. Hedwig-Krankenhaus. Sie hat die Umsetzung des Weddinger Modells initiiert.
Ina Jarchov-Jádi ist Pflegedienstleiterin am St. Hedwig-Krankenhaus in Berlin. Zusammen mit Lieselotte Mahler hat sie das Weddinger Modell initiiert.
PD Dr. med. Christiane Montag ist Oberärztin am St. Hedwig-Krankenhaus und hat sich insbesondere an der Begleitforschung zum Weddinger Modell beteiligt.
Prof. Dr. Jürgen Gallinat ist Ärztlicher Direktor am Universitätsklinikum Hamburg-Eppendorf und war Chefarzt der Psychiatrischen Universitätsklinik der Charité im St. Hedwig-Krankenhaus. Er hat die interne Umstrukturierung von Anfang an unterstützt und begleitet.

Lieselotte Mahler, Ina Jarchov-Jádi,
Christiane Montag, Jürgen Gallinat

Das Weddinger Modell

Ein recoveryorientiertes Psychiatriekonzept

Mitarbeit Anna Oster

Psychiatrie
Verlag

Lieselotte Mahler, Ina Jarchov-Jádi, Christiane Montag, Jürgen Gallinat
Das Weddinger Modell
Ein recoveryorientiertes Psychiatriekonzept
2., vollständig überarbeitete Auflage 2024
ISBN-Print: 978-3-96605-108-8
ISBN-PDF: 978-3-96605-122-4

Bibliografische Information der Deutschen Nationalbibliothek

Die Deutsche Nationalbibliothek verzeichnet diese Publikation in der Deutschen Nationalbibliografie; detaillierte bibliografische Daten sind im Internet über http://dnb.d-nb.de abrufbar.

Hinweis

Bei den in diesem Buch vorgestellten therapeutischen Verfahren und praktischen Übungen haben die Autoren den aktuellen Stand in Forschung und Praxis berücksichtigt. Autoren und Verlag können aber keine Garantie für die Vollständigkeit und Wirksamkeit der Inhalte geben.

Lektorat: Anne Katrin Bläser, Bonn
Umschlagkonzeption und -gestaltung: Michael Schmitz, Arnbruck, www.grafikschmitz.de unter Verwendung des Bildes »Touch me«, (2021, 41,5 x 29,1 cm, Mischtechnik auf Papier) von DoK Werner
Typografiekonzeption: Iga Bielejec
Satz: Psychiatrie Verlag
Druck und Bindung: Plump Druck & Medien GmbH, Rheinbreitbach

Verzeichnis der Abbildungen und Tabellen

Verzeichnis der Downloadmaterialien

https://psychiatrie-verlag.de/product/das-weddinger-modell-2/

Das Passwort finden Sie auf S. 76.

Geleitwort zur zweiten Auflage

Andreas Heinz

Mit der Neuauflage geht das Weddinger Modell in das 15. Jahr seines Bestehens. Das Weddinger Modell wurde von einer multiprofessionellen Projektgruppe gemeinsam in der Psychiatrischen Universitätsklinik der Charité im St. Hedwig-Krankenhaus auf Stationen entwickelt, die den Berliner Bezirk Wedding versorgen. Im Zentrum des Konzepts stehen der Abbau von institutionellen Hierarchien, die keine therapeutische Funktion haben, sondern nur der Distanzierung zwischen Therapeutinnen und Patientinnen sowie zwischen verschiedenen Berufsgruppen dienen. Deshalb die Betonung des Perspektivwechsels, hin zu den persönlichen Interessen der Patientinnen und Patienten. Das greift eine Tradition auf, die bereits in »Irren ist menschlich« thematisiert wurde und in den jahrzehntelangen Auseinandersetzungen um eine personenzentrierte Therapie ihren Ursprung findet. Das Weddinger Modell integriert verschiedene Ansätze wie die möglichst offene Führung gerade auch der Akutstationen, die mechanische Einschränkungen durch Zuwendung und Begleitung ersetzt, und die Orientierung auf Recovery. Gerade die selbstgesteckten Ziele der Patientinnen und Patienten hinsichtlich einer lebenswerten Teilhabe an der Gesellschaft, Genesung und Inklusion sind entscheidend für die therapeutischen Interaktionen und wichtiger als professionelle Fokussierung auf einzelne Symptome oder Beeinträchtigungen. Genau deshalb sind die offene Diskussion zwischen verschiedenen Berufsgruppen und die kontinuierliche Einbeziehung der Patientinnen und Patienten auf Augenhöhe notwendig. Von entscheidender Bedeutung ist hier die Einbeziehung von Expertinnen aus Erfahrung, Genesungsbegleiterinnen und Angehörigenpeers, die unterschiedliche Sichtweisen und Erfahrungen integrieren und vermitteln können. Es ist ein fortbestehendes Problem des derzeitigen Krankenhausfinanzierungssystems, dass diese Personengruppe bisher nicht regelhaft in den Personalmindeststandards vorgesehen ist. Trialogisch mit Angehörigen, Betroffenen und Professionellen besetzte Klinikräte sollten zudem die wesentlichen therapeutischen Konzepte jeder einzelnen Klinik begleiten und beeinflussen.

Das Weddinger Modell vermag es auch, Zwangsmaßnahmen zu reduzieren. Es gibt Einzelfälle wie Alkoholentzugsdelirien oder Psychosen mit erheblicher

Fremd- oder Selbstgefährdung, wo sich Maßnahmen gegen eine aktuell wegen der Erkrankung nicht einsichtsfähige Person nicht vermeiden lassen, wenn diese die Folgen ihrer Handlungen nicht versteht. Das sollten aber Ausnahmefälle sein, die nicht dem Funktionieren der Institution dienen, sondern ausschließlich der Bewahrung der körperlichen Unversehrtheit der betroffenen Patientinnen und Patienten und ihrer Mitmenschen. Das Weddinger Modell hat hier eine Vielzahl deeskalierender, gewaltpräventiver und aufarbeitender Verfahren entwickelt, beispielsweise die obligatorische Nachbesprechung mit Betroffenen und Professionellen nach jeder Zwangsmaßnahme.
Und schließlich ist ein entscheidender Aspekt des Weddinger Modells die Verankerung in der Gemeinde. Das Ziel der Psychiatriereform seit fünfzig Jahren ist die selbstbestimmte soziale Teilhabe von Menschen mit und ohne psychische Erkrankungen und Belastungen. Dazu gehört der gleichberechtigte Zugang zu Wohnraum und dem sogenannten ersten Arbeitsmarkt. Dazu gehören Angebote für Menschen mit besonderen sprachlichen oder kulturellen Bedürfnissen, für Menschen, die, wie beispielsweise Transpersonen, besonders vulnerabel sind für Ausschließung und Diskriminierung, und für Menschen ohne sichere Wohnung. Gerade auf den Stationen, die den Bezirk Wedding versorgen, haben ca. 30 Prozent der dort behandelten Personen keine gesicherten Wohnverhältnisse. Die hohe Wohnungslosigkeit von Menschen mit psychischen Erkrankungen und Beeinträchtigungen ist für ein reiches Land wie Deutschland eine Schande. Deswegen steht das Weddinger Modell auch für die besondere Bedeutung der Lebenswelt, der sozialen Verhältnisse und des Kampfes gegen soziale Ausschließung, Diskriminierung und Rassismus, ohne die psychische Gesundheit nicht möglich ist.

Andreas Heinz
Berlin, Juli 2023

Vorwort I

Michaela Amering

Wie soll sich die Psychiatrie den Herausforderungen unserer Zeit stellen?
Recovery ist seit einigen Jahren gesundheitspolitische Vorgabe in den englischsprachigen Ländern wie den USA und Großbritannien, Australien, Neuseeland, Kanada, Schottland und Irland. Am pointiertesten ausgedrückt hat es die Regierung der USA im Rahmen der New Freedom Commission on Mental Health: »Wir sehen eine Zukunft mit Recovery für jede/n mit einer psychischen Erkrankung, eine Zukunft, [...] in der jede Person mit einer psychiatrischen Erkrankung in jeder Phase des Lebens vollen Zugang zu effektiven Behandlungen und Unterstützungen hat – alle wesentlichen Elemente, um zu leben, zu arbeiten und voll am Leben in der Gemeinde teilzunehmen« (Amering & Schmolke 2012, S. 35).
Wesentliche Aspekte der aktuellen Bedeutung von Recovery, basierend auf Personenorientierung, Einbeziehung der Betroffenen und Angehörigen, Selbstbestimmung und Gesundheitsförderung, sind für Europa im Aktionsplan zur seelischen Gesundheit niederlegt. Der soeben beschlossene WHO Mental Health Act für 2013 bis 2020 setzt ebenfalls Schwerpunkte auf Empowerment und Partizipation von Betroffenen und Angehörigen.
Wie soll sich die Psychiatrie diesen Herausforderungen stellen? Wie umsetzen? Wie implementieren, neu organisieren, transformieren?
»Einfach tun« ist die wunderbare Antwort, die dieses Buch uns gibt. Tun, was vielfältig erworbenes Wissen und die Weisheit und Erfahrung nahelegen, die sich aus interprofessioneller und noch mehr aus trialogischer Zusammenarbeit ergibt. Was braucht es dazu? Mut, hohe professionelle Ethik, den Wunsch, sich an bestehende Gesetze zu halten. Dazu gehören Patientenrechte wie Information, Entscheidungsfreiheit, Wahlmöglichkeiten, Beschwerdemöglichkeiten, allen voran Transparenz und Einbeziehung auf allen Ebenen in alle Entscheidungen – unterstützt, wenn Unterstützung gebraucht wird – und Menschenrechte. Die Frage, wie diesen Vorgaben entsprochen werden kann, hat durch die Ratifizierung der UN-Konvention für die Rechte von Personen mit Behinderungen nochmals spezielle Brisanz erhalten. Diese Konvention zeichnet sich nicht nur dadurch aus, dass sie sich explizit auch auf Personen mit psychosozialen Behinderungen bezieht, sondern ebenso dadurch, dass

Personen mit gelebter Erfahrung von psychiatrischen Störungen maßgeblich an ihrer Entstehung beteiligt waren.
Das Bestechende an diesem Buch ist das Zusammenführen des großen bestehenden Wissens- und Erfahrungsschatzes aller Berufsgruppen mit dem Erfahrungswissen der Betroffenen und ihrer Freunde und Angehörigen. Die reichen Traditionen werden klar dargestellt und mit der Neugierde und dem Mut zu tiefgreifenden Veränderungen kombiniert.
»Ganz normal und gleichzeitig ganz besonders« ist ein Konzept, das wir jüngst in einem Forschungsprojekt zur Stigmaresistenz in Wien fanden. Das scheint mir auch hierher zu passen. Ganz besonders ist die enorme Großzügigkeit und Offenheit, mit der die Autorinnen und Autoren uns erlauben, einen Prozess mit Hindernissen, Zaudern, Fehlern, unvermuteten Konsequenzen, immer neuen Überraschungen und steter Entschlossenheit zu beobachten, und wie sie uns ihre Erfahrungen in großer Ehrlichkeit und Genauigkeit zur Verfügung stellen. Damit sind wir bestens ausgerüstet, um Mut zu fassen und einfach zu tun, was getan werden muss.
Form und Inhalt dieses Buches tragen dazu bei, uns Leserinnen und Lesern zu erlauben, sofort und zuversichtlich zu beginnen, endlich das zu tun, was wir immer schon tun wollten. Das wird uns »die Freude zurück in die Arbeit bringen«. So würde es Courtney Harding, prominente Wissenschaftlerin im Bereich der Verlaufsforschung, im Sinne von Recovery wohl auf den Punkt bringen.

Michaela Amering *ist Professorin und Oberärztin an der Universitätsklinik für Psychiatrie und Psychotherapie der Medizinischen Universität Wien.*

Vorwort II

Gwen Schulz

Das erste Mal habe ich vom Weddinger Modell auf einer Tagung zu den UN-Menschenrechtskonventionen in Wien gehört. Ich war spontan überzeugt, beeindruckt von der Idee, von der Art, Menschen erst einmal in ihrem bisherigen Lebenszusammenhang ernst zu nehmen, bei sich und in sich zu lassen, obwohl sie im psychiatrischen System untergebracht sind. Ich habe das Weddinger Modell so verstanden, dass alles Leben, das ein Mensch bisher außerhalb der Klinik geführt hat, alle Interessen, Freundschaften, Lebenszusammenhänge weiterhin Bestand haben sollen, ausdrücklich erhalten werden sollen und sogar die Basis für die psychiatrische Behandlung sind. Es geht überhaupt weniger um Behandlung als um die Einbindung der Patientin oder des Patienten in Therapieentscheidungen, um Transparenz und Partnerschaftlichkeit. Das bedeutet eine grundsätzlich und radikal andere Haltung. Sie ist nicht mit besonders ausgefeilten Programmen und Kosten verbunden. Es beinhaltet eher eine andere, konsequente Sichtweise auf den Patienten als selbst entscheidendes Subjekt und eine Veränderung der automatischen Machtstrukturen in der Psychiatrie.

Es gibt Aufnahmesituationen, in denen Menschen so aufgeregt, so aufgelöst, so scheinbar unfähig erscheinen, ihr eigenes Leben zu führen, dass in dem Moment vielleicht Fremdentscheidungen unumgänglich sind. Aber auch in solchen zugespitzten Krisensituationen ist eine veränderte Begegnung zwischen Arzt und Patient hilfreich und trägt glaubhaft zu einer anderen Betrachtung des Auftrags von Professionellen einerseits und der Eigenverantwortung des Hilfesuchenden andererseits bei.

Wenn Recovery die »Entwicklung aus den Beschränkungen der Patientenrolle heraus hin zu einem selbstbestimmten, sinnerfüllten Leben« bedeutet, wenn sich dieser Prozess »an für die einzelnen betroffenen Menschen wesentlichen Werten und Zielen orientieren« soll (Amering & Schmolke 2007, S. 97), ist das Weddinger Modell ein folgerichtiges Angebot, eine notwendige Haltung. Wer, außer dem Patienten selbst, lebt sein Leben und kennt seine Begrenzungen und Möglichkeiten? Und wer, außer den Bezugspersonen im engeren und weiteren Kreis, ist mit den Auswirkungen von Leiden und Beschränkung, aber auch mit den Fähigkeiten des Betroffenen konfrontiert?

Die Psychiatrie wird leicht zu einer Ersatzrealität, die Schutz bietet, aber auch selbstbestimmtes Handeln aufhebt. Bisher bedeutet die Aufnahme auf einer psychiatrischen Station immer noch sehr häufig den Verlust der Selbstbestimmung, des Rechts auf eine eigene Persönlichkeit, automatisches Reglement und Anpassung an einen Stationsalltag. Das Leben vorher mit eigenen Strukturen, Freunden, Angehörigen, Familie und eventuell Arbeit oder deutlich eigenen Interessen muss während eines Psychiatrieaufenthaltes aufgegeben werden. Es besteht die Gefahr, dass in diesem Rahmen eigene Techniken und Bewältigungsstrategien verlernt werden, dass die Anpassung an vorgegebene Behandlungsziele, Programme und eine Tagesstruktur schleichend zu einer Parallelexistenz wird. Vor allem für Menschen mit chronischen Störungen, die häufig nicht über stabile soziale Beziehungen verfügen, kann Psychiatrie zu einer Ersatzfamilie werden. Kontakte unter den Patientinnen und Patienten entstehen automatisch, weil sie den Alltag teilen und sich, wenn die Klinik es anbietet, in verschiedenen Gruppenangeboten näherkommen können. Es kann eine neue Identität entstehen. Viele Menschen sind dagegen außerhalb der Psychiatrie ein »Niemand«, sie sind nicht interessant, sind häufig durch ihre Verstörung isoliert, haben oft keine Arbeit, sind krankgeschrieben, fallen aus einem haltenden Netz.

In der Psychiatrie ist der Mensch »jemand«. Er ist es wert, dass über ihn gesprochen wird, dass man sich mit ihm beschäftigt, er bekommt sogar eine Diagnose, eine Identität. Die bisherige Psychiatrie entmündigt und schützt gleichzeitig. Das verführt. Beide Seiten. Die Patientin, die eigene Entscheidungen abgenommen bekommt, die nicht so viel falsch machen kann, weil sie keine autonomen Entscheidungen trifft, die versorgt wird mit menschlichen Kontakten, einem warmen Bett, Essen und Programm. Es verführt aber auch die Professionellen, die weniger das Individuum in seinem bisherigen Umfeld sehen als ihren Auftrag, die Störungen zu beseitigen, und dafür Compliance einfordern.

Menschen, die darauf bestehen, ihre Eigenheit zu behalten, die ihren Lebensentwurf verteidigen, die zwar Unterstützung in bestimmten Bereichen wünschen, aber klare eigene Vorstellungen davon haben, was sie wollen und was nicht, haben es in der Psychiatrie immer noch schwer. Das Weddinger Modell verstehe ich als ein Konzept, das vorsieht, den Patienten zu fragen, nicht vorher schon alles zu wissen, nicht alles für ihn zu erledigen, ein Konzept, das an der Lebensrealität des Gegenübers ansetzt, das sein Umfeld miteinbezieht und schon deshalb nicht allmächtig ist. Es akzeptiert die Grenzen der psychiatrischen Interventionsmöglichkeiten und es achtet die Grenzen des Patienten.

Wenn Psychiatrie ein Ort der Stärkung, der Orientierung, des Zu-sich-Findens werden soll, ist es wichtig, das Individuum in seinem Zusammenhang, mit seinen bisherigen Lebensstrategien zu sehen, zu akzeptieren. Man muss genau dahin gehen, wo ein Mensch sich befindet, und von dort aus gemeinsam nach Möglichkeiten der Veränderung suchen, die ihm zur Verfügung stehen.
Das Weddinger Modell erscheint mir manchmal so leicht, so logisch, in seiner Haltung so realistisch. Es macht Menschen Mut und Hoffnung, wenn sie sich in ihrem bisherigen Leben, in ihrem Sein gesehen fühlen, wenn Angehörige miteinbezogen werden, wenn sie gefragt werden, was sie wollen, auch was sie verändern wollen. Im Ideal ist die Psychiatrie ein Ort, wo Menschen aufgenommen werden, die aus welchen Gründen auch immer ihr Leben nicht mehr eigenverantwortlich meistern können. Ein Ort der Beruhigung, der Möglichkeit, zu sortieren, zu sich zu kommen, den eigenen Lebensfaden wieder gestärkt aufzunehmen. Ich weiß, wovon ich schreibe. Ich war selbst fünf Jahre lang Patientin verschiedener psychiatrischer Einrichtungen. Ich kenne den inneren Protest, meinen Widerstand, wenn Professionelle so getan haben, als wüssten sie nach fünf Minuten besser über mich Bescheid als ich selbst, die ich mit mir, meinen Begrenzungen und Möglichkeiten lebe. Ich wurde nicht gefragt und wurde auf meine Verstörung (Krankheit) reduziert, diagnostiziert. Meine von mir gewollten (gesunden) Anteile wurden nicht oder unzureichend miteinbezogen. Ich vermeide die Begriffe gesund und krank, weil kein Mensch nur das eine oder das andere ist.
Ich kenne aber auch die Verführung, mich in unerträglichen Situationen geschützt zu fühlen, mich zu beruhigen, wenn ich gespürt habe, dass Behandelnde – durchaus freundlich – die Richtung angegeben haben, stärker waren als ich, mir die Verantwortung abgenommen haben und ich mich so in eine gewisse Hilflosigkeit zurückziehen konnte. Kurzfristig kann das so sein, um wieder neuen Mut zu fassen, sich zu erholen. Die Haltung der Psychiatrie sollte aber sein, den Menschen Lust auf ihre Autonomie zu machen, sie in ihrem Lebenskonzept zu stärken, auch wenn es anders, nicht glatt ist.
Hauptsache, es ist eigen. Inzwischen habe ich die EX-IN-Ausbildung gemacht und arbeite selbst in einer großen Klinik als Peerbegleiterin. Ich bin durchaus nicht krisenfest, hoffe aber sehr, nie mehr in eine Situation zu kommen, in der ich stationär aufgenommen werden muss. Wenn doch, hoffe ich, dass das Weddinger Modell bis dahin Verbreitung gefunden hat.

***Gwen Schulz** arbeitet als Peerberaterin an der Klinik für Psychiatrie und Psychotherapie des Universitätsklinikums Hamburg-Eppendorf.*

Weddinger Modell: Entstehung, Herangehensweise und Zielsetzung

Lieselotte Mahler

Seinen Namen erhielt das Modell durch das Versorgungsgebiet Wedding, einen Berliner Stadtbezirk, der als urbaner Brennpunkt eines der schwierigsten Versorgungsgebiete deutschlandweit darstellt. Die Namensgebung impliziert keine Begrenzung der Anwendbarkeit auf dieses spezielle Gebiet oder dessen Klinik. Das Weddinger Modell zeigt vielmehr, dass eine moderne psychiatrische Versorgung auch in einem herausfordernden Versorgungsgebiet mit normalen Personalressourcen und normaler Ausstattung umgesetzt werden kann. Das Weddinger Modells kann als Ganzes – oder in einzelnen Elementen – flexibel auf jeden Bereich der psychiatrischen Versorgung übertragen werden

Die Motivation für die Entwicklung und Umsetzung des Weddinger Modells liegt in der Zurückdrängung eines historischen »paternalistisch-defizitären« Therapieansatzes zugunsten einer recoveryorientierten Begleitung von Menschen mit schweren psychischen Krisen und gegebenenfalls auch bleibender Symptomatik. Das bedeutet, im psychiatrischen Arbeiten die Individualisierung von Krankheits- und Genesungskonzepten und die damit verbundene Abgabe der Deutungsmacht an die Patientin zuzulassen.

Ziel und Anspruch ist es, durch die konsequente Veränderung der inneren Haltung des behandelnden Personals sowie der etablierten Strukturen ein ganzheitliches Arbeiten zu erreichen, welches durch die Partizipation, Selbstwirksamkeit und Eigenverantwortung von Patientinnen und Patienten eine höhere Effektivität der Therapie im Hinblick auf die gängigen klinischen Parameter verspricht wie auch eine Erleichterung der Integration der Erkrankung in die individuelle Lebenswirklichkeit und Sinnzusammenhänge.

Entstehung

Das Weddinger Modell ist aus den praktischen Erfahrungen in der interprofessionellen Zusammenarbeit mit den Patientinnen und Patienten, deren Angehörigen und anderen Bezugspersonen im Alltag der Psychiatrischen

Universitätsklinik der Charité im St. Hedwig-Krankenhaus in Berlin entstanden. Von diesen Erfahrungen ausgehend wurden Verbindungen zu bestehenden Theorieansätzen gezogen.

Zwischenruf

Das Weddinger Modell ist der pragmatische Versuch, in der stationär-psychiatrischen Versorgung einen Raum zu schaffen, in dem Individualität, Subjektivität und Authentizität gewährleistet werden (s. Kapitel »Veränderungen der klinischen Praxis und der Stationsstrukturen«). Damit ebnet es überhaupt erst wichtigen Theorien den Boden zur praktischen Umsetzung.

Theoretisch vernetzt sich das Weddinger Modell vor allem mit Elementen des Recoverykonzepts, des Empowerments, der Bedürfnisangepassten Therapie, der Salutogenese sowie mit systemischen, anthropologischen und psychodynamischen Sichtweisen, wobei die wichtigsten psychiatrischen Konzepte im Kapitel »Theoretische Vernetzungen« kurz vorgestellt werden. Das Weddinger Modell möchte Strukturen schaffen und stärken, die das Arbeiten mit einer interprofessionellen psychotherapeutischen Haltung in der Psychiatrie fördern.
Erfahrungen aus psychiatrischen Kliniken zeigen, dass verschiedene therapeutische Elemente dazu beitragen, dass die Behandlung sowohl für Patientinnen als auch für ihre Bezugspersonen wie für das Personal befriedigend verläuft. Die Ursache für diese positive Entwicklung kann in der zunehmenden Umsetzung von Konzepten wie Recovery, systemischen Ansätzen, Empowerment und Peerarbeit liegen, die in den letzten Jahren in psychiatrischen Kliniken ein größeres Interesse erfahren haben. Dies geht vor allem auch auf die weltweiten unermüdlichen und weiter zunehmenden Forderungen nach Reformen und mehr Patientenrechten von Psychiatrieerfahrenen und Angehörigenverbänden zurück (Brown 1981; Chamberlin 1984, 1990; Everett 1994; Frese & Davis 1997). Aber auch innerhalb der in die Behandlung involvierten Berufsgruppen hat sich eine kritische Haltung gegenüber tradierten Strukturen und Sichtweisen entwickelt. Problematische Phänomene wie »Chronifizierung«, schwierige Behandlungsabläufe, Gewaltsituationen, Zwangsbehandlungen, Stigmatisierung, Therapieabbrüche, »mangelnde Adhärenz«, »Drehtüreffekte« und auch Insuffizienzgefühle der Behandelnden in der eigenen Arbeit werden zunehmend im Zusammenhang mit Differenzen zwischen den Krankheitskonzepten von Behandelnden und Betroffenen gesehen. Dabei spielen die unzureichende Einbindung von Patientinnen und Patienten in Therapieentscheidungen sowie die mangelnde Transparenz und Partnerschaftlichkeit eine wichtige Rolle,

welche ein erlebtes »Machtgefälle« zwischen Behandelnden und Patienten zur Folge haben.
Grundlegend ist ein trialogischer Ansatz (s. Kapitel »Aktive trialogische Arbeit«), in dem der Patient als Individuum und Experte in eigener Sache mit seinen Ressourcen, Problemen und Wünschen für den Therapieplan und die Entlassungsplanung ausschlaggebend ist. Ziel ist die bewusste Individualisierung der Therapieplanung, in der das therapeutische Team konsequent die Perspektive der Patientinnen und Patienten und ihrer Bezugspersonen als maßgeblich erachtet und respektiert. Dies erfordert einen Perspektivwechsel und zieht grundlegende Veränderungen der klinischen Praxis und Stationsstrukturen nach sich (s. Kapitel »Veränderungen der klinischen Praxis und der Stationsstrukturen«). Spätestens seit der UN-Konvention über die Rechte von Menschen mit Behinderungen von 2006 (Ratifizierung in Deutschland 2009, s. https://www.institut-fuer-menschenrechte.de/das-institut/monitoring-stelle-un-brk/die-un-brk) sind psychiatrische Modelle gefordert, die grundlegende Rechte wie Selbstbestimmung, Barrierefreiheit, Partizipation, Inklusion und Chancengleichheit für Menschen mit psychischen Erkrankungen berücksichtigen (wobei betont sei, dass nicht jeder Mensch, der eine psychische Beeinträchtigung hat, ein Mensch mit Behinderung ist!).
Gerade im Begriff der »Inklusion«, der im Gegensatz zum Begriff »Integration« die Anpassung der Strukturen an die Bedürfnisse und nicht die Anpassung der betroffenen Personen an die Strukturen fordert, lässt sich der leitende Geist der konzeptionellen Entwicklung des Weddinger Modells am besten wiederfinden.
Das Weddinger Modell bedeutet einen Perspektivwechsel in der gängigen stationären psychiatrischen Behandlung mit dem Ziel, die Individualisierung von Therapie und Genesung in der Psychiatrie zu fördern. Es setzt sich kritisch mit weitverbreiteten Grundannahmen in der psychiatrischen Behandlung auseinander, die für einen Genesungsprozess eher hinderlich erscheinen. Damit hat das Weddinger Modell einen Prozess der Veränderung tradierter Strukturen im psychiatrischen Behandlungssystem in Gang gesetzt. Es handelt sich dabei nicht um ein eigenständiges therapeutisches Konzept, sondern um ein komplexes Psychiatriekonzept, das eine recoveryorientierte therapeutische Haltung und die damit notwendigen Strukturveränderungen konsequent umsetzt.
Die therapeutische Beziehung steht dabei zu jedem Zeitpunkt im Fokus der Behandlung bzw. ist ein Ziel der Behandlung. Diese interprofessionelle Grundhaltung verknüpft dabei die unterschiedlichen bereits bestehenden und etablierten psychotherapeutischen und konzeptionellen Ansätze.

Zwischenruf

Das Weddinger Modell erfindet die Psychiatrie nicht neu. Es bedeutet vielmehr einen interprofessionellen Konsens über eine Haltung sowie über konsequente, umfassende und nachhaltige Veränderungen tradierter Strukturen; in dieser Komplexität sowie in der Integration und Verknüpfung von verschiedenen modernen Konzepten stellt es eine Neuerung dar.

Um eine konsequente personenzentrierte, trialogische Ressourcen- und Resilienzorientierung zu ermöglichen, ist die umfassende und nachhaltige Reformierung der herkömmlichen Strukturen und Sichtweisen erforderlich. Traditionelle Stationsstrukturen ebenso wie die historisch bedingte Trennung stationärer und ambulanter Behandlungsräume sind mit der Gestaltung eines individuellen Genesungsprozesses nicht gut vereinbar. In den letzten Jahren wurde der Bedarf an grundlegenden Veränderungen der psychiatrischen Versorgung deutlich, wie die zunehmende Anzahl an integrierten Versorgungsmodellen, Soteria-Einrichtungen, aufsuchenden Behandlungen wie StäB u. a. zeigt. Diese Angebote sind notwendig, um den vielfältigen Bedarfen gerecht zu werden. Sie stehen dabei keinesfalls in Konkurrenz zueinander und auch nicht zur »herkömmlichen« stationären Behandlung, sondern bilden die Unterschiedlichkeit von Behandlungsbedarfen verschiedener Menschen mit ihren Erkrankungen, Krankheits- und Genesungskonzepten wie auch Krankheitsphasen ab.

Auch wir sehen darin die Zukunft der Psychiatrie. Diese Modernisierungsvorgänge haben jedoch bisher zu sehr vor stationären Strukturen und einer konsequent interprofessionellen Umsetzung haltgemacht. Eine moderne Psychiatrie benötigt aber die Aufhebung der Trennung zwischen ambulantem und stationärem Bereich mit dem Ziel einer Synergie (s. Kapitel »Synergien«) der einzelnen Elemente psychiatrischer Behandlungsangebote. Nur so kann eine bedürfnisorientierte Versorgung gesichert werden.

Die folgende Übersicht fasst die Ziele des Weddinger Modells sowie seine Besonderheiten im Entwicklungsprozess und in der Umsetzung zusammen.

Die Hauptziele des Weddinger Modells

Auf Haltungsebene:

- Recovery zulassen und fördern
- Ressourcen- und Resilienzausrichtung der Behandlung
- Individualisierung von Krankheits- und Genesungsprozessen, Abgabe der Deutungsmacht an die Patientinnen

- Transparenz gegenüber Patientinnen und ihren Bezugspersonen wie auch zwischen den an der Behandlung beteiligten Berufsgruppen
- Maximale Partizipation der Betroffenen durch konsequente Einbeziehung in die Behandlungsentscheidungen
- Steigerung der Therapieeffizienz und Zufriedenheit von Patienten, Bezugspersonen und Behandelnden
- Beziehungsarbeit im Vordergrund des therapeutischen Prozesses

Auf Struktur- und Handlungsebene:

- Konsequent trialogische und interprofessionelle Therapieplanung und Therapiegestaltung
- Konsequent interprofessionelle Zusammenarbeit mit fester Integration von Genesungsbegleitung und Angehörigen-Peers in die Teams
- Behandlerkontinuität in flexiblen Behandlungsettings
- Reduktion von Zwangsmaßnahmen sowie reflektierter Umgang mit und Nachbesprechung von stattfindenden Zwangsmaßnahmen

Im Entwicklungsprozess und in der Umsetzung:

- Konsequent interprofessionell von Basis und Leitung (»bottom-up and top-down«) entwickeltes und getragenes Konzept
- Gelebte und praktische Umsetzung des Konzepts in der gesamten Klinik mit all ihren Stationen und Bereichen, inklusive Psychiatrischer Institutsambulanz (PIA), Tageskliniken, Soteria, Medizinischem Versorgungszentrum (MVZ), Ambulanter Psychiatrischer Pflege (APP), aufsuchender Akutversorgung (StäB) und Integrierter Versorgung (IV)
- Fortlaufende interprofessionell gehaltene und ausgerichtete Schulungen aller Mitarbeitenden
- Kontinuierliche Weiterentwicklung und nachhaltige Prozessgestaltung

Zwischenruf

Das Weddinger Modell ist kein starres Regelwerk, das rigide Umsetzung verlangt, sondern möchte dazu ermuntern, sich kritisch mit den vorhandenen Strukturen und Ansichten auseinanderzusetzen. Dabei ist es selbst offen für Erweiterungen, Veränderungen und Denkanstöße. Eine solche Offenheit und interprofessionelle Flexibilität ist die Grundhaltung und Grundidee des Weddinger Modells.

Was bewirkt das Weddinger Modell?

Durch das Arbeiten mit dem Weddinger Modell und den einzelnen Strukturveränderungen sowie einer Recovery ermöglichenden therapeutischen Grundhaltung können Maßnahmen gegen des Willen der Patientinnen und Patienten nachweislich auf ein Minimum reduziert werden (Czernin u. a. 2020; Czernin u. a. 2021). So kommt es überwiegend nur noch in der Aufnahmesituation und bei spezifischen Risikofaktoren zur Eskalation und damit zu Zwangsmaßnahmen (Cole u. a. 2020; Cole & Klotz u. a. 2022). Durch einen spezifischen Umgang mit Zwangsmaßnahmen, wie die leitfadengestützte Nachbesprechung (Mahler u. a. 2022; Wullschleger u. a. 2019), können zudem negative Folgen von Zwangsmaßnahmen und Zwangserleben signifikant reduziert werden (Wullschleger u. a. 2020; Wullschleger u. a. 2021). Das Weddinger Modell bedeutet, dass sowohl die Strukturen als auch die Haltung der Mitarbeitenden grundlegend hinsichtlich einer Recoveryorientierung berührt werden und sich gegenseitig verstärken. Beides gleichermaßen zu fokussieren ist notwendig, denn einerseits gibt es zwangsreduzierende Strukturen und anderseits beeinflusst die Haltung der Mitarbeitenden das Vorkommen von Zwangsmaßnahmen.

Das Weddinger Modell ist aus der psychiatrischen Praxis heraus entstanden, wurde 2010 in der Psychiatrischen Universitätsklinik der Charité im St. Hedwig-Krankenhaus entwickelt und befindet sich dort seither in konsequenter Umsetzung. Es erhielt mehrere Auszeichnungen als Best-Practice-Modell (u. a. 2011, 2015). Aufgrund der praktischen Umsetzbarkeit und der wissenschaftlich nachgewiesenen positiven Auswirkungen hinsichtlich verschiedener Parameter (Oster u. a. 2021) wie des signifikanten Einflusses auf die Reduktion von Eskalation und Zwangsmaßnahmen wurde das Weddinger Modell im Zuge der Implementierung der S3-Leitlinien »Verhinderung von Zwang: Prävention und Therapie aggressiven Verhaltens« (AWMF 2018) als komplex psychiatrische Intervention empfohlen (Steinert u. a. 2019). Die Implementierung eines solchen Modells bedeutet ein anhaltendes und komplexes Change Project. Daher wird auch die Implementierung in diesem Buch ausführlich dargestellt (s. Kapitel »Implementierung des Weddinger Modells«).

Das Weddinger Modell versteht sich als Plädoyer, einerseits (wieder) mehr auf Erfahrungswissen zu vertrauen und auf die »reflektierende Praxis« zurückzugreifen und andererseits den Forschungsfokus vermehrt darauf auszurichten, und zwar unter Einbezug verschiedener Perspektiven (»trialogisch« sowie interprofessionell) und der Verknüpfung von Methoden (qualitativ wie quantitativ). Die Forschungsergebnisse der trialogischen Begleitstudie, die im Kapitel »Ergebnisse der wissenschaftlichen Begleitstudien« vorgestellt werden, weisen deutlich darauf hin, dass erstens ein recoveryorientierter klinischer Ansatz wie das Weddinger Modell nach nur kurzer Zeit hinsichtlich Resilienz- und Ressourcenverstärkung wirkt und dass zweitens Forschung in diesem Bereich machbar ist. Im Weddinger Modell wurde dabei das Erfahrungswissen von Patienten und Angehörigen dem (Erfahrungs-)Wissen der »Professionellen« möglichst gleichgesetzt.

Was will dieses Buch?

Diese Publikation soll die Hauptanliegen des Weddinger Modells darstellen, die theoretischen Grundlagen darlegen, bereits gemachte Erfahrungen vermitteln sowie die wissenschaftliche Begleitforschung vorstellen. Darüber hinaus werden konkrete Hinweise zur Implementierung und Umsetzung gegeben.

Es sollen Richtlinien und Empfehlungen für einen offeneren Umgang mit Patientinnen und Patienten sowie für eine effektivere medizinische Versorgung vermittelt werden, die im Verhältnis zum Ergebnis – nämlich einer größeren Effizienz sowie größeren Zufriedenheit bei Professionellen, Patientinnen und Bezugspersonen – einen relativ geringen Aufwand bedeuten.

Zur Umsetzung eines solchen Konzepts muss die »Machbarkeit« in mehrfacher Hinsicht die leitende Ausrichtung sein (s. Kapitel »Implementierung des Weddinger Modells«):

Einfach machen Veränderungen einführen, die unter den gegebenen Umständen konsequent und nachhaltig machbar sind, ohne dass es eines Vorschusses an finanziellen oder personellen Ressourcen oder umfangreicher Fortbildungen bedarf.

Trotzdem machen Die größten Widersacher wie »Das machen wir doch eh schon!« oder »Das haben wir aber immer anders gemacht!« oder »Unsere Patienten sind dafür aber zu krank!« oder »Dafür ist keine Zeit!« durch das Beginnen widerlegen.

Weitermachen Wissen, dass es sich bei einem solchen Projekt um einen langjährigen dynamischen Prozess handelt, der aber schon nach kurzer Zeit die ersten Früchte trägt.

Größer machen Da sich die Ausgangssituation für Punkt 1 (Einfach machen) im Laufe dieses Prozesses immer wieder verändern wird, schafft dies die Möglichkeit, kontinuierlich an dem Ganzen zu wachsen und sich immer gegenüber Veränderungen, neuen Inhalten, Qualifizierungen und Ergänzungen zu öffnen.

Mit dem Weddinger Modell wollen wir in erster Linie Mut machen, solche Veränderungen in der psychiatrischen Praxis einfach umzusetzen, da sie im Grunde keinen Aufwand bedeuten, dafür aber mit großer Effizienz verbunden sind und größere Zufriedenheit für alle Beteiligten schaffen.

Sowohl die konzeptionelle Entwicklung als auch die Umsetzung des Weddinger Modells erfolgten in konsequent interprofessioneller Zusammenarbeit. Wir sehen dies als die einzige wirkliche Voraussetzung, um ein solches Konzept umzusetzen. Im Laufe der letzten Jahre sind duale bzw. interprofessionelle Führung wie auch die konsequente Zusammenarbeit mit Genesungsbegleiterinnen und Angehörigenpeers hinzugekommen.

Selbstkritisch muss allerdings bemerkt werden, dass es keine direkte Teilhabe von Psychiatrieerfahrenen oder Bezugspersonen an der konzeptionellen Entwicklung des Weddinger Modells gab. Die Konzeption und Implementierung des Weddinger Modells beinhaltete aber von Beginn an explizit das Ziel, eine nachhaltige Grundlage zu schaffen für die aktive Teilhabe von bzw. Zusammenarbeit mit Psychiatrieerfahrenen und Bezugspersonen im weiteren Prozess.

Zwischenruf

In der psychiatrischen Behandlungspraxis entstehen zahlreiche Spannungsfelder: Selbstbestimmung versus Zwang, Autonomie versus Betreuung, psychische Erkrankung versus seelische Gesundheit, Hoffnung versus Chronifizierung, Ziele versus Unmöglichkeiten. In der Praxis ist es wichtig, diese nicht zu negieren oder zu bagatellisieren, sondern Widersprüche zu benennen und bestehende Grenzen von Möglichkeiten aufzuzeigen. Das Weddinger Modell ist ein Versuch, der Individualität jeder Person und diesen Widersprüchen in der Behandlung einen Raum zu schaffen und Letztere gemeinsam zu bearbeiten.

Recoveryorientierung

Das Weddinger Modell orientiert sich an Konzepten von Recovery und Empowerment, in denen Resilienz und Ressourcenorientierung eine zentrale Bedeutung zukommt (in den Kapiteln »Theoretische Vernetzungen« und »Ergebnisse der wissenschaftlichen Begleitstudien« wird Resilienz ausführlicher erläutert). Es bedeutet für die psychiatrische Praxis, den Weg konsequent weg von einer symptomfokussierten und defizitorientierten Haltung hin zu einer konsequent personenzentrierten und ressourcenorientierten Perspektive zu beschreiten. Der persönliche Genesungsprozess, der subjektive Leidensdruck, die Hoffnung vermittelnde Begleitung stehen im Vordergrund der psychiatrischen Behandlung, mit dem Ziel, ein selbstbestimmtes Leben, die Übernahme von Verantwortung und ein positives Selbstbild zu ermöglichen (Amering & Schmolke 2012).

Die alleinige Ausrichtung psychiatrischer Behandlungsziele an diagnostischen Kategorien und Symptomen steht oft konträr zum Selbsterleben und -verständnis der Patientinnen und Patienten. Vielmehr gilt es, Krankheit und Gesundheit als ein fließendes Kontinuum zu verstehen und nicht als sich gegenseitig ausschließende Zustände. Mit schweren psychischen Symptomen zu leben, einen Umgang damit zu finden und sie vielleicht sogar überwinden und verarbeiten zu können, setzt gleichzeitig ein gewisses Maß an Gesundheit und Stärke voraus. Diese Gleichzeitigkeit gilt es während der psychiatrischen Behandlung herauszuarbeiten. Neben dem Verstehen und Erkennen von Mechanismen, die jemanden erkranken lassen, ist es also ebenso unsere Aufgabe, zu erfassen, was jemanden stabil oder gesund hält bzw. werden lässt. Es gilt, vorhandene Copingstrategien (von engl. »to cope with«: bewältigen, überwinden) und Selbstwirksamkeitserwartungen von Patientinnen und Patienten nicht nur in die professionellen Therapieverfahren zu integrieren, sondern sie in den Mittelpunkt der Behandlung zu stellen.

Was bedeutet Recovery?

Die Haltung gegenüber Patientinnen und Patienten innerhalb des Weddinger Modells weist Parallelen zu dem Konzept auf, das unter dem Begriff Recovery in den letzten Jahren zunehmend diskutiert wurde. Der Begriff Recovery wird häufig aus zwei verschiedenen Perspektiven betrachtet, die sich aber nicht zwingend ausschließen (Onken u. a. 2007). Aus der symptomorientierten bzw. klinischen Sicht bezieht sich Recovery auf Medikamenteneinnahme, Symptomreduktion oder Symptomfreiheit als »klassische« Indikatoren für eine Genesung von psychischer Krankheit (Andreasen u. a. 2005; van Os u. a. 2006). Die zweite und für das Weddinger Modell relevantere Bedeutung entstand aus der Unzufriedenheit mit der symptomorientierten Sichtweise, hieraus entwickelte sich eine »soziale Recovery« (Amering & Schmolke 2007), die das Bestreben psychisch Kranker widerspiegelt, trotz psychischer Beeinträchtigung ein sinnerfülltes, von Hoffnung getragenes Leben zu führen. Die Betonung liegt auf dem »Trotzdem«, womit auf die Möglichkeit einer Parallelität von »Gesundheit« und psychischer Beeinträchtigung verwiesen werden soll.

Ian Needham (in: Abderhalden u. a. 2008, S. 177) definiert Recovery als »eine gesundheitsorientierte und prozesshafte Einstellung, welche Hoffnung, Wissen, Selbstbestimmung, Lebenszufriedenheit und vermehrte Nutzung von Selbsthilfemöglichkeiten fördern will und damit auf die (subjektive) Lebensqualität trotz psychischer Krankheit zielt«. Dieser Ansatz lässt sich auch im Weddinger Modell wiederfinden, denn auch hier wird im Verlauf der Behandlung, z. B. in der Therapieplanung (s. S. 85 ff.), nicht nur die Symptomebene angesprochen, sondern gemeinsam mit dem Patienten oder der Patientin erarbeitet, welche individuellen Ressourcen und Problemlösestrategien vorhanden sind und wie man diese fördern könnte.

Da der Hauptgedanke des Recoveryansatzes in einer Förderung von solchen persönlichen Stärken der Patienten liegt, die zu einer Stabilisierung beitragen können (Ramon u. a. 2007), kann aus dem Konzept kein strenges Regelwerk empfohlener Behandlungsverfahren abgeleitet werden. »Es handelt sich dabei meist um individuell fortlaufende Prozesse, die sich an für die einzelnen betroffenen Menschen wesentlichen Werten und Zielen orientieren« (Amering & Schmolke 2007, S. 97), was bedeutet, dass die sinnvollen Maßnahmen ebenso unterschiedlich und vielfältig wie die betroffenen Personen sein können. Dennoch können einige Grundsätze ausgemacht werden, an denen sich Recoveryarbeit orientiert. Dazu gehört, dass

- Patienten den eigenen Wert und individuelle Schwächen erkennen;
- sich Ziele setzen und diese verfolgen;
- die Krankheit und ihre Therapiemöglichkeiten verstehen lernen;
- Copingskills (Bewältigungsstrategien) entwickeln;
- Sozialkontakte knüpfen und pflegen;
- Risiken eingehen und Verantwortung übernehmen;
- einen Umgang mit den Rückschlägen erlernen.

Recovery im Weddinger Modell

Die genannten Grundsätze setzen den Patienten als Person in den Mittelpunkt und nehmen ihn in die Verantwortung, den Genesungsprozess aktiv mitzugestalten. Auch im Rahmen des Weddinger Modells werden Patientinnen und Patienten immer wieder dazu ermuntert, eigenverantwortlich Entscheidungen zu treffen. Dies steht im Gegensatz zu der »klassischen« Bedeutung von

Recovery, in der Medikamente im Zentrum der Behandlung stehen. Tabelle 1 zeigt eine Gegenüberstellung der drei angesprochenen Konzepte: klassische Psychiatrie, Recoveryansatz und Weddinger Modell.

Ein wesentliches Ziel im individuellen Behandlungsprozess, wie er im Recoveryansatz und auch im Weddinger Modell vertreten wird, ist die beständige Stärkung und Zunahme von Resilienz, im Sinne von Widerstandskraft, Elastizität und Wiedergewinnung der ursprünglichen seelischen Ressourcen nach einer Belastung (Rutter 1995). Die Patientin soll die Fähigkeit (wieder) erlangen, aus widrigen Lebensumständen gestärkt und mit größeren Ressourcen herauszukommen (Walsh 1998). Resilienz ist nicht nur ein Gegengewicht zur Vulnerabilität (Verletzlichkeit), sondern auch eine konstruktive Anpassungsleistung, die es der Person ermöglicht, Anforderungen zu bewältigen, nach einem erlittenen Trauma normale Funktionsfähigkeiten wiederherzustellen und ein zufriedenstellendes Verlustmanagement zu betreiben. Diese Widerstandskraft resultiert aus dem Zusammenspiel verschiedener Faktoren in der Persönlichkeitsstruktur und dem sozialen Umfeld einer Person, die die Wirkung schwerer Belastungen abmildern oder sogar darüber hinaus positive Entwicklungen anstoßen können. So ist Resilienz mehr als ein »Krisenmanagement« im Sinne von bloßem Überstehen, sondern extreme Stresserfahrungen können bislang nicht gekannte Stärken und Fähigkeiten mobilisieren.

Das Weddinger Modell zielt u. a. auf die Förderung gesunder Persönlichkeitsstrukturen sowie auf die Stabilisierung des sozialen Umfelds ab, um positive Entwicklungen im Sinne von Resilienz zu ermöglichen. Insbesondere sollen jene Kräfte gestärkt bzw. erhalten werden, mit deren Beteiligung der Patient oder die Patientin aus der Krise gefunden hat (z. B. interpersonelle Beziehungen, Arbeitsumfeld). Resilienz ist jedoch nicht gleichzusetzen mit sozialer Kompetenz und psychischer Gesundheit, sondern sie ist abhängig von verschiedenen dynamischen protektiven Faktoren (Rutter 1985), deren Identifikation und Wirkungsweise nach wie vor Thema aktueller Forschungen sind (Rutter 2000; Wustmann 2005; Noeker & Petermann 2008).

Das National Institute for Mental Health in England (NIMHE 2004) beschreibt den Prozess von Recovery in vier Phasen oder Entwicklungsstufen im Umgang der Patientin mit der Erkrankung, die sich aus dem Grad der Bewusstwerdung über die Erkrankung wie auch dem Maß der Abhängigkeit vom psychiatrischen System definieren. So ist die erste Phase »dependent/unaware« gekennzeichnet von einer Unklarheit über die eigenen Bedürfnisse und einer mangelnden Idee oder Motivation, etwas zu verändern, woraus eine starke Unselbstständigkeit

TABELLE 1 Gegenüberstellung von klassischer Psychiatrie, Recoveryansatz und Weddinger Modell (in Anlehnung an Knuf 2006)

	Klassische Psychiatrie	Recoveryansatz	Weddinger Modell
Ziele	Symptomreduktion; Rückfallprophylaxe, berufliche Wiedereingliederung	ein zufriedenes und erfülltes Leben; vollständige gesellschaftliche Integration; Genesung	eigene Ressourcen stärken und an selbst gesteckten Zielen durch Unterstützung eines multiprofessionellen Teams arbeiten; die Mittel zur Zielerreichung werden gemeinsam erarbeitet
Perspektive	keine »falschen Hoffnungen machen«; »vita minima« muss hingenommen werden; wer keine Symptome hat, kann froh sein	zufriedenes Leben ist für alle Betroffenen möglich, manchmal gelingt auch völlige Gesundung von der Erkrankung und deren Folgen	Perspektiven werden gemeinsam mit dem Patienten nach seinen Vorstellungen entwickelt und verfolgt, unter Berücksichtigung seiner individuellen Krankheits- und Gesundheitsaspekte
Hilfen	klassisches psychiatrisches Angebot; Fokus auf Medikation	alle Hilfen, die das Wohlbefinden, die individuelle Bewältigung der Erkrankung und die Auseinandersetzung damit fördern; Peer-Support erhält hohe Bedeutung	Hilfen setzen sich vielseitig und vor allem individuell zusammen aus diversen stationsinternen wie -externen therapeutischen Angeboten sowie stabilisierenden Elementen außerhalb des therapeutischen Bereichs
Hoffnung	bezieht sich lediglich auf die Wirkung der Medikamente und der übrigen Behandlung, ansonsten keine besondere Bedeutung	wird als Voraussetzung und wichtiger Entwicklungsschritt für Recovery verstanden; ihre Förderung ist Auftrag für professionelle Arbeit	therapeutische Grundhaltung besteht aus positiven Grundannahmen gegenüber den Menschen
Selbsthilfe	Selbsthilfe trägt zur Symptomreduktion wenig bei und wird von professioneller Seite kaum gefördert	Selbsthilfe ist zentral für den Recovery-Prozess, ohne Selbsthilfe ist Recovery nicht möglich; Selbsthilfeförderung ist selbstverständliches Element jedes Behandlungsangebots	Selbsthilfe wird unterstützt durch therapeutische Maßnahmen (z.B. Genusstechniken) und Vernetzung von Institutionen außerhalb der Klinik (z.B. Selbsthilfegruppen, die bereits während des Klinikaufenthalts besucht werden können)
Selbstverantwortung	Hilfe erfolgt durch Medikation und Behandlung; Selbstverantwortung kann die Compliance reduzieren und die Behandlung erschweren und wird daher nicht gefördert, sondern durch einseitige biologische Erklärungsmodelle eher behindert	Übernahme von Selbstverantwortung ist wichtiger Entwicklungsschritt für Betroffene; ihre Förderung ist Auftrag für die professionelle Arbeit; Selbstverantwortung bedeutet auch, den eigenen Anteil an der Aufrechterhaltung der Erkrankung anzuerkennen	alle Entscheidungen werden von den Betroffenen eigenständig bzw. auf Grundlage von Gesprächen mit dem MBT* getroffen. Keine Übernahme von Entscheidungen durch Behandelnde

* MBT= multiprofessionelles Bezugstherapeutenteam

und Abhängigkeit von Hilfesystemen resultiert. Im Folgenden erlebt die Patientin nach Ansicht des NIMHE das Stadium von »dependent/aware«, in welchem das Sicheinlassen auf das Hilfesystem zwar zu verbesserten Kenntnissen über die eigene Erkrankung führt, aber nicht zu mehr Selbstvertrauen. Der subjektive Leidensdruck erhöht sich durch Abhängigkeitsempfinden, Stigmatisierung und soziale Exklusion sowie mangelnden Selbstwert und mangelnde Selbstwirksamkeit. In der dritten Etappe kann der Zustand von »independent/aware« erreicht werden, in dem die Patientin wieder Verantwortung für sich und ihr Vorgehen übernimmt und ihren eigenen Beitrag dazu einzuschätzen gelernt hat. Dazu gehört die Übernahme von gewissen Funktionen, die Identifikation von »schädlichen« Einflüssen und riskanten Lebensstilen und die aktive Suche nach Unterstützung, wo sie sinnvoll ist. In dieser Phase ist es die Aufgabe der Behandelnden, die Patientin in ihrer Eigenständigkeit und ihren Aktivitäten »draußen« zu fördern und zu unterstützen. Endpunkt dieses Entwicklungsmodells ist die vierte Phase »interdependent/aware«, in der die Patientin wieder in der Lage ist, ihr Leben selbst zu steuern und partiell Hilfe oder Interventionen (z. B. Medikation) in Anspruch zu nehmen oder aktiv an einer psychiatrischen Behandlung teilzunehmen.

Für eine erfolgreiche Realisierung des Recoveryansatzes muss sich nicht nur das Personal, sondern auch das gesamte psychiatrische Versorgungssystem neu orientieren. Die Schlüsselprinzipien, die für die Umsetzung identifiziert wurden (Schrank & Amering 2007), treffen ebenso für die Implementierung des Weddinger Modells zu:

Personenorientierung Hilfsangebote werden unter Berücksichtigung der Individualität der Person in ihrer Ganzheitlichkeit ermittelt statt über die reine Krankheitsdiagnose.

Betroffeneneinbeziehung Das Recht der Mitbestimmung muss nicht nur bei der eigenen Therapie, sondern bei der Planung, Organisation und Evaluation psychiatrischer Versorgungsangebote insgesamt eingeräumt werden.

Selbstbestimmung und Wahlfreiheit Das Recht der Betroffenen, innerhalb des Recoveryprozesses individuelle Entscheidungen zu treffen, muss akzeptiert werden.

Wachstumspotenzial Das Hauptaugenmerk liegt auf dem Potenzial der Genesung.

Auf dem Feld der Recovery- und Resilienzforschung ist die Aufmerksamkeit für die Anpassung von Behandlungsstrukturen hin zu mehr Eigenverantwortung und Selbstbestimmung der Patientinnen und Patienten sowie der Individualisierung von Behandlungen dringend notwendig. Allerdings darf Recovery nicht als »Allheilmittel« gegen das Schmerzhafte, Negative, Bedrohliche und Langwierige, das mit einer schweren psychischen Erkrankung einhergeht, verstanden werden. Es gibt Grenzen von Möglichkeiten der Förderung des Recoveryprozesses in der psychiatrischen Behandlung durch die soziale Außenverantwortung, wie materielle Mängel oder soziale Ungerechtigkeit, auf die u. a. Norma Ware und Kollegen (2008) zu Recht hinweisen. Die potenzielle Bagatellisierung des Leids wird in diesem Zusammenhang häufig von Betroffenen selbst angemahnt, und eine pauschale Hoffnungsvermittlung im Sinne einer »Alles wird schon wieder gut«-Haltung birgt mehr Gefahren, als dass sie hilfreich ist. Sie kann zu hohe Erwartungen an die Behandlung wecken und schließlich zu Enttäuschung, Hoffnungslosigkeit und Resignation führen, wenn sie nicht erfüllt werden.

Helen Glover, die selbst an Schizophrenie erkrankt war, zählt heute zu den weltweit wichtigsten Recoveryvertretern. Sie warnt davor, nicht von der »Falle der Chronizität« in die »Falle von Recovery« zu stürzen (nach Amering & Schmolke 2007/2012), und setzt dieser die bleibende Zerbrechlichkeit der betroffenen Menschen entgegen. Auch Michaela Amering und Margit Schmolke (2007/2012) sprechen das Risiko an, dass Resilienz als »mystische Kraft« betrachtet wird, die den Einzelnen mit unbegrenzter Widerstandskraft ausstattet. Eva Straub vom Bundesverband der Angehörigen psychisch Kranker gab auf dem 1. internationalen Psychiatriekongress zu »seelischer Gesundheit und Recovery« in Bern 2012 zu bedenken, inwieweit Recovery nicht eine Flucht aus der Wirklichkeit bedeuten könne und ob z. B. ein Abbruch der Therapie immer gleichbedeutend mit einem Genesungserfolg sei. Die Angehörigenverbände begrüßen insgesamt den zunehmenden Einfluss von Recovery auf die Psychiatrie, aber oft haben Angehörige den Konflikt, einerseits ein selbstständiges Leben für den Erkrankten zu ersehnen, aber gleichzeitig seine Selbstbestimmung zu fürchten.

Es muss sowohl für Behandelnde als auch Betroffene um eine realistische Sichtweise gehen, die darin bestehen kann, in Recovery eine »Personal Journey« (eigene, persönliche Reise) zu sehen, die durch die psychiatrische Behandlung nicht ver- oder behindert werden sollte. Die Förderung des Recoveryprozesses, die Vera Zihlmann (2011) als ein der »Kolonialisierung« Entgegenwirken (Übernahme des Eigenen durch das psychiatrische System) definiert, sowie die Einnahme einer verständnisvollen Haltung mit den Zielen und Werten der Patientin im Vordergrund sollten die Leitlinien sein, die auch im Weddinger Modell eine zentrale Rolle spielen.

Zwischenruf

Es gilt, mit einer Haltung in Strukturen zu arbeiten, die Recoveryprozesse möglich macht bzw. Recovery nicht verhindert. Dabei spielen u. a. transparente Stationsstrukturen, die die Übernahme von Verantwortung und Mitbestimmung gewährleisten – im Sinne des Empowerments –, eine entscheidende Rolle.

Wechselwirkung von Haltung und Strukturen

Die Erfahrungen mit dem Weddinger Modell zeigen, dass die genannten Strukturveränderungen eine direkte, positive Rückkopplung zur Haltung von Mitarbeitenden haben können (s. Abbildung 1). Eine Recovery und Patiententeilhabe gegenüber aufgeschlossene und unterstützende Haltung der Mitarbeiterinnen und Mitarbeiter ist nicht selbstverständlich vorauszusetzen. Diese zu entwickeln bzw. zu stärken, bedarf der Geduld und Zeit für ein gemeinsames Erfahren der Veränderungen, damit ein Gefühl von Sicherheit trotz der Neuerungen entstehen kann.

ABBILDUNG 1 Positive Wechselwirkungen von Struktur und Haltung

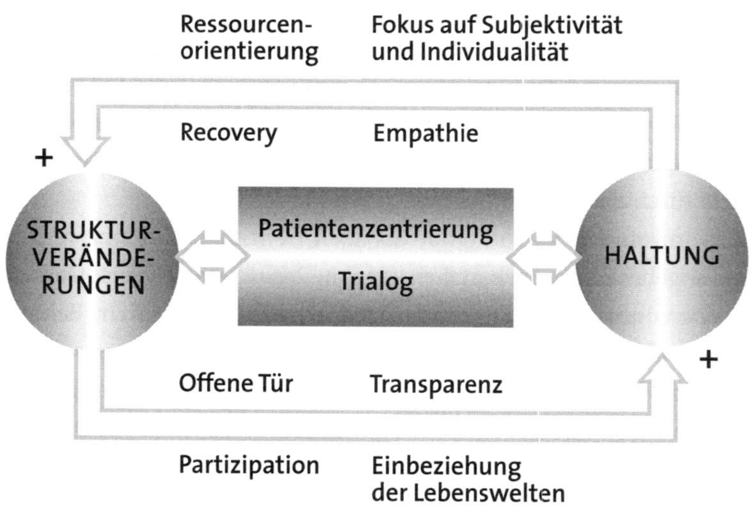

Oft wird eine Umsetzung der Strukturveränderungen mit dem Argument der fehlenden »richtigen Einstellung« der Mitarbeitenden abgewiesen. Die Erfahrungen mit dem Weddinger Modell zeigen aber, dass auch der umgekehrte Weg zum Erfolg führen kann.

Um Ödön von Horváths Spruch »Ich bin nämlich eigentlich ganz anders, aber ich komme nur so selten dazu« zur Verdeutlichung hinzuzuziehen: Rahmenveränderungen helfen dabei, häufiger anders als Behandelnde wirksam sein zu können, als es die tradierten Klinikstrukturen zulassen. Für die Umsetzung eines solchen Konzepts wie des Weddinger Modells sollte also nicht erst auf eine »Gesamthaltungsveränderung« gewartet werden, sondern es kann vielmehr an verschiedenen Schnittstellen auch auf die positive Prägung durch die neuen Erfahrungen in der Zusammenarbeit mit den Patientinnen und Patienten, mit ihren Bezugspersonen wie auch mit den anderen Berufsgruppen gesetzt werden:

Partizipative Patientenvorstellung Die »partizipative Vorstellung« der Patientin (in ihrem Beisein und unter Einbezug ihrer Perspektive) setzt nicht nur voraus, dass der vorstellende Behandler gut über die Patientin informiert ist, sondern es bedarf gleichzeitig eines empathischen Verstehens und der Fähigkeit, die Perspektive der Patientin einzunehmen. Auch muss der Behandler oder die Behandlerin in der Lage sein, eine »gemeinsame Sprache« zu finden, damit die Vorstellung gelingt.

Interprofessionelle Zusammenarbeit und gemeinsame Therapieplanung Durch die enge interprofessionelle Zusammenarbeit sowie die gemeinsame Therapieplanung und -verantwortung entsteht nicht nur mehr Fachlichkeit, sondern auch eine größere therapeutische Nähe zum Patienten, wodurch das Abwehren und Entwertungen von Patientinnen und Patienten durch Mitarbeitende deutlich abnehmen. Die Infragestellung der Sinnhaftigkeit von Behandlungen (»Warum ist der überhaupt noch hier!«) taucht merklich weniger auf. Auch andere im professionellen Kontext nicht zu tolerierende abwertende oder abwehrende Tendenzen können reduziert werden, beispielsweise das Pathologisieren von als störend oder eigenwillig erlebten Eigenschaften von Patienten, indem sie einer Persönlichkeitsstörung oder »-akzentuierung« zugeschrieben werden, obwohl es dafür keine fachliche Begründung gibt (»Der ist doch persönlichkeitsgestört!«).

Einbeziehung von Bezugspersonen Durch die strukturelle Vorgabe der aktiven Einbeziehung von Bezugspersonen wird erlebt, wie unterstützend und erleichternd die trialogische Zusammenarbeit sein kann. Die Angst vor mehr Stress und Aufwand durch »Angehörigenarbeit« kann so sehr schnell relativiert

werden, was wiederum einen positiv verstärkenden Effekt auf die aktive Einbeziehung von Bezugspersonen hat.
Insgesamt konnte in dem Zeitraum von über zwölf Jahren, in denen das Weddinger Modell praktiziert wird, eine deutliche Zunahme der Professionalität des therapeutischen Arbeitens in allen Berufsgruppen beobachtet werden. In Konfliktsituationen und Diskussionen in den Teams zeigte sich eine Konzentrierung auf inhaltlich-fachliche Themen mit dem Ziel konstruktiver gemeinsamer Lösungswege.

Interprofessionelle therapeutische Haltung und Beziehung

Lieselotte Mahler

Der Satz »You can take the staff out of the institution, but you can't take the institution out of the staff« stammt aus der institutionalisierten Psychiatrie, in der Mitarbeitende gelernt haben und die sie nie verlassen haben. Wo Begegnungen jenseits der Institutionsmauern in anderen Lebenskontexten und weniger kranken Phasen mit den Patientinnen nicht stattfinden, können keine neuen und anderen Erfahrungen in der Begegnung mit Patientinnen gemacht werden. Dies kann nur durch eine umfassende Veränderung der Institution bewirkt werden. Wenn es insbesondere möglich wäre, dass die »Institution« bzw. die ihr innewohnende Haltung viel mehr durch die subjektiven Lebenswelten der Patienten geprägt würde als umgekehrt, würde »die Institution in den Mitarbeitenden« nicht mehr ein reduktionistisches und hinderliches Element in der Beziehung zu den Patientinnen und Patienten darstellen.

Individualisierung von Therapie und Genesung

Viele unserer Patientinnen und Patienten leben seit vielen Jahren mit einer psychiatrischen Diagnose und sind in unserem psychiatrischen Hilfesystem verankert. Gerade bei ihnen gilt es, immer wieder Prozesse, Resilienz und Ressourcen im Blick zu behalten und herauszuarbeiten – mit dem Ziel, ihnen einen Weg aus dem psychiatrischen System hin zur Selbstständigkeit zu ermöglichen. Das therapeutische Team darf sich nicht dazu verleiten lassen, Patienten als »chronisch«, »unverbesserlich« oder gar als »hoffnungslose Fälle« anzusehen und sie somit aufzugeben. Zahlreiche Erfahrungen mit langjährigen Verläufen zeigen, dass Patientinnen und Patienten immer wieder zu Veränderungen in der Lage sind, sich stabilisieren können, genesen oder Angebote annehmen und umsetzen, die sie in den Jahren zuvor abgelehnt haben. Der Lebens- und Reifungsprozess eines Menschen findet natürlich statt, obwohl oder gerade weil er immer wieder in schwere Krisen gerät. Besonders im stationären Setting liegt die Gefahr darin, dass diese Prozesse und subjektiven Erfahrungen völlig negiert werden. Bezüglich Diagnosestellungen, Prognosen und Therapien sollte demnach Folgendes beachtet werden:

- Diagnosen werden aus der Kombination der Faktoren Symptome, Behinderung und Zeitkriterium gestellt. Sie sollten immer wieder neu nach diesen Kriterien kritisch überprüft werden.
- Bezüglich des betroffenen Menschen, der gestellten Diagnose und des Krankheitsverlaufs sollten apodiktische Begrifflichkeiten vermieden werden, beispielsweise: »Herr R. ist ein chronisch Schizophrener mit Negativsymptomatik ohne Krankheitseinsicht und Compliance«.
- Sinnhaftigkeit, Subjektivität und Kohärenz stehen im Vordergrund der Betrachtung.
- Ziel ist die Aufrechterhaltung der krankheitsunabhängigen Identitätsansprüche wie auch die Integration der Krankheitserfahrung.
- Es gibt Krisen und Ereignisse, in denen Menschen mit einer psychiatrischen Vordiagnose (z. B. einer Schizophrenie) Unterstützung des psychiatrischen Hilfesystems benötigen, die nicht primär krankheitsbedingt sind.
- Ätiologie, Phänomenologie, Verlauf und Prognose psychiatrischer Erkrankungen sind mehr durch interpersonelle Vielfältigkeit als durch allgemeingültige Kategorien geprägt.
- Von Beginn an müssen Beziehungsaufbau sowie verbale und nonverbale therapeutische Interventionen im Vordergrund der Behandlung stehen.
- Nur eine optionale und selektive medikamentöse Therapie nach genauen Indikationskriterien, nach Evidenz, Nutzen-, Kosten- und Nebenwirkungsprofil sowie unter Einbezug der individuellen Vorerfahrungen (Weinmann & Aderhold 2010) ist sinnvoll.
- Im Vordergrund der Begleitung stehen immer Empowerment und die Stärkung von Selbsthilfe(strukturen).
- Ambulante Versorgungs- und Behandlungsmöglichkeiten sind gegenüber stationären Angeboten prioritär zu werten, sofern eine ambulante Behandlung ausreichend ist.

Reduktionistische Psychiatrie versus Recoveryhaltung

Die Gefahr reduktionistisch-biologischer Krankheits- und Therapiekonzepte und des Konstrukts der »endogenen Erkrankungen« liegt in der Entsubjektivierung und damit dem Sinn- und Kontrollverlust für die Betroffenen, was zu

tiefer Resignation und Selbstentfremdung führen kann. Manche empfinden es auch als Abgabe der »Deutungsmacht« hinsichtlich der eigenen Symptome, also eines Selbstanteils, an ein »fremdes medizinisches System«. Vereinfacht ausgedrückt wird in dem reduktionistisch-biologischen Ansatz vermittelt, dass es sich bei einer psychischen Erkrankung um eine Veranlagung (Vulnerabilität) handelt, die unter bestimmten Umständen (meist mit »Stress« generalisiert) zu Stoffwechselstörungen im Gehirn und so zu Symptomen führt. Infolge dieses zugegebenermaßen sehr vereinfacht dargestellten »Vulnerabilitäts-Stress-Modells« ergeben sich eingeschränkte, aber anschauliche Therapieempfehlungen: Zur Symptomremission und -prophylaxe soll erstens die Vulnerabilität (»Verletzlichkeit«) des Gehirns durch Medikamente gesenkt werden (oft in Bildern dargestellt, wie die Medikamente einen »Schutzfilm« für überschießende Synapsen bilden). Zweitens soll Stress vermieden werden.
Für manche Patientinnen und Patienten kann dieses Krankheits- und Therapiekonzept entlastend und hilfreich sein, gerade etwa bei leichten oder einmaligen psychotischen Episoden, weil sie dieses Konzept als weniger stigmatisierend erleben und die psychische Erkrankung mehr in Distanz zum eigenen Selbst werten können. Insbesondere aber bei Menschen mit schweren Krankheitsverläufen oder häufigen Rezidiven (ggf. trotz Medikamenteneinnahme) führt dieses Erklärungsmodell dazu, die psychiatrische Erkrankung als ein sinnloses und unüberwindbares Schicksal zu empfinden. Passivität (als Folge der »Stressvermeidung«), Resignation und Abgabe von Verantwortung sind die Folgen, und ein für einen positiven Verlauf notwendiges Kohärenzgefühl (Verstehbarkeit + Bewältigbarkeit + Sinnhaftigkeit) kann nicht entstehen.
Eine Untersuchung der »klassischen« Psychoedukations-Module (Schmidt 2012), deren Kernstück eben das Vulnerabilitäts-Stress-Modell bildet, zeigt auf, dass die Medikamenten-Compliance durch gängige psychoedukative Interventionen zwar (zumindest kurzfristig) gesteigert wird, aber subjektive Lebensqualität und Selbstwert der Patientinnen und Patienten abnimmt.
In einer Studie zum subjektiven Sinn von Psychosen (Bock u. a. 2010; Bock u. a. 2012; Klapheck u. a. 2011) brachten 76 % der Patientinnen und Patienten ihre Psychose in Zusammenhang mit Lebensereignissen. 42 % erlebten ihre Symptome auch als positiv und 74 % schrieben ihrer Psychose auch konstruktive Auswirkungen zu. Patientinnen und Patienten, die das psychotische Erleben mit Lebensereignissen in Zusammenhang brachten, erlebten ihre Symptomatik eher positiv und ihre Perspektive eher günstig. Inzwischen weiß man, dass der genetische Einfluss in der Ätiologie z. B. einer Schizophrenie viel geringer ist, als bisher angenommen, bzw. durch eine komplexe Interaktion mit der Umwelt

geprägt ist (van Os u. a. 2010). Die Ätiologien psychischer Erkrankungen sind hochkomplex, psychische Erkrankungen unterliegen in ihrer Entstehung und ihren Verläufen den unterschiedlichsten bio-psycho-sozialen Einflüssen.

Zwischenruf

In der psychiatrischen Praxis sollten Vereinfachungen und reduktionistische Erklärungsmodelle dringend vermieden werden, da sie in Patientinnen und Patienten Resignation und Hilflosigkeit verstärken können. Sie führen teils zu nicht ausreichenden Behandlungsansätzen und können damit sogar schaden.

Erfahrungen, die »chronische Patienten« machen, sowie das subjektive Erleben dieser Menschen generell werden im Laufe der »psychiatrischen Zeit« zunehmend ausgeblendet. Das führt dazu, dass regelrechte »Psychiatriepersönlichkeiten« entstehen können, die über Jahre oder gar Jahrzehnte aufrechterhalten werden. Vereinfacht und überspitzt ausgedrückt bedeutet das: Im Erleben der Behandelnden bleibt »der Chroniker« immer gleich alt, hat immer dieselbe Vorgeschichte, hat gleichbleibende Persönlichkeitsattribute, bekommt immer die gleiche Behandlung und Medikation, hat immer den gleichen Verlauf mit gleichbleibender Prognose usw. Irgendwann ist die »nicht psychiatrische Persönlichkeit« und Biografie verloren gegangen, und übergeben wird von Mal zu Mal die kreierte Psychiatriepersönlichkeit, unabhängig davon, wie viel Zeit vergangen ist und welche Prozesse und Lebensereignisse den Patienten geprägt haben.

Für den Patienten wiederum kann es irgendwann leichter sein, diese im Ursprung ich-dystone »Psychiatriepersönlichkeit« anzunehmen, statt eine Korrektur zu versuchen. So werden Konflikte und negative Gefühle, die in der Reflexion der eigenen Situation entstehen könnten, verhindert (»Während des stationären Aufenthalts bin ich eine andere Person«). Im Patienten selbst sind hoffnungslose Grundannahmen entstanden, die einen produktiven Behandlungsprozess unmöglich machen (»Die haben eh keine Ahnung von mir, und daher ist es mir auch egal, was sie mir sagen« oder »Die haben ein so festes Bild von mir, es ist egal, was ich mache, das lässt sich nicht mehr ändern«). Gegenseitige Annahmen werden bedient und es entsteht ein Circulus vitiosus der Chronifizierung und Unheilbarkeit. Dies wird als »Code der Chronifizierung« (Ludwig & Farrelly 1966) in psychiatrischen Institutionen bezeichnet, dem Patienten und Behandelnde unterliegen, einhergehend mit einem Wunsch nach Ordnung und Disziplin und mit der Abwehr von Veränderungen. In der Folge droht das »Gleichgewicht einer chronischen Schizophrenie«: Ein Minimum an Beanspruchung, Verantwortung und Risiko geht mit einem Minimum an Gefühlen und Gedanken einher.

Subjektives Verstehen und Individualität von Krankheitskonzepten

Jeder Krankheitsverlauf ist als ein Prozess zu verstehen, in dem Bewegungen möglich sind. Wie Patienten ihre Erkrankung bewerten und verarbeiten, welche Grundannahmen sie entwickeln, hängt entscheidend davon ab, was vom therapeutischen Team suggeriert wird. Viele Patientinnen und Patienten mit psychiatrischer Erfahrung sind verunsichert, halten ihre Erkrankung für »unheilbar« und entwickeln eine tiefe Hoffnungslosigkeit. Der Umgang mit gängigen Begriffen zu Heilbarkeit und Prognose sollte daher neu durchdacht und verändert werden. Hier bieten Recoveryansätze eine Chance für einen Paradigmenwechsel hin zu Gesundheit und Genesung. So ist z. B. der Begriff »chronisch« nicht mit dem Begriff »unheilbar« gleichzusetzen. Heilungen sind auch nach langjährigen Erkrankungen möglich (Amering & Schmolke 2007, S. 15).

Auch von Bedeutung ist die Betrachtung und Bewertung von Symptomen. Symptome bedeuten nicht nur eine reine Beeinträchtigung der Funktion, sondern sind auch als Ausdruck der Funktionalität des psychischen Apparates zu begreifen. Der Versuch, Symptome und deren Entstehung durch »Entsubjektivierung« gänzlich objektivierbar zu machen, führt zur Entwertung und zum Sinnverlust psychischer Vorgänge. Hier lauert die Gefahr des »defizitären Denkens«, bei dem die psychiatrische Diagnose die Sicht auf die Patientin dominiert und alles andere ausgeblendet wird. Infolgedessen besteht die Gefahr, dass der betroffene Mensch sich als vollständig gescheitert erlebt.

Die Behandlung sollte ermöglichen, dass schicksalhafte Erschütterungen, wie sie schwere psychische Erkrankungen darstellen können, von Patientinnen und Patienten im Ganzen als kohärent (von lat. cohaerere: zusammenhängen) erlebt werden können (s. Kapitel »Salutogenese«). Um einen Genesungsprozess zu ermöglichen, ist es daher unabdingbar, individuelle Krankheits- und Genesungskonzepte psychisch erkrankter Menschen konsequenter und umfassender in die moderne evidenzbasierte Psychiatrie zu integrieren und zum festen Bestandteil werden zu lassen. Für die Behandelnden gilt es, psychische Erkrankungen und Krisen als solche zu sehen und kompetent in Absprache mit den Patientinnen und Patienten mit allen zur Verfügung stehenden Mitteln zu diagnostizieren und zu behandeln – dabei aber ein gemeinsames Verstehen des Erkrankens unter maximaler Berücksichtigung des Individuums und (in) seiner Umwelt zu erreichen und dessen eigene Bewältigungsstrategien, Ressourcen sowie dessen Autonomieerhalt als das höchste Gut des Behandlungsprozesses anzusehen (Mahler 2011). Angestrebte Ziele und Ergebnisse psychiatrischer Behandlung werden so aus einer anderen Perspektive heraus formuliert und bewertet.

Zwischenruf

Diagnosestellung und Symptombeschreibung werden nicht aufgehoben, sondern ihrer Dominanz in der Beziehung zur Patientin enthoben. Verlangt wird eine ganzheitliche Sichtweise auf die Person und ihr Leiden, in der Subjektivität und Hermeneutik in der Diagnoseerstellung und Symptombeschreibung einer rein »objektiv«-biologistischen Herangehensweise überlegen sind.

NEGATIVBEISPIEL CHRONIFIZIERUNG NEGATIVER GRUNDANNAHMEN

Vorgeschichte: »Frau P. ist eine gut bekannte schizophrene Patientin. Das letzte Mal war sie etwa vor zwei Jahren bei uns. Sie kommt wie immer, weil sie im Vorfeld ihre Medikation abgesetzt hat und bei den Nachbarn auffällig geworden ist, die erneut die Polizei verständigt haben.«
Prozedere: »Sie ist so, wie wir sie kennen. Fangen wir wieder mit der Gabe der Depot-Medikation an. Wir wissen ja, dass sie in den ersten Tagen immer sehr aggressiv und unkooperativ ist, daher sollten wir gleich oral die Medikamente x und y dazugeben, das hat bei ihr immer gut gewirkt. Eine Veränderung ihrer Wohnsituation müssen wir ihr nicht anbieten, das hat sie sowieso immer abgelehnt, genau wie alles andere sonst auch.«
Prognose: »Bleibt immer gleich schlecht. Hoffnungslos!«
Bemerkung: Die Behandlung ist geprägt von überlieferten Grundannahmen und Antizipationen und lässt keine Neuerungen zu. Über die auslösende Situation und Ursachen des Konflikts wird überhaupt nichts ausgesagt. Ebenfalls bleibt der zeitliche Zusammenhang zwischen dem Absetzen der Medikation und dem auffälligen Verhalten unklar, ein kausaler Zusammenhang wird aber automatisch angenommen. Ob es sich überhaupt um eine »Exazerbation« der Psychose handelt, ist nicht gesagt. Die vielfältigen Ursachen der erneuten »Instabilität«, die sich nur in der Subjektivität und im individuellen Prozess der Patientin finden lassen, werden negiert, ebenso die Faktoren und Umstände, die sie zwei Jahre stabil gehalten haben. Eine »Stabilisierung« im stationären Kontext (was nicht einer generellen Stabilisierung der Patientin gleichzusetzen

ist) durch eine erneute Medikamentengabe ist bestenfalls möglich. Ein Genesungsprozess ist allerdings quasi ausgeschlossen. x

Zwischenruf

Vorkenntnisse und Antizipationen bezüglich Patientinnen und Patienten immer wieder kritisch neu zu betrachten, bedeutet natürlich nicht, dass langjährige therapeutische Beziehungen und Kenntnisse per se kontraproduktiv sind. Eine Konstanz der therapeutischen Beziehung sollte aber nicht für konstante negative Erwartungen und Grundannahmen stehen, sondern flexibel, lebendig und offen bleiben.

Über die Zeit können durch die gewonnene Erfahrung Fähigkeiten entwickelt werden, um die Symptome und Behinderungen so zu kontrollieren, dass die Beeinträchtigung im Alltag nur gering ist. Versteht man Chronizität als Vulnerabilität (Verletzlichkeit), was heißt, dass die Neigung zur akuten Erkrankung bestehen bleibt, dann kann durch den geeigneten Umgang und durch vorbeugende Behandlungen eine erneute Akutphase vermieden bzw. deren Risiko verringert werden. Das bedeutet, dass das Leben durch Gesundheit und nicht durch die Erkrankung geprägt wird. Das Vorurteil der »Unheilbarkeit« (chronischer Verlauf, schlechte Prognose, schlechte Behandlung) ist neben der Vorstellung von der »Schuld« (des Patienten selbst oder seiner Familie an seiner Erkrankung) und der »Unberechenbarkeit/Gefährlichkeit« (oder dem »dissozialen« Verhalten) eine der typischen stigmatisierenden Einstellungen gegenüber psychischen Erkrankungen, die für ein professionelles Team inakzeptabel sein sollten.

Zwischenruf

Positive Grundannahmen sind nicht mit der Verharmlosung schwerer psychischer Erkrankungen oder des Leidensdrucks der Betroffenen und ihrer Bezugspersonen gleichzusetzen. Es bedeutet vielmehr, dass in der psychiatrischen Behandlung Selbstwirksamkeitserwartung, Hoffnung und Resilienz vermittelt werden, die für eine nachhaltige Genesung unabdingbar sind.

Solche grundlegenden Veränderungen gehen häufig mit Problemen und Widerständen aufseiten der Mitarbeitenden einher; hier spielt insbesondere die Angst vor Machtverlust oder Deprofessionalisierung eine Rolle. Recoveryorientierung kann für professionelle Betreuungspersonen mitunter auch bedeuten, die eigenen Werte und Einstellungen neu zu überdenken. Es gilt, sich von der Rolle als außenstehender Experte für Krankheiten hin zu einer Identität als

Begleiter und Unterstützer auf individuellen Lebenswegen zu bewegen (vgl. Schrank & Amering 2007, S. 259).

Interprofessionalität

Das Thema Inter- oder auch Multi- bzw. Transprofessionalität (oder auch -Disziplinarität) zeigt allein aufgrund der Fülle der Begrifflichkeiten, wie schwer es ist, bezüglich der Zusammenarbeit unterschiedlicher Berufsgruppen eine einheitliche Definition, geschweige denn einen praktikablen Konsens in der Umsetzung zu finden. Um diese Schwierigkeit zu umgehen, werden in diesem Kapitel lediglich die dem Weddinger Modell zugrunde liegenden Überlegungen und kritischen Auseinandersetzungen zur interprofessionellen Zusammenarbeit im Überblick dargelegt sowie die Chancen und Ressourcen der Interprofessionalität im Weddinger Modell kurz umrissen. Unter Interprofessionalität wird eine enge und koordinierte Zusammenarbeit in einem Team aus Mitarbeitenden verschiedener Professionen verstanden, die darauf abzielt, komplexe Probleme in der Patientenversorgung zu lösen. Dabei verbinden sich in der interprofessionellen Zusammenarbeit die spezifischen Aspekte der Professionalität unterschiedlicher Berufsgruppen mit der Reflexion gemeinsamer Werte und Kompetenzen (Schroeder 2009). Multiprofessionalität bezeichnet hingegen vor allem das gleichzeitige Vorhandensein verschiedener Professionen und inkludiert nicht bereits deren zielgerichtete Zusammenarbeit.
Der in diesem Buch verwendete Begriff der multiprofessionellen Bezugstherapeutenteams (MBTs) benennt damit zunächst einmal die Zusammenstellung von Behandlungsteams aus Mitgliedern verschiedener Berufsgruppen. Erst im Begriff der Interprofessionalität wird dann Bezug genommen auf deren koordinierte und eng vernetzte Zusammenarbeit.

Chancen und Herausforderungen der interprofessionellen Behandlung

Vorweg sei bemerkt, dass in der Psychiatrie im Vergleich zur Somatik (ausgenommen z. B. OP- und Intensivstationen) eine enge interprofessionelle Zusammenarbeit ohnehin üblicher ist. Der Bedarf an Optimierung der interprofessionellen Zusammenarbeit ist dennoch häufig groß. So können tradierte Stationsstrukturen durch Intransparenz, Separation und isolierte

Arbeitsabläufe zu Informationsverlust und Kommunikationsfehlern auf Kosten von Zeit- und Kraftressourcen aller Beteiligten führen, und die daraus resultierenden Fehler und Probleme können die Behandlung und nicht zuletzt die Patientin direkt gefährden. Multiprofessionalität im Minimalen, die nur gewährleistet, dass zur selben Zeit am selben Ort unterschiedliche Berufsgruppen anwesend sind, die mehr oder weniger mit denselben Patienten zu tun haben (s. Abbildung 2), greift zu kurz.

ABBILDUNG 2 Gefahren und Probleme der Multiprofessionalität in tradierten Stationsstrukturen

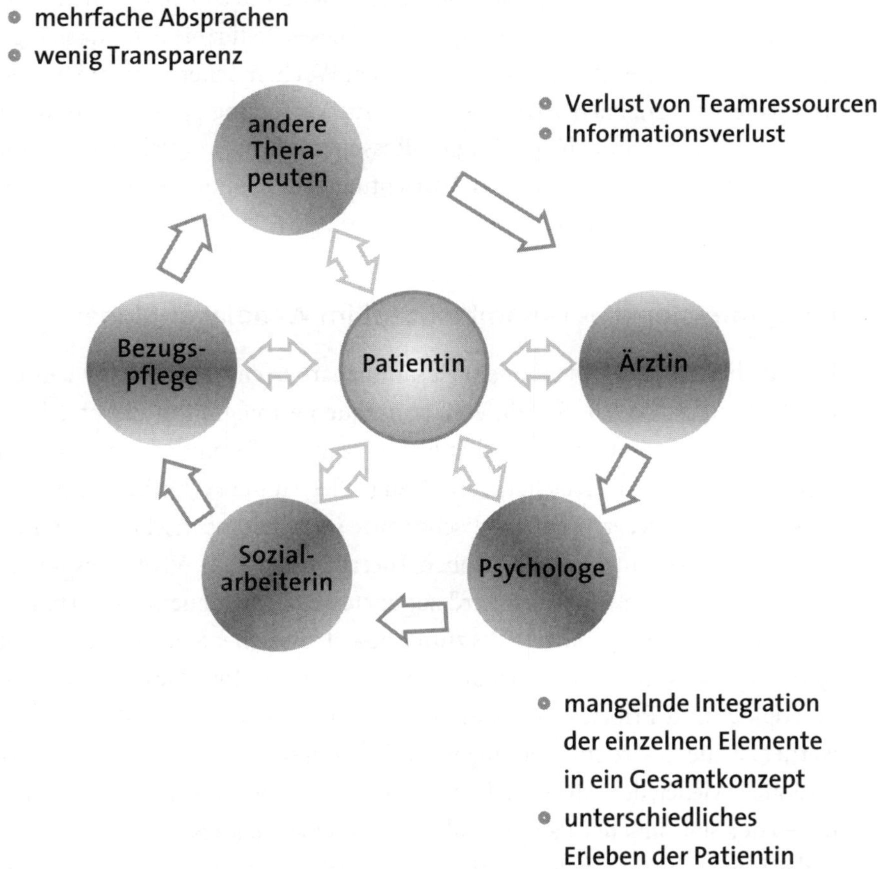

In Ermangelung eines interprofessionellen Gesamtkonzepts arbeiten die einzelnen Professionen oft nicht miteinander und im schlimmsten Fall sogar gegeneinander. Deren Divergenzen im Erleben des Patienten und seines

Behandlungsverlaufs können bei fehlender Kultur des konstruktiven interprofessionellen Austausches nicht nur nicht produktiv für die Behandlung genutzt werden, sondern führen in der Regel zu destruktiven und unproduktiven Auseinandersetzungen. Diese stehen meistens zu dem Patienten und seinen Belangen nicht mehr in Bezug. Klassisch sind hier Meinungsverschiedenheiten bezüglich des Aufnahmegrunds, der Behandlungsindikation und der Aufenthaltsdauer der Patientin oder des Patienten, da die herkömmlichen Strukturen ein »gemeinsames Erleben und Erarbeiten« über die Berufsgruppengrenzen hinaus quasi unmöglich machen. Aufgrund des Gefühls, nicht genügend Informationen von den anderen Berufsgruppen mitgeteilt zu bekommen oder zu wenig Raum für einen interprofessionellen Austausch zu haben, wird häufig der Wunsch nach »mehr Übergaben« geäußert. Dieses Bedürfnis tritt unabhängig davon auf, wie viele Übergaben bereits in den Wochenplänen vorhanden sind, und dauert oft an, auch wenn mehr Zeit zur Verfügung gestellt wird, da all dies weiterhin als unzulänglich und »Ressourcenfresser« erlebt wird, wenn es nicht mit einer grundlegenden Ausrichtung der Strukturen zugunsten von Interprofessionalität einhergeht.

Interprofessionelles Gesamtkonzept im Weddinger Modell

Deshalb hat die interprofessionelle Zusammenarbeit eine tragende Bedeutung im Weddinger Modell. Es gilt, eine konsequente Integration verschiedener bereits vorhandener therapeutischer Elemente in das Gesamtbehandlungskonzept der Patientin zu erreichen, z. B. Bezugspflege und psychotherapeutische, sozialarbeiterische, ergotherapeutische sowie sporttherapeutische Arbeit. Eine »Arztkonzentrierung« etwa bezüglich Therapiegestaltung, Visitengesprächsführung und Ansprechbarkeit wird zugunsten einer personenzentrierten Interprofessionalität verändert, was zum Abbau klassischer Stationshierarchien führt. Nur so können die einzelnen therapeutischen Beziehungen und ihre Wertigkeit und Priorisierung durch den Patienten gesehen und gewürdigt werden. Zudem wird im Weddinger Modell konsequent überprüft, »was Professionelle vielleicht auch lassen können, was andere besser können«. Hier wird neben der Stärkung der Patienten als Experten in eigener Sache insbesondere in der Selbsthilfe und in der Peerarbeit ein großes Potenzial gesehen (s. hierzu auch Kapitel »Genesungsbegleitung und Angehörigenpeers«).

Zwischenruf

Professionalität wird nicht aufgegeben, sondern die Beschränkung des Begriffs auf eine rein berufliche Qualifizierung der Behandelnden aufgehoben. Gefordert ist eine Erweiterung der Professionalität um eine konsequent therapeutisch-empathische Haltung der Behandelnden und um das Expertentum der Betroffenen und ihrer Bezugspersonen. Die berufsgruppenspezifische »Kernkompetenz« wie auch deren juristische Aspekte werden nicht aufgehoben, sondern in ihrer Wertigkeit angeglichen.

ABBILDUNG 3 Chancen und Ressourcen der Multiprofessionalität

- **Maximale Integration der verschiedenen bereits vorhandenen therapeutischen Elemente wie Bezugspflege, psychologische, sozial-, ergo-, sport-, musik-, kunsttherapeutische Elemente in das Gesamtbehandlungskonzept des Patienten**

- **(multiprofessionelle) Bezugstherapeutenteams, z. B. Ärztin, Pfleger, Psychologin**
- **Gesamtteam: Therapieplanung mit Patient**
- **gemeinsame Epikrise und Überleitung**

PATIENT:
Bedürfnisse
Ressourcen
Ziele

Interprofessionelle Beziehungsgestaltung und Kommunikation

Befragt man Patientinnen und Patienten nach langen und schweren Verläufen, was ihnen geholfen hat, eine Krise zu überwinden oder zu genesen, dann nennen sie meist vor allem anderen (Medikamenten, konkreten Therapien u. a.) einzelne Momente im Kontakt, die von ihnen als authentisch und hoffnungsgebend erlebt wurden. Die Intersubjektivität der therapeutischen Beziehung ist – unabhängig von der Form der Therapie (psychiatrisch, verhaltenstherapeutisch, tiefenpsychologisch usw.) – das Entscheidende für deren Verlauf und Erfolg. Inzwischen zeigen Metaanalysen (Wampold 2001, 2010, 2015), dass Therapieerfolge vor allem auf sogenannte »Common Factors« (allgemeine

Wirkfaktoren) zurückzuführen sind, also auf Faktoren, die alle etablierte Therapieformen teilen, u. a. eine tragfähige therapeutische Beziehung, die aktive Beteiligung der Patientin auch im Sinne einer Prozesssteuerung der Therapie und die Ressourcenaktivierung.

Für eine tragfähige psychiatrisch-therapeutische Beziehung (unabhängig von der Profession) sind folgende Aspekte, die das Weddinger Modell kennzeichnen, unabdingbar:

- Authentizität;
- Transparenz (»Nichts über uns ohne uns!«);
- empathisches Verstehen;
- therapeutischer Halt (»Containing«);
- Kontinuität und Konsistenz;
- geteilte Verantwortung;
- Wahrnehmen und Signalisieren eigener Grenzen;
- Gemeinsamkeit und Gleichwertigkeit signalisieren wie aber auch Unterschiedlichkeiten in der Wahrnehmung und Bewertung von Dingen verdeutlichen;
- Widersprüchlichkeit und Machtgefälle in der psychiatrischen Beziehung benennen, falls diese im Kontakt relevant werden;
- in den seltenen Fällen von Zwangsmaßnahmen und gegen den Willen des Patienten getroffenen Entscheidungen sollten diese in jedem Fall vorab authentisch gegenüber dem Patienten benannt und ausführlich begründet werden.

Zwischenruf

Im psychiatrischen Kontext verstecken sich hinter Bezeichnungen wie »gleichwertige Partnerschaft« und »Partizipation« häufig auch Strategien, die bewirken sollen, dass die Patientinnen und Patienten am Ende mit dem Krankheitskonzept der Behandelnden doch übereinstimmen und sich an die ihnen vorgegebenen Behandlungsvorgaben halten (Stichwörter: »Einsicht«, »Compliance«). Unterschiedliches Erleben und Differenzen werden so manchmal auch in »Partizipationskonzepten« übergangen und zugunsten eines scheinbaren Konsenses verbogen. Dabei sollte es letztlich umgekehrt sein: »Krankheitseinsicht sollte nicht die Einsicht der Patientinnen in das Krankheitsverständnis der Therapeutinnen sein, sondern die Einsicht der Therapeutinnen in das individuelle Krankheits- und Genesungskonzept der Patientin oder des Patienten« (Thomas Bock).

In authentischen therapeutischen Beziehungen ist es allerdings bedeutsam, Widersprüchlichkeiten und unterschiedliche Meinungen transparent zu besprechen, anstatt sie zu negieren. Die psychiatrische Behandlungssituation als solche ist von vornherein immer von einem Machtgefälle geprägt. Die Macht in der psychiatrischen und psychotherapeutischen Versorgung liegt nach wie vor aufseiten der Behandlungsanbietenden sowie der Kostenträger. Welche Therapie unter welchen Bedingungen stattfindet – und ob überhaupt – ist u. a. von der gestellten Diagnose und der Symptomschwere abhängig. Wer also ein Therapie- und damit ein Beziehungsangebot erhält, hängt von verschiedensten Aspekten und Einflüssen ab, insbesondere von der Einschätzung der Behandelnden und der Kostenträger bezüglich der Art und Schwere der Psychopathologie der Betroffenen. In der Versorgungspsychiatrie kommt noch hinzu, dass nicht die Patientin selbst, sondern die Meldeadresse über die Wahl des Krankenhauses entscheidet. Letztlich kommt dann in der Versorgungspsychiatrie auch noch der Aspekt der Behandlung gegen den Willen von Patientinnen hinzu. All diese Voraussetzungen, die zwangsläufig zu einem Machtgefälle und Widersprüchlichkeiten in der therapeutischen Beziehung führen, sollten aus diesem Grund von den Behandelnden wahrgenommen und transparent thematisiert werden, um – auch unter herausfordernden Rahmenbedingungen – authentische Begegnungen zu ermöglichen.

PRAXISBEISPIEL MANIPULATION VERSUS PARTIZIPATION

Zu vermeiden sind Aussagen, die vereinnahmen und eine Übereinstimmung vorwegnehmen wie: »Wir beide sind uns ja im Grunde einig, dass es für Sie besser ist, ein Medikament zu nehmen, auch wenn Sie sich im Moment noch kritisch äußern.« Es gilt vielmehr, wirklich offene Entscheidungsräume für die Patientin zu schaffen, in denen man als Therapeut seine Expertise und Beratung anbietet und die Entscheidungen der Patientin konsequent respektiert. Wichtig ist, stets zu signalisieren, dass Unterstützung, Therapie, Hoffnung und Halt in gleichem Maße weiterhin gegeben werden, auch wenn die Patientin sich für andere Optionen entscheidet als für die, die man als Therapeut gern für die Patientin gesehen hätte:

»Ob eine Medikation Ihnen helfen könnte, wissen wir alle im Moment nicht. Aufgrund Ihrer schlechten Vorerfahrungen verstehen wir, dass Sie kritisch sind. Aufgrund unserer Erfahrungen nehmen wir allerdings an, dass es Ihnen zum jetzigen Zeitpunkt wirklich helfen könnte, und würden Sie ermutigen, es auszuprobieren. Wenn Sie sich dennoch dagegen entscheiden, dann gehen wir eben einen anderen Weg, auch diese Möglichkeit gibt es.« x

Wichtig ist, Partizipation (Teilhabe, Mitbestimmung) nicht mit Compliance (Therapietreue) und Partnerschaft nicht mit Adhärenz (Einhalten, Befolgen) gleichzusetzen. Selbstbestimmung und Autonomie sollten in der Therapie gefördert und nicht unterdrückt werden, ebenso wie das Recht des Patienten, die inhaltlichen Ziele der Therapie zu bestimmen, über geplante Maßnahmen zur therapeutischen Veränderung informiert zu werden und über deren Inanspruchnahme zu entscheiden (Preß & Gmelch 2012). Individualität und auch »Eigensinn« der Patientinnen und Patienten sollten respektiert und wertgeschätzt werden (Bock 2006), solange sie nicht die eigenen Grenzen der Therapeuten oder die Grenzen sozialer Verantwortung überschreiten.

Es besteht häufig eine tiefe Verunsicherung und Angst bei psychiatrisch Tätigen, dass Konzepte, die Eigensinn und Individualität von Patienten zulassen, gleichbedeutend seien mit einem »Freifahrtschein«, alles tun zu dürfen, sowie mit der Aufhebung von Regeln. Die Beziehungsgestaltung im Weddinger Modell bedeutet allerdings keineswegs eine Aufgabe sämtlicher Regeln, sondern zielt auf eine Konzeption individualisierter und sinnhafter Regeln ab (s. hierzu Kapitel »Normalisierung des psychiatrischen Settings«).

Im Zusammenhang mit der konzeptionellen Forderung nach konsequenter Transparenz gibt es dann auch die Angst mancher Mitarbeitenden, »keine Rückzugsräume« mehr zu haben, in denen man im Team negative Gefühle Patienten gegenüber mal loswerden kann«. Diesen Ängsten liegen gravierende Missverständnisse und Irrtümer zugrunde. Dadurch, dass sich das Weddinger Modell für mehr Transparenz, gegenseitigen Respekt, Empathie und geteilte Verantwortung stark macht, kommt es zu einem geringeren Bedürfnis nach Abgabe von Verantwortung bei den Patientinnen und Patienten, zu weniger Angespanntheit, Aggressivität und »Grenzüberschreitungen«. Auf der anderen Seite werden mehr professionelle Räume für das Aufzeigen eigener Grenzen und Emotionen der Therapeutinnen und Therapeuten im Sinne einer »gesunden Psychohygiene« ermöglicht. Mit anderen Worten: Die angestrebten Veränderungen der psychiatrischen Situation führen nicht zu mehr Chaos, »Freifahrtscheinen« und Anarchie, sondern Regeln und Interaktionen erfahren eine notwendige Normalisierung, die einen für alle sicheren und überschaubaren Aktionsraum des Miteinanders überhaupt erst herstellt. Die eigenen Grenzen sollten der Patientin gegenüber direkt, authentisch und wertschätzend vertreten werden. Dies zeigt, dass man das Gegenüber in seiner Person, Wirkung und Verantwortlichkeit ernst nimmt, und führt in der Beziehung zu einem Mehr an notwendiger Normalität. Es kann zudem letztlich auch eine wertvolle »therapeutische Reflexion« bedeuten.

Unabdingbar ist, dass man sich in den eigenen Reaktionen konsistent verhält und so für den Patienten ein nachvollziehbares und stimmiges Gegenüber darstellt. Jede Therapeutin im individuellen Kontakt zum Patienten, aber auch das Team in seiner Gesamtheit, muss eine Konsistenz darstellen und die Therapiesituation in einem gewissen Ausmaß für die Patienten als »berechenbar« gestalten, um in der oft chaotischen und von Unsicherheit geprägten Ausgangssituation der Patientinnen und Patienten eine gewisse Stabilität, Orientierung und Sicherheit zu vermitteln (Preß & Gmelch 2012).

Bei allen Anforderungen an die Behandelnden in der Umsetzung eines partizipativen interprofessionellen Behandlungskonzepts sollte es ebenso Verständnis für die Belastung der Mitarbeitenden geben. Auch neue Möglichkeiten des psychiatrischen Arbeitens bedeuten nicht, dass man nicht trotzdem an Grenzen stößt und in Situationen gerät, in denen man überfordert ist. Behandelnde sollten auch in der Lage sein, die eigene Rat- und Hilflosigkeit in einer verfahrenen Situation einzugestehen, ohne dabei eine globale Hoffnungslosigkeit, Enttäuschung oder Aufgabe der Patientin zu vermitteln. Das Aushalten von Unsicherheit, das Einnehmen einer »Maybe-Position« oder abwartenden Haltung, das Ermöglichen von Begegnungsmomenten, die Schaffung von Raum für Unausgesprochenes sind wichtige Bestandteile der »Bedürfnisangepassten Behandlung« und des »offenen Dialogs« und bedeuten wirkungsvolle und Vertrauen schaffende Elemente in der therapeutischen Beziehung (vgl. Aderhold & Greve 2009). Die Strukturen des Weddinger Modells betonen deshalb die Notwendigkeit von Supervisionen, interprofessionellem Miteinander und schaffen Möglichkeiten, Schwierigkeiten direkt zu verbalisieren, zu analysieren und einen gemeinsamen Umgang damit zu finden – mit Konsequenzen, die für alle (insbesondere auch für die Patientinnen und Patienten) nachvollziehbar sind.

Es ist wichtig, zu verstehen, wodurch Belastung und Hilflosigkeit im Kontakt entstehen, ohne diese Phänomene automatisch der Erkrankung der Patientin zuzuschieben. Auch das Ausdrücken von Gefühlen und der Ausbruch von Emotionen seitens der Patientinnen und Patienten sollten nicht nur der psychischen Erkrankung zugesprochen, sondern auch als gesunde Bestandteile eines funktionierenden psychischen Prozesses gesehen und geschätzt werden. »Therapeutische Reaktionen« erfolgen oft unmittelbar ohne Raum für eine abwartende und beobachtende Position, die ein gemeinsames Verstehen der Situation zulassen würde.

Häufig wird der emotionslose Patient als stabiler Patient angesehen. Dies kann für den Betroffenen fatale Folgen haben: Entweder er resigniert und versteckt seine Emotionalität immer mehr (»Es werden mir eh nur wieder Medikamente gegeben«), oder er selbst bewertet seine (vor allem als negativ erlebte) Emotionalität als Teil der Erkrankung, verliert so den gesunden Bezug zu ihr und gerät möglicherweise in Dependenz zu seinen Behandlern und/oder zu Medikamenten. Psychischen Krisen gehen oft Verluste voraus, und umgekehrt sind Verluste häufig die Folgen psychischer Krisen, ebenso wie Ängste. Diese Zusammenhänge zu verstehen, Realitäten zu klären und einer »gesunden Emotionalität« Raum zu geben, ist Teil der Resilienzorientierung in der Behandlung.

Zwischenruf

Eine »abwartende und beobachtende Position« ist nicht mit Handlungsverweigerung und Gleichgültigkeit gleichzusetzen, sondern ein wichtiges Element einer aktiven therapeutischen Interaktion. Vor allem etwas »Schwierigem«, »Unklarem« oder »Unangenehmem« Raum zu geben, erfordert mehr Professionalität, als den Raum durch Aktionismus gar nicht erst entstehen zu lassen. Es bedeutet, dass es Konflikte gibt, die nicht schnell zu lösen sind und deren Klärung gegebenenfalls mit unangenehmen Emotionen verbunden ist, denen Raum gegeben werden muss.

Interprofessionalität als Grundvoraussetzung

Eine kohärente interprofessionell getragene Haltung ist der Grundstein jeglicher partizipativer und transparenter Behandlungskonzepte. Der konsequente Diskurs zwischen den unterschiedlichen Professionen, der eine Mehrperspektivität im Sinne einer gemeinsamen Grundhaltung erst zulässt, muss in den Behandlungsstrukturen ausreichend Raum erhalten. Durch die Schaffung gut verankerter interprofessioneller Strukturen und Begegnungsräume werden nicht nur Reibungsverluste und Kommunikationsfehler zwischen den Berufsgruppen wie auch mit Patientinnen und Bezugspersonen vermieden, sondern auch ein stärkeres Kohärenzgefühl im Team und mit dem Patienten erzielt. Dies führt letztlich dazu, dass die einzelnen Professionen an Bedeutung gewinnen und ihre Kernkompetenzen gestärkt werden. Gleichzeitig wird eine transparente und geteilte Entscheidungsfindung und Verantwortungsübernahme im Team ermöglicht, sodass Überforderungen und Unsicherheiten der Mitarbeitenden reduziert werden.

Behandlung im Lebenskontext und Einbeziehung von Bezugspersonen

Für jeden Behandlungskontext ist das soziale Umfeld des Patienten der Rahmen, in den die Behandelnden sich begeben müssen, und nicht umgekehrt. Stabilisierende wie konfliktbelastete Aspekte des Beziehungssystems eines jeden Patienten sind in der Behandlung herauszuarbeiten und mit hoher Sensibilität bezüglich der Bedürfnisse des Patienten konsequent in die Behandlung miteinzubeziehen. Soziale Beziehungen und Interaktionen sind die wichtigsten Ressourcen im Leben eines jeden Menschen. Gerade im psychiatrischen Kontext sollte der Fokus auf dem Erhalt von stabilen Beziehungen liegen, um eine zusätzliche Isolierung und weitere Verlusterfahrungen zu vermeiden. In der trialogischen Arbeit dürfen allerdings alle Bestrebungen zur Einbeziehung von Bezugspersonen und deren Wünschen an die Behandlung und die Behandelnden nie an den Bedürfnissen und Möglichkeiten des Patienten vorbeigehen.

Zwischenruf

Wie und in welchem Umfang Menschen in Kontakt zu anderen sein wollen, ist individuell. Eine Norm, in welcher Qualität und Quantität Kontakte und Beziehungen zu sein haben, kann es daher nicht geben. Wohl aber sollten potenziell funktionale und dysfunktionale Anteile von Beziehungen in den Therapien besprochen werden.

Die Einbeziehung von Bezugspersonen ermöglicht es, Gemeinsamkeiten, aber auch Divergenzen in den Zielsetzungen und Erwartungen an die Behandlung in einem moderierten, sicheren Rahmen aufzuarbeiten. Konflikte mit Bezugspersonen, die sonst während oder nach der Behandlung ungesteuert auftreten, können so therapeutisch eingefangen und abgemildert werden. Zudem gibt man den Bezugspersonen durch deren Einbeziehung das entlastende Signal, dass man von Beginn an darum bemüht ist, ihre Sichtweisen, Sorgen und Wünsche mit in die Behandlungsplanung einfließen zu lassen. Gelingt es, einen Trialog schon während des stationären Settings aufzubauen, hat dies einen positiven und stabilisierenden Effekt auf die (therapeutischen) Beziehungen und somit auch für den weiteren Prozess der Patientin.

Die Möglichkeiten und Potenziale, die im Trialog liegen, werden aufgrund der Angst vor einer Mehrbelastung durch »Angehörigenarbeit« oft nicht ausgeschöpft. Schlimmer wird es noch, wenn Beziehungskonstellationen durch psychiatrisch Behandelnde per se schnell als Ursache oder Verstärker psychischer Erkrankungen deklariert werden und im Extremfall ein Beziehungsabbruch als Grundvoraussetzung für eine Genesung erklärt wird. Viele ältere reduktionistische biologische wie psychologische Konzepte, welche die Genese psychischer Erkrankungen vor allem entweder in familiären Konstellationen bzw. Dynamiken (Beispiel: »schizophrenogene Mutter« oder »High Expressed Emotion Family«) oder vorwiegend in der Genetik sehen, haben massiv zur Stigmatisierung von Familien mit psychisch erkrankten Menschen und deren Zersplitterung beigetragen. Sich als stationäre Einrichtung als die »bessere Familie« oder als Beziehungspartner anzubieten, sollte dringend vermieden werden. Vielmehr gilt es, konstante Beziehungen außerhalb der Klinik durch Beratung und eine trialogische Ausrichtung der Therapie zu fördern und zu entlasten.

Zwischenruf

Die Betonung der Förderung von Beziehungen außerhalb der Klinik bedeutet nicht, dass psychiatrische Einrichtungen und ihre Mitarbeiterinnen und Mitarbeiter nie »Heimat« oder Vertrauenspersonen sein dürfen, sondern sie können durchaus »gebliebene Familie« (Bezeichnung einiger Betroffener) sein. Es gibt Menschen, für die im Laufe der Jahre bis auf das psychiatrische Umfeld alles an sozialen Kontakten weggebrochen ist und für die die Mitarbeitenden sich zu ihren engsten Vertrauten entwickelt haben. In diesem Fall kann die Bindung zu den Behandelnden ebenfalls eine schützenswerte Ressource darstellen. Auch als stabilisierendes »Übergangsobjekt« innerhalb eines Findungs- und Loslösungsprozesses der Patienten sollte die Psychiatrie sich zur Verfügung stellen können. Die Psychiatrie als einzig vertraute Anlaufstelle mit Mitarbeitenden als engsten Bezugspersonen sollte aber eine mangels Alternativen entstandene und nicht eine »aktiv kreierte« Situation darstellen.

Häufig befinden sich Bezugspersonen, vor allem Familienangehörige, in lang andauernden »Ausnahmesituationen« mit extremen Gefühlen von Überlastung, Hilflosigkeit, Sorge, Ängsten, Wut, Scham, Verzweiflung, Resignation, Isolation. Sie richten sich oft an die Behandelnden mit dem verständlichen Wunsch nach Entlastung und Abgabe von Verantwortung und erwarten die Einnahme ihrer Perspektive und »Allianzschließung« bezüglich des weiteren Prozedere. Gerade bei fehlendem Krankheitsgefühl der Patientin und daraus resultierendem mangelnden Bedürfnis nach Hilfe bzw. Behandlung geht der stationären Aufnahme häufig eine lange Zeit der Belastung und Unsicherheit der Bezugspersonen voraus. Dabei sehen sie sich nicht nur mit der Komplexität konfrontiert, die eine (schwere) psychiatrische Erkrankung eines nahestehenden Menschen auf allen Ebenen bedeutet, sondern auch mit einem komplizierten Hilfesystem.

Nach der Erstmanifestation einer Erkrankung können Monate oder Jahre vergehen, bis eine psychische Erkrankung überhaupt als Ursache der Veränderung eines Angehörigen in Erwägung gezogen wird (werden kann). In diesem Zeitraum der Verunsicherung über oft nicht nachvollziehbare Verhaltensänderungen der nahestehenden Person bilden sich die ersten Konflikte aus. Besteht hingegen schon eine jahrelange Erfahrung mit rezidivierenden Krankheitsepisoden oder einem chronischen Krankheitsverlauf sowie mit (frustranen) Vorbehandlungen, dominieren Resignation, Enttäuschung, Wut sowie Hoffnungs- und Hilflosigkeit die (trialogische) Interaktion und die Erwartungen an die Behandlung.

In den Erfahrungen und im Austausch mit Angehörigen wird deutlich, dass sie häufig ein selbstständiges Leben für den Erkrankten ersehnen, aber ebenso dessen Selbstbestimmung fürchten (insbesondere bei Psychosen, Manien oder Demenzerkrankungen). Die Behandelnden müssen vor Beginn eines Trialogs dringend auch auf die Unterschiede der Unterstützungsmöglichkeiten und Grenzen der Belastbarkeit der Bezugspersonen achten, die naturgemäß ebenfalls abhängig von Resilienz, Kompensationsmöglichkeiten und Ressourcen sind. Eine Beratung der Bezugspersonen bezüglich Empowerment und Selbsthilfe für Angehörige (z. B. AIA: Angehörige informieren Angehörige, Angehörigengruppen, Trialogseminare) sowie zu Möglichkeiten einer eigenen psychotherapeutischen Behandlung sollte standardmäßig angeboten werden. Insbesondere wenn der Patient ausdrücklich keinen Kontakt zur Bezugsperson wünscht, sollten ausführliche Beratungen über Unterstützungsangebote erfolgen. Trotz der Unterschiedlichkeit der Ziele, Bedürfnisse und eigenen Wünsche in der trialogischen Behandlung zeigen die Erfahrungen, dass es bei entsprechend signalisierter Offenheit, Empathie und Motivation der Behandelnden hinsichtlich der Einbeziehung von Bezugspersonen leicht gelingen kann, einen tragfähigen und effizienten Trialog aufzubauen, der für alle Beteiligten eine Entlastung darstellt und maßgeblich zu einer nachhaltigen und effizienten Behandlung beiträgt.

Wenn die Behandelnden selbst von Beginn an Kontaktangebote machen und ihre Handlungsweisen transparent gestalten, haben Bezugspersonen nicht das Gefühl, um »jede Information oder jeden Kontakt kämpfen zu müssen« und »vor verschlossenen Türen zu stehen«, sodass Vertrauen schneller aufgebaut werden kann. Das führt aus Sicht der Behandelnden nicht nur zur Stressreduktion (weniger Beschwerden und unerwartete Gesprächseinforderungen), sondern sie können darüber hinaus die Bezugspersonen als Ressource und Unterstützung erleben (Begleitung bei sozialen Belastungs- oder Expositionstrainings, »deeskalierende Anwesenheit« in Krisensituationen sowie Strukturgebung und Motivierung für die Patientin). Dies sollte jedoch unbedingt mit sensibler Berücksichtigung der Belastungsgrenzen der Bezugspersonen geschehen.

Zwischenruf

Die aktive Einbeziehung von Bezugspersonen im Weddinger Modell hat gezeigt, dass diese intensivierte Angehörigenarbeit nicht mehr, sondern deutlich weniger Arbeit und Aufwand für die Mitarbeitenden bedeutet. Die Angst vor einer zunehmenden Präsenz von »anstrengenden und fordernden Angehörigen« konnte schnell widerlegt werden. Durch die Transparenz und Teilhabemöglichkeit der Bezugspersonen an der Behandlung kommt es zu weniger (Auf-)Reibung.

Beziehungskrisen und -konflikte stellen für jeden Menschen – unabhängig vom Vorliegen einer psychiatrischen Erkrankung – eine große Herausforderung dar und können zu extremen Reaktionen wie Rückzug, Entwertung, selbst- oder fremdschädigendem Verhalten führen. In dem intrapsychischen Spannungsfeld zwischen Autonomie und Abhängigkeit können bei ungenügenden Kompensationsmöglichkeiten und je nach konstitutioneller/biografischer Veranlagung und Disposition schwere Krisen entstehen bis hin zur depressiven oder psychotischen Dekompensation. Enge Beziehungen sind oft mit (scheinbar) widersprüchlichen oder stark wechselnden Emotionen verbunden. Diese Widersprüchlichkeit oder auch Inkohärenz wird von dem betroffenen Menschen meist selbst als quälend und hinderlich erlebt, einhergehend mit dem dringenden Wunsch nach Klarheit. Ohne an dieser Stelle weiter auf die hochkomplexe Thematik von interpersonellen und intrasubjektiven Konflikten und Dynamiken eingehen zu können, soll hier nur für ein Bewusstsein geworben werden, dass es auch jenseits einer psychischen Erkrankung in Beziehungen zu extrem starken, widersprüchlichen und instabilen Emotionen und Reaktionen kommen kann!

Zwischenruf

In den Behandlungsteams sollte unbedingt darauf geachtet werden, hinsichtlich der Stabilität, Wertigkeit und Bedeutung von Beziehungen der Patienten eine offene, abwartende und respektvolle Haltung einzunehmen. Oft werden (ausgerechnet!) von psychiatrisch Tätigen von den Patientinnen und Patienten und ihren Bezugspersonen unverhältnismäßig stabile, funktionale, klare und eindeutige Beziehungsstrukturen erwartet mit der Gefahr, dass die Beziehungen vorschnell als instabil, dysfunktional und potenziell schädigend eingestuft werden.

Der psychiatrische Raum: Authentisch, kreativ und »normal«

Von Beginn an wird im Weddinger Modell versucht, den Kontakt und die Situation »zu normalisieren« mit dem übergeordneten Ziel, den Menschen so schnell und so selbstbestimmt wie möglich in sein Leben zurückzubegleiten (möglichst unabhängig von psychiatrischen Strukturen). Mit Normalisierung meinen wir nicht, Menschen durch Regeln und Normen zu »normalisieren«, das wäre mehr als kontraproduktiv; vielmehr soll Vielfalt respektiert und gefördert werden.

Zwischenruf

Es bedeutet, der psychiatrischen Situation (die immer eine besondere bleiben wird) so weit wie möglich flexibel und kreativ den »Geist der Anstalt« auszutreiben, sich dem Lebensumfeld und den Lebensgewohnheiten der Menschen zu öffnen und sich authentisch, neugierig und respektvoll zu begegnen. Kurzum, es sollte alles, was den äußeren »psychiatrischen Raum« spezifisch zu anderen abgrenzt, vermieden werden.

Hier gibt es natürliche Grenzen: So ist eine Institution an sich immer eine »besondere Situation« mit besonderen Regeln, und so sind große Stationen, die kaum Rückzugsmöglichkeiten bieten, nie »normal«, weder für Patientinnen und Patienten und ihre Bezugspersonen noch für das Personal. Aber dennoch gilt:

- Es gibt innerhalb dieser behindernden Grenzen eine Vielzahl von Möglichkeiten der normalisierenden Gestaltung des psychiatrischen Raums: etwa auf »geschützte Ausgänge« in ein abgezäuntes Gelände zu verzichten und stattdessen Ausgänge gleich in die »Normalität« – wenn nötig in Begleitung – zu gewährleisten oder die Innenausstattung den »normalen Lebenswelten« anzugleichen (z. B. Soteria, s. Kapitel »Soteria und Weddinger Modell«).

- Der stationäre Aufenthalt kann therapeutisch genutzt werden, um die Patientin so schnell wie möglich wieder in ihre Normalität zu begleiten: Die Stationssituation wird als »kurze Ausnahme« in ihrem persönlichen Prozess gesehen, von der aus für ihre ambulante Situation mithilfe der Behandelnden »nachjustiert« wird.

Authentizität ist sicher das Schlüsselelement, auf dem Vertrauen, konstruktive Begegnungen und therapeutische Beziehungen aufbauen können, ebenso natürlich wie Empathie. In den Patienten-Feedbacks wird deutlich: Nichts ist vertrauensstiftender, als wenn Patientinnen und Patienten das Gefühl haben, dass man sich *ehrlich* mit ihnen freut, dass man *ehrlich* mit ihnen betroffen ist, dass man also wirklich als Behandlerin oder Behandler um den Patienten bemüht und professionell-persönlich in die Behandlung involviert ist.
Die Erfahrungen zeigen auch Humor als »normalisierenden« Kommunikationsschlüssel von unschätzbarem Wert. Besonders in aufgeladenen Situationen, in denen Menschen etwa durch psychotisches Erleben ihre Beziehung zum Außen verlieren, ist die humorvolle Interaktion als deeskalierendes und Vertrauen schaffendes Element oft noch möglich. Die humorvolle Kommunikation wird naturgemäß von beiden Seiten gleichermaßen getragen und verstanden und ermöglicht so eine »gesunde Begegnung« jenseits der durch die psychische Erkrankung beeinträchtigten Interaktion.
So sind Authentizität, Empathie und Humor die Kernelemente der Vertrauen schaffenden, deeskalierenden Begegnung und können zugleich aber am wenigsten durch »Richtlinien-Empfehlungen« vorgegeben werden. Die Bedeutung von »Wertschätzung« im Kontakt ist z. B. etwas, worauf (zu Recht) immer wieder hingewiesen wird, und Sätze wie »Schön, dass Sie es zu uns geschafft haben!« können trainiert werden. Sie haben aber nur die erwünschte Wirkung, wenn sie authentisch gemeint sind.
Eine Grundvoraussetzung im Weddinger Modell ist zudem, dass jede Form von Aggression, Gewalt oder Zwang immer eine Ausnahmesituation bedeutet und nie als Normalität toleriert wird. So stellt im Weddinger Modell jede Situation, die eine Isolierung, Fixierung oder Medikation gegen den Willen der erkrankten Person zur Folge hat, immer ein »besonderes Vorkommnis« mit den entsprechenden Konsequenzen u. a. für die Dokumentation dar. Auch

werden Gewalt- und Straftaten konsequent zur Anzeige gebracht. Solche standardisierten Vorgaben helfen, Gewalt und Zwang gegenüber der Normalität deutlich abzugrenzen, was wiederum deren Handhabung sowie die Haltung und Atmosphäre auf Stationen positiv beeinflusst.

Zusammenfassend gilt für die Gestaltung des psychiatrischen Raums im Weddinger Modell:

- Prinzip der Normalisierung;
- Offenheit und Transparenz;
- aktive, authentische, empathische Interaktion;
- Respekt vor Vielfalt, Verschiedenheit und Individualität;
- Gewalt und Zwangsmaßnahmen bedeuten *immer* eine Ausnahmesituation;
- Rechtsklarheit und keine Rechtsfreiheit (interprofessionelle Verantwortung und Achtsamkeit!).

Gemeinsam riskierte verantwortungsvolle Entscheidungen

Patricia Deegan spricht von der Würde des Risikos (»dignity of risk«) und meint damit, dass jeder Mensch risikobehaftete Entscheidungen trifft. Als Behandelnde dürfen wir nicht in den Glauben verfallen, dass es unsere Aufgabe sei, Patientinnen vor jedem beliebigen Risiko zu bewahren. Ein gewisses Maß an Risiko gehört letztlich zu jedem Leben dazu und es gibt keinen Grund, Patienten dies im Rahmen einer Krise abzusprechen. Vielmehr bewahrt es Würde und Eigenverantwortung, wenn wir zulassen, dass Patientinnen Risiken eingehen und auch scheitern dürfen (!).

Um den psychiatrischen Raum so weit wie möglich zu »normalisieren«, ist deshalb eine interprofessionelle, hierarchieübergreifende (sinnvolle) Risikobereitschaft notwendig. Zur Einschätzung des Risikos und des Grades der (zu verantwortenden) Verantwortungsteilung ist es wiederum unabdingbar, von Beginn an den Patientinnen und Patienten mit konsequenter Transparenz und Partizipation zu begegnen. Ein wichtiger Konsens im Weddinger Modell ist daher, dass Entscheidungsfindungsprozesse, auch in Bezug auf Zwangsmaßnahmen, so partizipativ und transparent wie möglich gestaltet werden. Dabei gilt es, Menschen, die durch eine Erkrankung nicht in der Lage sind, Entscheidungen allein zu treffen, nicht Entscheidungen abzunehmen, sondern ihnen eine unterstützte Entscheidungsfindung zu ermöglichen, so wie von den

UN-Behindertenrechtskonventionen (UN-BRK) gefordert. Der Balanceakt der Entscheidungsfindung und Abwägung von Risiko und Verantwortung erfolgt konsequent:

- interprofessionell (meint hier insbesondere den ärztlichen und pflegerischen Bereich),
- hierarchieübergreifend (Klima der Unterstützung statt Klima der Angst) sowie
- unter dem verantwortungsvollen und wohlwollenden Einbezug der Patientin und ihrer Bezugspersonen (Teilhabe ermöglichen und zutrauen) (s. Abbildung 4).

ABBILDUNG 4 Geteilte Risiko- und Verantwortungsübernahme

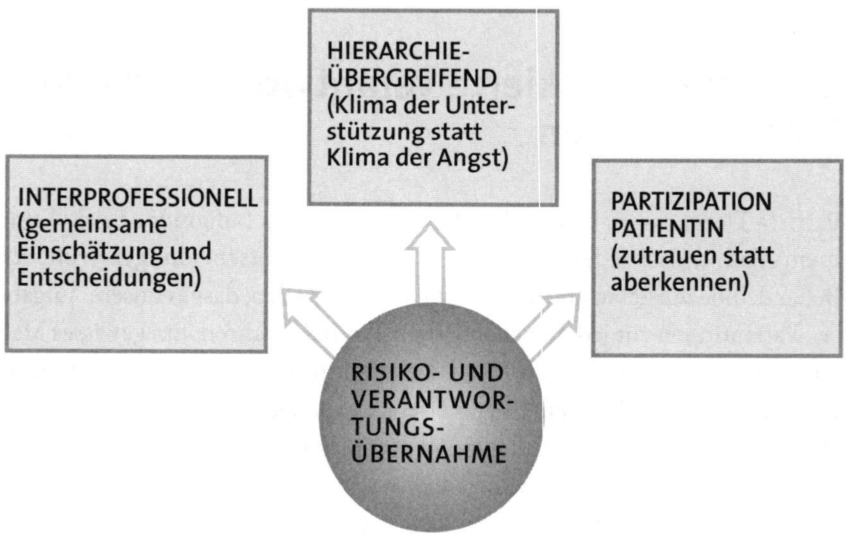

Die Erfahrungen mit dem Weddinger Modell zeigen, dass vor allem dieses Prinzip der konsequenten interprofessionellen Entscheidungsfindung, die gegenüber der Patientin transparent und partizipativ gestaltet wird, zur Reduktion der Häufigkeit und Dauer von Zwangsmaßnahmen führt (Czernin u. a. 2020; Czernin u. a. 2021; Oster u. a. 2021), da die Einschätzungen und Abwägungen aus unterschiedlichen, sich ergänzenden Perspektiven erfolgen und das gemeinsame Tragen von Verantwortung und Risiko zu »präziseren« und flexibleren Entscheidungen führt. Hier zeigt sich insbesondere, wie wertvoll und qualitätssteigernd eine enge, intensive interprofessionelle Zusammenarbeit unter gleichberechtigtem Einbringen von unterschiedlichen Perspektiven und Erfahrungen ist.

Zwischenruf

Die Schwierigkeiten bezüglich Verantwortungs- und Risikoübernahme in Entscheidungsfindungsprozessen liegen neben der ethischen Mehrdimensionalität und der fachlichen Herausforderung (»Was ist krankheitsüberlagert?«, »Wo hört Einwilligungs-, Einsichts- und Steuerungsfähigkeit auf?«) auch darin, ein Risiko in verschiedenen Richtungen (Sicherheit und Schutz des Patienten versus Schutz anderer und Zeitdimensionen (akute Situation, Vorgeschichte, perspektivisch) abzuwägen

PRAXISBEISPIEL Eine hoch angespannte Patientin wird von der Polizei in Handschellen direkt auf eine Akutstation gebracht. Unmittelbar zuvor hatte sie ihren Vater mit einem Messer bedroht und wollte ihn angreifen. Der Grund hierfür sei, dass sie von ihrem Vater als Kind an eine satanistische Sekte verkauft worden sei und diese nun hinter ihr her sei. Die Patientin ist auf der Station bekannt. Sie war ein halbes Jahr zuvor aufgrund einer drogeninduzierten Psychose behandelt worden. Der Inhalt ihrer Psychose war damals der gleiche, allerdings mit deutlich weniger Wahndynamik. Die vorige Behandlung fand im Rahmen eines freiwilligen stationären Aufenthalts mit schneller Remission statt. Die Patientin nahm an Therapien teil und profitierte auch von der anschließenden PIA-flex-Behandlung ihres Bezugstherapeutinnen-Teams. Zuletzt hatte sie die Termine aber nicht mehr wahrgenommen.

Die Polizei schildert den Angriff auf den Vater als sehr ernst zu nehmend, die Patientin kann sich trotz Ansprache durch ihr bekannte Teammitglieder nicht beruhigen, sondern beschimpft und bedroht diese. Deswegen wird entschieden, die Patientin nach Loslösen der Handschellen zunächst zu fixieren. Die Assistenzärztin, die die Patientin sowohl stationär als auch in der PIA flex behandelt hat, ist während der Akutsituation zusammen mit einem der Bezugspfleger und der Oberärztin anwesend, die bei dem Voraufenthalt auch intensiv in die Behandlung involviert waren. Trotz Kontaktangeboten und Versuchen, an die gute therapeutische Beziehung vom letzten Mal anzuknüpfen, beschimpft und bedroht die Patientin das Team weiter. Als ihr gespiegelt wird, dass sie so gar nicht wiederzuerkennen sei, schreit sie, dass sie da ja auch nicht fixiert gewesen sei. Die Behandelnden antworten, dass man sie losmachen würde, sobald sie sich beruhige, worauf von der Patientin erwidert wird, dass sie sich nicht beruhigen könne, solange sie nicht losgemacht sei. Daraufhin wird sie gefragt, was sie denn machen würde, wenn die Fixierung gelöst sei. Sie gibt an, dann erst mal eine Zigarette rauchen zu wollen, um sich zu beruhigen, und dann erst mit dem Team zu sprechen. Es wird kurz zwischen Oberärztin, Assistenzärztin und Pfleger im Raum vor der Patientin abgesprochen, dass man der Aussage der Patientin vertraue und dass die momentane Aggression der Patientin gegen die Mitarbeitenden auf die Umstände der Aufnahme und der Fixierung zurückzuführen sei. Mit dem Hinweis, dass man der Patientin vertraue und sie in einer halben Stunde zum Gespräch im Raum der Assistenzärztin erwarte, wird die Patientin defixiert. Die Vereinbarung kann durch die Patientin gehalten werden. Sie erscheint deutlich weniger angespannt und wie vereinbart zum Termin. Sie möchte das Medikament vom letzten Mal einnehmen, um sich noch mehr zu beruhigen, und das Angebot annehmen, zunächst einmal zu verstehen, was eigentlich vor der Aufnahme passiert ist. Im weiteren Verlauf bleibt die Patientin freiwillig, eine weitere Zwangsmaßnahme wird nicht erforderlich.

Das Team hat zusammen die Verantwortung übernommen und abgewogen: Die psychotische Aggression, aus der auch die Bedrohung mit dem Messer folgte, richtete sich gegen den Vater. Die Aggression in der Aufnahmesituation, die sich gegen das Team gerichtet hatte, war durch die Umstände der Aufnahme und der Fixierung bedingt. Im Kontakt mit der Patientin war zu klären, dass ein Angriff auf das Personal nach der Defixierung nicht zu erwarten ist, da die Fixierung an sich der Grund für die Aggression gegen das Team war. In diesem Fall war es von großer Bedeutung, gemeinsam mit der Patientin und dem Team, das die Patientin bereits kannte, die genauen Umstände der Aggression und die damit einhergehenden Risiken zu besprechen. Während die Defixierung als verantwortungsvolle und sinnvolle Maßnahme zu betrachten war, wäre ein Ausgang in dieser Situation wiederum nicht zu verantworten gewesen, da die psychotische Aggression gegen den Vater unverändert bestand. x

Daher ist es wichtig, von einem »sinnvollen Risiko« sprechen, um die Abgrenzung zur Leichtfertigkeit und Verantwortungslosigkeit deutlich zu machen. So bedeutet das Konzept des Weddinger Modells, dass gegenüber der Sicherheit anderer (Personal, Mitpatienten, Bezugspersonen, Gesellschaft) genauso wenig ein leichtfertiges Risiko eingegangen wird wie gegenüber dem Recht auf Selbstbestimmung des Einzelnen.

Die Behandelnden sind in ihren Abwägungen und Entscheidungsprozessen gefordert, sich dem betreffenden Menschen gegenüber immer aus professioneller, ethischer wie rechtlicher Perspektive heraus verantworten zu können und sich den möglichen negativen Folgen ihres Handelns bewusst zu sein. Ausdrücklich ist hier von Prozessen, in denen unterschiedliche Positionen und Möglichkeiten sorgfältig gegeneinander abgewogen werden, die Rede und nicht von feststehenden Entscheidungen oder Anordnungen. Eine Entscheidung zur Behandlung gegen den Willen des Patienten kann sich in der Nachbearbeitung mit dem Patienten als falsch erweisen (z. B. eine andere Option der Deeskalation wäre möglich gewesen), als richtig (z. B. es gab keine andere Option und das Ausmaß der Eigen- oder Fremdgefährdung wurde richtig eingeschätzt) oder als »sowohl als auch« (z. B. es gab keine andere Möglichkeit der Deeskalation, aber das Ausmaß der Eigen- oder Fremdgefährdung wurde in der Situation überschätzt). Ein umsichtiger, authentischer Abwägungsprozess unter Einbezug aller Aspekte, Optionen und Teilhabenden (also auch des Patienten selbst!) ist entscheidend, ob trotz einer Zwangsmaßnahme überhaupt eine Chance auf einen Vertrauens- und Beziehungsaufbau besteht.

Die Erfahrungen mit den Nachbesprechungen von Zwangsmaßnahmen mit Patienten, die im Weddinger Modell standardisiert durchgeführt werden (s. Kapitel »Postvention ist Prävention«), zeigen, dass die Nachvollziehbarkeit dieser Entscheidungs- und Abwägungsprozesse des Behandlerteams für die Patientinnen und Patienten ausschlaggebend dafür ist, zu verstehen, warum letztlich die Entscheidung zur Zwangsbehandlung getroffen wurde (selbst wenn diese an sich weiterhin als falsch empfunden wird). Dagegen ist es quasi unumgänglich, dass Patienten Zwang als rein willkürlich und anhaltend traumatisierend erleben, wenn diese Abwägungsprozesse nicht stattgefunden haben oder nicht transparent gemacht werden.

Merkmale partizipativer Entscheidungsfindungsprozesse:

- Konsequent transparent und partizipativ gestaltet
- Interprofessionell und hierarchieübergreifend getragen
- Umsichtige Risiko-Abwägung unter Einbezug aller Perspektiven und Teilhabenden (wenn keine Akutsituation: ethische Fallkonferenzen anberaumen)
- Alle Optionen der Vermeidung von Zwang nutzen (Eröffnung wirklicher Alternativen und Entscheidungsmöglichkeiten)
- Vorrangiges Ziel: nachhaltig zu verantwortende und für den Patienten nachvollziehbare Entscheidungen
- Vertrauensvorschuss und Zutrauen gegenüber den Patienten und Bezugspersonen (statt Zweifel und Absprechen des Rechts auf Mitsprache, Teilhabe und Verantwortungsübernahme)

- Sinnvolles Risiko eingehen (statt Leichtfertigkeit oder irreale hundertprozentige Sicherheit zu suchen)
- Raum geben für Unsicherheit und Ungewisses mit einer verantwortungsvollen, positiven, zuwartenden Haltung (Vermeiden von überschnellen Reaktionen aufgrund negativer Vorwegannahmen)
- Wirkliche Entscheidungsmöglichkeiten aufzeigen und ernst gemeinte Angebote machen, statt Anweisungen und Reglementierung zu geben
- Nach der Entscheidungsfindung: klare und nachhaltige Verantwortungsübernahme und konsequentes Handeln

Die zentralen Anliegen des Weddinger Modells im Umgang mit Maßnahmen gegen den Willen der Patientin sind:

- Zwangsmaßnahmen müssen immer als alternativlos (also als letztmögliche und unumgängliche Handlung) zum Schutz der Patientin oder anderer betrachtet werden.
- Die Behandelnden zeigen Professionalität *und* (authentische) Betroffenheit.
- Verbindlichkeit (keine Versprechen, die nicht gehalten werden können!) und konsequentes Handeln werden angestrebt.
- Die Tatsache, dass eine Maßnahme gegen den Willen der Patientin oder unter Druck stattfindet, wird nicht bagatellisiert, sondern klar wahrgenommen und dargestellt.
- Der Patientin wird aktiv verdeutlicht, dass die Maßnahme nur wegen eines akut gefährdenden Aspekts ihres momentanen Handelns durchgeführt wird und nicht eine globale Absprache ihrer Rechte, Bedürfnisse, Mitsprache, Selbstbestimmung, Kontrolle, Verantwortung und Teilhabe bedeutet, sondern im Gegenteil diese weiterhin geachtet und gefördert werden.
- Der Patientin wird durch absolute Transparenz vermittelt, dass selbst im Rahmen einer Zwangssituation ihre persönliche Wahrnehmung der Welt und der Situation nicht infrage gestellt wird.
- Die von der Zwangssituation unabhängigen Bedürfnisse werden uneingeschränkt akzeptiert und, so weit realisierbar, erfüllt aus Respekt vor der Individualität der Patientin und um ihr zu vermitteln, dass die patientenzentrierte Behandlung unabhängig von der akut erforderlichen Zwangsmaßnahme weitergeführt wird.
- Der Patientin wird vermittelt, dass eine Beendigung der Zwangsmaßnahme nicht von willkürlichen Meinungen, sondern von nachvollziehbaren Aspekten wie Eigengefährdung und Gefährdung Dritter abhängig ist. Dies ermöglicht für den weiteren Verlauf eine Behandlung auf Augenhöhe, während derer die

Patientin nicht in Sorge sein muss, der Willkür der Behandelnden ausgeliefert zu sein.

- Die Begrenzung der Zwangsmaßnahmen auf ein Minimum und eine schnellstmögliche Beendigung dieser Ausnahmesituation stellen für die Behandelnden selbst ureigenste Interessen dar.

Offene Begegnungen – Haltung zu Aggressionen und Zwangsmaßnahmen

Spätestens seit der UN-Konvention zu den Rechten von Menschen mit Behinderungen (2008) wurden Psychiatrie und Gesetzgebung gezwungen, sich einer Grundsatzdiskussion in Bezug auf Selbstbestimmung und Teilhabe von Menschen mit psychiatrischen Erkrankungen zu stellen, und sie unterliegen einem notwendigen Wandel. Maßnahmen gegen den Willen des Patienten mit ihrem innewohnenden ethischen Konfliktpotenzial, das trotz des aktuellen Wandels wohl nie gänzlich gelöst werden kann, stellen die schwierigste Gratwanderung in der psychiatrischen Behandlung dar. Zwangsmaßnahmen sind für die Betroffenen mit erheblichen psychischen und physischen Konsequenzen verbunden (Hotzy & Jaeger 2016). Über die physischen Risiken von Zwangsmaßnahmen hinaus (Kersting 2018) sind vor allem die psychischen Belastungen durch erlebten Zwang bedeutsam. Zwangsmaßnahmen werden von Betroffenen als entmenschlichend, demütigend und unzumutbar empfunden (Rakhmatullina u. a. 2013) und gehen mit negativen Emotionen einher (Armgardt u. a. 2013). Darüber hinaus löst das Erleben einer Zwangsmaßnahme enormen Stress bei den Betroffenen aus und hat in vielen Fällen ein erhöhtes Risiko einer posttraumatischen Belastungsstörung zur Folge (Rakhmatullina u. a. 2013; Wullschleger u. a. 2020).

Gerade im Hinblick auf die hohen Prävalenzen von Gewalterfahrungen in Kindheit und Jugend bei Menschen mit psychischen Erkrankungen, insbesondere bei Psychosen, ist der Aspekt einer potenziellen (Re-)Traumatisierung besonders relevant (Wullschleger u. a. 2020; Schäfer & Fisher 2011). Zudem werden Psychosen mittlerweile auch als mögliche Reaktion auf traumatische Erfahrungen verstanden (Mahler u. a. 2021; Wullschleger u. a. 2020; Isvoranu u. a. 2017).

Über gesundheitliche Risiken hinaus hat das Erleben von Zwang einen negativen Einfluss auf die Behandlungszufriedenheit sowie die therapeutische

Beziehung und führt zu höheren Wiederaufnahmeraten (Rakhmatullina u. a. 2013; Theodoridou u. a. 2012; Mielau u. a. 2018; Montemagni u. a. 2011; van der Post u. a. 2014).

Auch aufseiten der Mitarbeitenden haben Zwangsmaßnahmen zahlreiche, zum Teil schwerwiegende Folgen. Zusammen mit Aggressionen und Gewalt gelten Zwangsmaßnahmen als stärkster Belastungsfaktor bei psychiatrisch Tätigen (Leiter & Harvie 1996; Yarovitsky & Tabak 2009). Die Durchführung von Zwangsmaßnahmen wird von Mitarbeitenden überwiegend mit negativen Emotionen wie Schuld, Frustration und Hilflosigkeit assoziiert (Bonner u. a. 2002; Rakhmatullina u. a. 2013). Zudem können auch bei Mitarbeitenden körperliche Verletzungen und psychische Belastung entstehen. Folglich tragen Zwangsmaßnahmen zu Fehlzeiten, Frühberentungen und frühem Berufsausstieg bei (Edlinger u. a. 2018; Rakhmatullina u. a. 2013). Über diese möglichen Belastungen hinaus laufen Zwangsmaßnahmen dem therapeutischen Selbstverständnis psychiatrisch Tätiger zuwider (Emerson & Pollner 1976). Bei der Durchführung von Zwang wird regelmäßig die Intimsphäre der Patientinnen ebenso wie die der Mitarbeitenden verletzt. Die Maßnahmen überschreiten die persönlichen Grenzen aller Beteiligten und widerstreben dem intuitiven respektvollen Miteinander. Zwangsläufig wird dadurch das sensible Verhältnis von Nähe und Distanz in der Psychiatrie außer Kraft gesetzt.

Zwischenruf

Zwangseinweisungen, Unterbringungen zur Behandlung sowie Zwangsbehandlungen stehen zudem im Widerspruch zum Bestreben, die Patientinnen und Patienten in ihrer Autonomie und Selbstbestimmung im Sinne von Empowerment und Recovery zu fördern. Andererseits können in Ausnahmesituationen Maßnahmen gegen den Willen von Patienten notwendig sein, um Selbstbestimmung und Übernahme von Eigenverantwortung überhaupt wieder möglich zu machen.

Insbesondere durch die UN-BRK und deren Ratifizierungen in den einzelnen Ländern haben notwendige Veränderungen in der Haltung zu und im Umgang mit Zwangsmaßnahmen stattgefunden. Die Haltung zu Zwangsmaßnahmen in der Psychiatrie befindet sich inzwischen überwiegend zwischen vollständiger Unterlassung von Zwang (s. hierzu Zinkler & v. Peter 2019; Mendéz 2013) und dem Verständnis von Zwangsmaßnahmen nur bei notwendiger Gegebenheit als Ultima Ratio in der psychiatrischen Behandlung. Die S3-Leitlinie zur Verhinderung von Zwangsmaßnahmen versteht Zwang als letztes Mittel, das

möglichst vermieden werden sollte, verlangt gleichzeitig aber einen menschenwürdigen und kompetenten Umgang, sollten Zwangsmaßnahmen im Einzelfall dennoch notwendig werden (AWMF 2018). Diesem Grundverständnis folgend, hat auch das Weddinger Modell zum Ziel, Zwangsmaßnahmen mit allen zur Verfügung stehenden Mitteln zu reduzieren und zu vermeiden und nur im äußersten Notfall darauf zurückzugreifen. Es ist sinnvoll und notwendig, das Thema Zwang trotz des Versuchs der Vermeidung desselben nicht zu tabuisieren, sondern die Zwangsmaßnahmen, die dennoch stattfinden, transparent zu besprechen, insbesondere mit den betroffenen Patientinnen und Patienten, und einen geschulten und sensiblen Umgang des Personals mit Zwangsmaßnahmen zu sichern (Mahler u. a. 2019a).
Abwägungen und Entscheidungen hinsichtlich der Anwendung von Zwang bedeuten in diesem Spannungsfeld ein ethisches Dilemma und sind Hauptbestandteil aktueller Debatten zu Selbstbestimmung, Inklusion und Patientenrechten. In diesem Dilemma kann sich die Psychiatrie nicht ihrer Verantwortung durch eine völlige Abgabe der Verantwortung an die Gesellschaft oder die Justiz entziehen. Vielmehr braucht es einen permanenten, offenen und gleichberechtigten Diskurs aller Beteiligten des psychiatrischen Kontextes (Psychiatrieerfahrene, Mitarbeitende, Angehörige, Sozialpsychiatrischer Dienst, Gerichte, Betreuende u. a.) sowie in der Gesellschaft. Die größte Chance liegt wahrscheinlich vor allem im Schaffen flächendeckender Angebote, die wirkliche Alternativen zum »klassischen psychiatrischen System« darstellen. Gleichzeitig muss (und kann!) sich das »klassische System« jedoch in Struktur und Haltung hinsichtlich Partizipation, Transparenz und Inklusion umfassend verändern.

Recoveryorientierung verhindert Zwang

Seit Einführung des Weddinger Modells konnten Vorkommen und Dauer von Fixierungen und Isolierungen sowie Anzahl und Dosierung der Zwangsmedikation auf ein Minimum reduziert werden (Czernin u. a. 2020; Czernin u. a. 2021; Mahler & Vandamme u. a. 2022). In weiteren Studien nach Einführung des Weddinger Modells konnte gezeigt werden, dass über 80 % der Zwangsmaßnahmen innerhalb der ersten 24 Stunden – die meisten sogar in den ersten fünf Stunden – nach Aufnahme stattfinden (Cole u. a. 2023). Bei wirksamer Behandlung nach Weddinger Modell können folglich nahezu alle Zwangsmaßnahmen während des Behandlungsverlaufs verhindert werden, sodass die akute Aufnahmesituation die einzige verbleibende spezifische Risikosituation für Zwangsmaßnahmen ist (Mahler & Vandamme u. a. 2022). Hierbei bildet der beziehungsfördernde Fokus im Weddinger Modell den wesentlichen Grundstein zur Vermeidung von Zwang. Durch die kontinuierliche therapeutische Beziehung wird vor allem in akuten und schweren Krisen die Möglichkeit eröffnet, in Kontakt zu treten. Durch individuell angepasste Regeln und therapeutische Angebote sowie durch die geringeren Anpassungserfordernisse aufseiten der Patienten kann Konfliktpotenzial und das damit einhergehende Risiko für Zwangsmaßnahmen reduziert werden (Mahler u. a. 2021).

Viele als »schwierig« wahrgenommene und schwer kranke Patienten, die vor Einführung des Weddinger Modells meist nur in hoch angespannten Zuständen und unfreiwillig in die psychiatrische Behandlung kamen, erleben jetzt deutlich längere stabile Zeiten zu Hause. Zu einer erneuten stationären Aufnahme kommen sie dann häufig eigenständig und »präventiv« bei Beginn einer neuen Krise. Diese Aufenthalte dienen in der Regel zur kurzen Krisenintervention, um die weitere Stabilisierung vorrangig über eine ambulante (Ambulante Psychiatrische Pflege / Integrierte Versorgung), poststationäre oder tagesklinische Behandlung zu erreichen. Meist können so schwere Krankheitsexazerbationen, auch bei zuvor als »chronisch« und »schwierig« geltenden Patientinnen und Patienten, gemeinsam gut abgefangen oder verhindert werden.

Zwischenruf

Das ethische Dilemma und die Widersprüchlichkeit in dem Wunsch, Selbstbestimmung und Teilhabe der Patientinnen und Patienten zu erhalten und zu fördern, und ihnen dies in Ausnahmefällen absprechen zu müssen, um es durch eine Behandlung überhaupt erst wieder zu ermöglichen, werden durch das Weddinger Modell nicht verringert. Im Gegenteil wird durch die strukturelle und inhaltliche Fokussierung auf Partizipation, Inklusion und Patientenrechte bei Behandelnden, Patienten und Bezugspersonen ein deutlich größeres Bewusstsein für diese Konflikte geschaffen. Das Weddinger Modell weist aber einen Weg des verantwortungsvollen und professionellen Umgangs mit diesen ethischen Konflikten auf, indem transparente, partizipative und abgewogene Entscheidungsprozesse (z. B. durch »ethische Fallkonferenzen«) interprofessionell getragen werden und die Verantwortung des Handelns gegenüber den Patientinnen und Patienten nachhaltig (auch lange über den Behandlungsrahmen hinaus) übernommen wird. Zudem liegt ein Fokus der Weiterbildung aller Mitarbeitenden auf ethischer Fallmoderation, Deeskalationstrainings und Patientenrechten (Behandlungsvereinbarung, Patientenverfügung u. a.).

Mit dem Weddinger Modell soll vermieden werden, dass eine moderne und recoveryorientierte Psychiatrie Menschen mit schweren psychischen Erkrankungen exkludiert, bei denen es auch (zumindest kurzfristig) zu Unterbringungen oder Maßnahmen gegen den Willen als Ultima Ratio kommt oder damit zu rechnen ist. Andernfalls müsste die Frage aufgeworfen werden, ob es für psychische Ausnahmesituationen, die z. B. mit einem Verlust der Steuerungsfähigkeit sowie mit Eigen- und/oder Fremdgefährdung einhergehen, entweder keine Versorgung gibt oder nur eine Psychiatrie hinter verschlossenen Türen herhalten kann. Tatsächlich sind in den letzten Jahren zunehmend schwer erkrankte Menschen in geschlossenen Heimen oder in Forensiken zu finden (Priebe u. a. 2005).

Zwischenruf

Die Erfahrungen mit dem Weddinger Modell zeigen: Eine auf Partizipation, Transparenz und Recovery ausgerichtete Psychiatrie ermöglicht es zum einen, das Vorkommen von Unterbringungen und Zwangsmaßnahmen in Häufigkeit und Dauer auf ein absolutes Minimum zu reduzieren, *ohne* sich der Verantwortung für Menschen mit schweren psychischen Erkrankungen zu entziehen und *ohne* ihnen die Verantwortung für sich selbst abzusprechen.

Zentral ist hier der transparente und offene Austausch, der fest verankert in der Haltung und in den Strukturen, interprofessionell mit den Patientinnen und Patienten sowie Bezugspersonen stattfindet, sowohl in Entscheidungsfindungsprozessen als auch in der Nachbearbeitung von Aggressionen und Zwangsbehandlungen (über den Behandlungsrahmen hinaus; Mahler u. a. 2019a; Mahler u. a. 2019b).

Recoveryorientierung führt zu mehr Sicherheit

Auch Aggressionen und Gewalt sind in den vergangenen Jahren immer mehr in den Fokus der gesellschaftlichen wie auch psychiatrischen Diskussion gerückt. Dabei wird im öffentlichen Diskurs oft von einer »Verrohung der Gesellschaft« gesprochen. Diese – zumindest subjektiv empfundene – Zunahme von Aggressionen und Gewalt wird auch in der Psychiatrie diskutiert (Mahler 2021). Als Gründe für die verstärkt erlebte und diskutierte Gewalt werden u. a. ein generell zunehmendes subjektives Sicherheitsbedürfnis vermutet, ebenso wie die Erweiterung der Gewaltdefinition (um verbale, strukturelle, sexualisierte Gewalt sowie Mikroaggression), eine erhöhte Sensibilität gegenüber Gewalt sowie die niederschwellige Dokumentation von Übergriffen (Mahler 2021; Junghanss & Oster im Druck; Richter 2019; Brieger u. a. 2019). Insbesondere im Kontext psychischer Erkrankungen ist eine problematische Tendenz in der öffentlichen Berichterstattung zu beobachten, psychiatrische Diagnosen undifferenziert als Ursache von Gewalttaten darzustellen (DGPPN 2015). Hierbei ist es wichtig, keine undifferenzierten Verallgemeinerungen zuzulassen, da diese stigmatisierend für Betroffene sind und im Hinblick auf die Gewaltprävention und Förderung der Sicherheit in der Gesellschaft wie auch im psychiatrischen Alltag nicht zuträglich sind. Zudem findet die Tatsache, dass eine psychische Erkrankung vor allem ein Risiko darstellt, selbst Opfer von Gewalt zu werden, wenig Beachtung (Krumm u. a. 2018).

Sosehr die Bestrebung nach Sensibilisierung für wie nach Vermeidung von Gewalt auch zu befürworten ist, bleibt zu sagen, dass Aggressionen und Gewalt schon immer ein Bestandteil menschlichen Erlebens und Verhaltens waren. Eine vollständig gewaltfreie Psychiatrie ist folglich ebenso wenig realistisch wie eine gewaltfreie Gesellschaft (Mahler u. a. 2023; Mahler 2021). Umso wichtiger ist ein offener und kritischer Diskurs über den Umgang mit Aggressionen und Eskalationen. Wie also kann die Psychiatrie ein sicherer Raum sein (oder werden), obwohl Gewalt nicht gänzlich zu verhindern ist?

Hierfür lohnt es sich, den Begriff der Sicherheit etwas genauer zu beleuchten. Laut Duden bedeutet Sicherheit den »Zustand des Sicherseins; Geschütztseins vor Gefahr oder Schaden; höchstmögliches Freisein von Gefährdungen«. Unterschieden wird zwischen objektiver Sicherheit, welche die Abwesenheit von Risiken bzw. den Schutz vor Gefahren meint, und subjektiv empfundener Sicherheit im Sinne der »Abwesenheit von Furcht vor einer Gefährdung«[1].

Es muss im Rahmen des psychiatrischen Settings also darum gehen, einerseits die objektive Sicherheit für alle Beteiligten höchstmöglich zu gewährleisten unter der Akzeptanz, dass eine vollständige Risikofreiheit nicht möglich ist, und andererseits darum, das subjektive Sicherheitsgefühl von Mitarbeitenden, Patientinnen und Angehörigen zu fördern.

Mit dem Weddinger Modell kann der objektiven Sicherheit wie auch dem subjektiven Sicherheitsgefühl begegnet werden. Die objektive Sicherheit wird, wie oben beschrieben, erhöht, indem durch die Haltungs- und Strukturveränderungen Eskalationen weitgehend vermieden werden. Durch die Reduktion der Eskalationen im Behandlungsverlauf und die Sensibilisierung können Übergriffe und Zwang auf ein Minimum reduziert werden. Besondere Bedeutung

1 https://de.wikipedia.org/wiki/Sicherheit (27.07.2022).

kommt in diesem Zusammenhang der therapeutischen Beziehung zu, die es Mitarbeitenden ermöglicht, auch in angespannten Situationen und Konflikten mit dem Patienten in Kontakt zu treten und so deeskalierend einzuwirken. Auch das Sicherheitsgefühl aller Beteiligten wird so deutlich erhöht. Wer »nah dran ist«, kann Risiken besser abschätzen und geeignete, individuelle Maßnahmen ableiten.

NEGATIVBEISPIEL In den meisten Kliniken gibt es klare Verfahrensanweisungen für den Umgang mit selbst- oder fremdgefährdendem Verhalten. Dies soll in den Grundzügen keineswegs kritisiert werden. Ein klarer Rahmen ist wichtig, um Mitarbeitenden Handlungssicherheit zu geben. Häufig sind die aufgeführten Maßnahmen aber beispielsweise »15-minütige Sichtung«, Wegnahme gefährlicher Gegenstände und zum Teil auch Ausschluss aus Therapien bei Selbstgefährdung oder Begrenzung von Freiheiten (keine Ausgänge) und Medikation bei Fremdgefährdung. Während diese Maßnahmen grundsätzlich nicht falsch sind, führen sie in der Praxis allerdings häufig dazu, dass über den Einsatz und die Einhaltung entsprechender Sicherungsmaßnahmen die Beziehungsarbeit in den Hintergrund tritt. So ist beispielsweise eine 15-minütige Sichtungskontrolle letztlich eine schnell abzuhakende Aufgabe. Sie dient aber lediglich dazu, zu überprüfen, ob die Patientin sich nichts antut. Darüber hinaus ist die Sichtungskontrolle aber keine therapeutische Maßnahme, die der Patientin dabei hilft, die Krisensituation zu überwinden. **x**

ALTERNATIVES VORGEHEN IM WEDDINGER MODELL Selbstverständlich existieren auch in der Arbeit nach Weddinger Modell Verfahrensanweisungen und Sicherungsmaßnahmen. Es wird aber darauf verzichtet, starre Schemata festzulegen, nach denen in Gefährdungssituationen die immer gleichen vorgegebenen Sicherungsmaßnahmen ergriffen werden. Stattdessen werden Maßnahmen individuell in Absprache mit dem multiprofessionellen Team und nach Möglichkeit mit dem Patienten und Bezugspersonen besprochen und umgesetzt. So kann in einer akuten suizidalen Krise beispielsweise die Ergotherapeutin, die mit dem Patienten in engem Kontakt ist, eine individuelle Intervention anbieten, sodass vorerst auf Sichtungskontrollen verzichtet werden kann. Möglicherweise kann aber auch mit dem Patienten und seinen Bezugspersonen ein Anti-Suizid-Pakt geschlossen werden, in dem gleichzeitig festgelegt wird, dass der Patient sich unmittelbar bei Verschlechterung an das Team wendet, welches in diesem Fall ein Gespräch ermöglicht. Wichtig ist, dass bei akuten Krisen der Kontakt mit dem Patienten wie auch innerhalb des Teams erhöht wird. Indem der Patient Eigenverantwortung enthält, anstatt gesichert zu werden, wird er in seiner Autonomie gestärkt. Durch die engen Kontakte ist es zudem dem Team möglich, die Gefährdung jederzeit einzuschätzen und rechtzeitig weitere Sicherungsmaßnahmen zu ergreifen, sollte dies notwendig werden.

Durch die individuelle und gemeinschaftliche Entscheidung über Maßnahmen und die Intensivierung der therapeutischen Beziehung kann die Verantwortungs- und Risikoübernahme zwischen den Teammitgliedern und der Patientin geteilt werden. Da alle Beteiligten in die Entscheidungsfindungsprozesse eingebunden sind, ist das subjektive Sicherheitsgefühl erhöht sowie das objektive Risiko minimiert.

Spezifische Risikozeitpunkte und -konstellationen

Bei Arbeit nach dem Weddinger Modell können so Eskalationen und Zwang auf ein Minimum reduziert werden (Czernin u. a. 2020; Czernin u. a. 2021). Übrig bleiben ganz spezifische Risikozeitpunkte und -konstellationen, denen entsprechend spezifisch begegnet werden kann und muss.

Bekannte Prädiktoren für Gewalt und Aggression auf Patientenseite sind insbesondere männliches Geschlecht, junges Alter, Intoxikation (Cole u. a. 2020; Cole u. a. 2022; Maier u. a. 2016) und auf Seite der klinischen Strukturen z. B. Schichtzeiten und Stationsgröße (Klimitz u. a. 1998; Nienaber u. a. 2018). Letztlich können hieraus aber noch keine konkreten Maßnahmen abgeleitet werden. In zwei umfassenden Studien in der Rettungsstelle des St. Hedwig-Krankenhauses konnte allerdings gezeigt werden, dass bei Arbeit nach dem Weddinger Modell auf den psychiatrischen Stationen fast alle Eskalationen innerhalb der Aufnahmesituation stattfinden. So zeigten die Daten, dass ca. 80 % der Zwangsmaßnahmen innerhalb der ersten 24 Stunden stattfanden, die meisten davon sogar in den ersten fünf Stunden (Cole u. a. 2020; Cole u. a. im Druck). Auch ließ sich zeigen, dass etwa 70 % der Patienten, die nur in den ersten 24 Stunden Zwang erfahren, intoxikiert waren und dass etwa die Hälfte der Patienten, die ausschließlich innerhalb der ersten 24 Stunden Zwang erfahren, innerhalb eines Tages auch wieder entlassen wird. Darüber hinaus konnten eingeschränkte und fehlende Kommunikationsfähigkeit als signifikanter Risikofaktor für Zwang identifiziert werden (Cole u. a. 2022).

Die Daten zeigen, dass letztlich ganz spezifische Risikokonstellationen bestehen, denen mit gezielten Maßnahmen begegnet werden kann. So ist der schnelle und flexible Einsatz von Dolmetscherdiensten, insbesondere in der Aufnahmesituation, zu empfehlen. Ebenso scheint es erforderlich, Rettungsstellen besser für den Umgang mit akut intoxikierten Personen auszustatten, beispielsweise durch entsprechend eingerichtete Krisenzimmer und Krisenteams. So könnten Eskalationen auf psychiatrischen Stationen reduziert werden und intoxikierte Personen erst auf der Station aufgenommen werden, wenn nach Detoxikation eine psychiatrische Behandlungsindikation bzw. ein Behandlungswunsch besteht.

Fazit

Es gibt umfangreiche Untersuchungen, Leitlinien und Literatur zur Deeskalation und Prävention von Aggressionen und Gewalt und Vermeidung von Zwangsmaßnahmen sowie Haltungsempfehlungen zum empathischen Umgang und besseren Verstehen psychisch erkrankter Menschen, welche als Grundlagen und -haltung einer jeden Psychiatrie dienen sollten (z. B. DGPPN 2018; Collins 1994; Needham u. a. 2002; Bock 2003; Lang 2013; Walter u. a. 2012; Bärsch & Rohde 2013; Lehtinen 1996). Die Erfahrungen und wissenschaftlichen Auswertungen des Weddinger Modells zeigen, dass durch Deeskalation, »offene Tür« und eine liberale, »normalisierte« Stationsatmosphäre sowie integrative Ansätze das Vorkommen von Gewalt, Aggressionen sowie in der Folge Zwangsmaßnahmen deutlich reduziert werden kann. Zusammenfassend ermöglicht das Weddinger Modell orientiert an modernen Leitlinien und Handlungsempfehlungen die Gestaltung einer personenzentrierten, recoveryorientierten und zwangsvermeidenden Psychiatrie. Aus diesem Grund wird das Weddinger Modell auch im Rahmen der PreVCo-Studie zur Umsetzung der S3-Leitlinie zur Verhinderung von Zwang als komplexe Intervention empfohlen.

Veränderungen der klinischen Praxis und der Stationsstrukturen

Lieselotte Mahler

»Ich bin nämlich eigentlich ganz anders, aber ich komme nur so selten dazu.«
Ödön von Horváth (aus: »Zur schönen Aussicht«)

In diesem Kapitel wird eine Übersicht über die mit dem Weddinger Modell verbundenen strukturellen Veränderungen gegeben und es werden Praxiserfahrungen vermittelt. Es sei noch einmal darauf hingewiesen, dass es sich bei dem Weddinger Modell um ein partizipatives und interprofessionelles Konzept handelt, das sich in lebendiger Umsetzung befindet und somit keinem starren Regelwerk folgt. Zudem versucht das Modell, ein Mehr an subjektivem Raum und Individualität zu schaffen, was folgerichtig auch interpersonelle Interaktionen und intrapersonelle Prozesse miteinschließt, welche keinem vorgegebenen Schema entsprechen können und sollen. Somit ist eine Beschreibung des Weddinger Modells in der Praxis eine Gratwanderung zwischen der Darstellung der konkreten, fassbaren Strukturveränderungen und Erfahrungen einerseits und andererseits dem Anspruch, auch den Raum für die unendlich vielen individuellen Variationsmöglichkeiten aufzuzeigen und spürbar zu machen. Ein theoretisches »Korsett«, das ein intuitives und flexibles Handeln in der psychiatrischen Behandlung einschnürt, soll unbedingt vermieden werden.

Zwischenruf

Ziel des Weddinger Modells ist es, die Effizienz von vorhandenen Strukturen durch Transparenz, Partizipation und ein interprofessionelles Behandlungskonzept zu steigern. Durch die Bildung von »Kernteams« (MBTs = multiprofessionelle Bezugstherapeutenteams) werden Strukturen sowohl flexibler als auch planbarer. Die inhaltliche und zeitliche Konzentrierung der Strukturen führt zu einer Qualitätssteigerung der Behandlung bei gleichzeitiger Einsparung von zeitlichen Ressourcen. Insbesondere dadurch konnte die anfängliche Skepsis bezüglich der Machbarkeit (mangelnde Zeit- und Personalressourcen u. a.) schnell ausgeräumt werden.

Die meisten Aspekte der Wirkungen, Bedeutungen und Folgen für Patientinnen und Patienten, Bezugspersonen und Mitarbeitende dieses umfassenden »Change Project« sind sehr komplex. Einige, aber nicht alle Behandlungsstrukturen konnten bisher in validen (insbesondere auch qualitativen) Forschungsergebnissen abgebildet werden, die der Komplexität und Subjektivität gerecht werden. Da es in diesem Kapitel um die Erfahrungen und Veränderungen im Rahmen des Weddinger Modells in der Praxis geht, werden die wissenschaftlichen Befunde hier nicht ausführlich erörtert, sondern gebündelt im Kapitel »Ergebnisse der wissenschaftlichen Begleitstudien« dargestellt.

In diesem Kapitel wird das Weddinger Modell in seiner Bedeutung für die praktische Tätigkeit dargelegt. Anhand der neun Grundbausteine, die das Weddinger Modell strukturell ausmachen, sollen die Strukturveränderungen im psychiatrischen Alltag im Folgenden beleuchtet werden. Diese Grundbausteine sind:

- multiprofessionelle Bezugstherapeutenteams,
- interprofessionelle Therapieplanung und -besprechung,
- interprofessionelle Visiten,
- Genesungsbegleitung und Angehörigenpeers,
- aktive trialogische Arbeit,
- Normalisierung des psychiatrischen Settings,
- Flexibilität des Behandlungssettings bei Behandlerkontinuität,
- leitfadengestützte Nachbesprechung von Zwangsmaßnahmen,
- Behandlungsvereinbarungen und Krisenpläne

Diese Strukturveränderungen werden erläutert durch:

- Übersichtsschemata zu den wichtigsten Strukturveränderungen (Abbildungen 5a, 5b, S. 74 f.),
- Beschreibung der Ansatzpunkte in der Praxis,
- Erfahrungsberichte und Praxisbeispiele zu einzelnen Elementen,
- Hilfestellungen in der Umsetzung.

Die im Folgenden beschriebenen vorrangig stationären Strukturen (Visite, Therapiebesprechung u. a.) sind in den meisten psychiatrischen Versorgungskliniken so oder in ähnlicher Weise gängig. Angegebene Parameter, wie die genauen Bezeichnungen, zeitliche Abläufe, numerische Angaben zu Belegung und Stellenanteilen verschiedener Berufsgruppen sind exemplarisch. Alle Elemente des Weddinger Modells können flexibel auf andere Strukturen übertragen und verändert werden. Durch das Modell wird eine Möglichkeit aufgezeigt, die Strukturen einer gesamten Klinik so zu verändern, dass eine

ABBILDUNG 5a Grundbausteine des Weddinger Modells

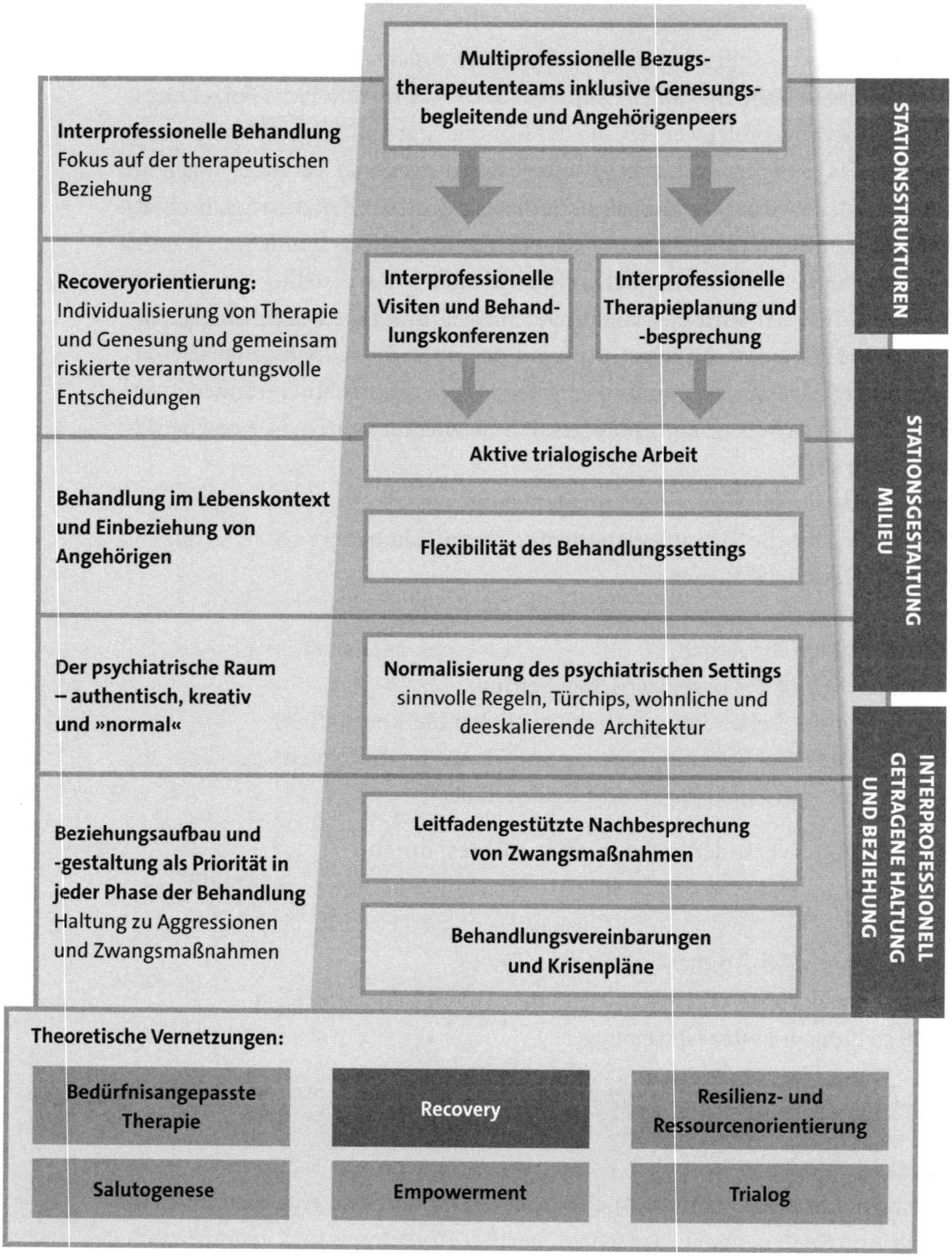

ABBILDUNG 5b Stationsstrukturen des Weddinger Modells

THERAPIEÜBERPRÜFUNG, SUPERVISION
Nur Team

- ÜBERGABEN
- THERAPIEBESPRECHUNG
- SUPERVISION

PARTIZIPATION, TRIALOG, TRANSPARENZ
Aktiver Einbezug von Patienten und Bezugspersonen

Alle patientenbezogenen Elemente:

- VISITEN
- THERAPIEPLANUNG
- ZWEITSICHTEN/AUFNAHMEN/FALLÜBERGABEN
- PATIENTENBEZOGENE GESPRÄCHE:
  - Helferkonferenzen
  - Steuerungsrunden
  - Netzwerkgespräche
  - mit Amtsärztin, Amtsrichter, Betreuerin, Angehörigen, Bezugspersonen, ambulanten Behandelnden u. a.

BILDUNG MULTIPROFESSIONELLER BEZUGSTHERAPEUTENTEAMS (MBTs): Aufteilung des Stationsteams in:

2–3 MBTs*:

- Bezugspflege
- Arzt
- Psychologin
- Patient

+

MBT-übergreifende Therapeuten: Sozial-, Ergo-, Musik-, Sport-, Kunsttherapie, Psychologie*

* Je nach Zusammensetzung und Größe des Teams

konsequente personenzentrierte, ressourcen- und resilienzorientierte sowie trialogische Ausrichtung der psychiatrischen Behandlung möglich ist. So unterschiedlich die konkreten Umsetzungen auf den verschiedenen Stationen sein können, so bedeutet das Weddinger Modell doch einen interprofessionellen Konsens über einen »kleinsten gemeinsamen Nenner«, der den Veränderungen zugrunde liegen muss, um diesen Anspruch zu erfüllen. Dieser ist sowohl vollstationär, tagesklinisch, in der Institutsambulanz wie im Hometreatment umsetzbar und unabhängig vom Behandlungsschwerpunkt (Sucht-, Akut-, Allgemein-, oder Gerontopsychiatrische Stationen oder diagnosespezifische Therapiestationen).

Es folgt eine Übersicht über diesen »kleinsten gemeinsamen Nenner« in der praktischen Umsetzung des Weddinger Modells.

Grundprinzipien der Umsetzung des Weddinger Modells

Transparenz und Partizipation in allen patientenbezogenen Stationselementen:

- Es finden keine Vor- und Nachbesprechungen bezüglich des Patienten ohne sein Beisein statt.
- Mit Einwilligung des Patienten können Bezugspersonen an allen Gesprächen teilnehmen und werden aktiv dazu eingeladen.
- Durch Techniken wie »offener Dialog«, »reflektierendes Team« oder »partizipative Patientenvorstellung« sind Informationen, Einschätzungen, Entscheidungen und Handlungen der Behandelnden immer transparent und ermöglichen einen direkten therapeutischen Effekt.
- Bei Sprachbarrieren wird eine (Sprach- und Kultur-)Dolmetscherin hinzugezogen.

Verbindlichkeit:

- Termine, Absprachen, Behandlungsvereinbarungen, Krisenpläne u. a. werden verbindlich umgesetzt.

Behandlerkontinuität:

- Durch ein multiprofessionelles Bezugstherapeutenteam (MBT) werden mehrere Mitarbeitende intensiver in den therapeutischen Prozess involviert. So können auch Personalausfälle besser kompensiert werden.
- Zuteilung zu einem MBT bei Wiederaufnahme richtet sich nach dem engsten therapeutischen Bezug (z. B. zur Bezugspflege) und nicht nach einer Berufsgruppe (z. B. Arzt).

Alle Downloadmaterialien finden Sie unter: https://psychiatrie-verlag.de/product/das-weddinger-modell-2/. Das Passwort lautet: Theodor Wenzel

Prinzip der »Normalisierung« der psychiatrischen Situation:
- Offene Türen, »normale« Einrichtung und Ausstattung der Station, Recht auf Rückzug, Ausgänge in »normales« Umfeld (nicht nur »geschützter Hof«); Kontakte und Besuche werden ermöglicht, Straftaten angezeigt (z. B. Dealen, Diebstahl, Übergriffe).

Behandlungsgrundlage und Therapieplanung:
- Ausrichtung an den Zielen und Veränderungswünschen der Patientin sowie an ihren eigenen Erfahrungen, Ressourcen und Strategien.
- Ambulanten Strukturen und Lebenswelten der Patientin sind gegenüber der stationären psychiatrischen Struktur Vorrang einzuräumen.

Recoveryorientierung:
- In Bezug auf Diagnosestellung, Symptombenennung, Einschätzung des therapeutischen Verlaufs und der Prognose u. a. wird mit der Patientin sowohl ein gemeinsames Verstehen als auch ein Weg der Bewältigung erarbeitet. Der Fokus liegt hierbei auf der Individualität und Subjektivität der Krankheits- wie auch Genesungskonzepte.
- Aufgabe der Mitarbeitenden: professionelle und kompetente Beratung und Begleitung der Patienten auf ihrem Weg; Empowerment und Recovery fördern (oder zumindest nicht behindern).

Therapeutische Beziehung:
- Aufbau von kontinuierlichen, tragfähigen, vertrauensvollen therapeutischen Beziehungen (MBT).
- Konsequente Transparenz und Einbeziehung sowie Nachvollziehbarkeit und Klarheit von Entscheidungen und Handlungen (sich verantworten können).
- Divergente Wahrnehmungen, Meinungen, Einschätzungen, die im Trialog be-/entstehen können, werden ebenbürtig behandelt.

Multiprofessionelle Bezugstherapeutenteams

Durch die Bildung von multiprofessionellen Bezugstherapeutenteams (MBTs), die eng zusammenarbeiten, kommt es weniger zur berufsgruppenspezifischen Wahrnehmung, sondern zu einer Konsistenz und Synchronizität in der

Wahrnehmung, Haltung und Interaktion mit den Patienten. Die einzelnen Aspekte der Professionen bekommen so eher eine ergänzende als divergente Funktion. Insbesondere in der Kommunikation und Interaktion mit psychisch erkrankten Menschen gilt es, als Behandlerteam folgende Aspekte zu berücksichtigen (vgl. Preß & Gmelch 2012):

- Sogenannte Double-Binds (Doppelte Botschaften) gilt es zu vermeiden: Sowohl verbal wie nonverbal als auch interprofessionell sollte die gleiche Botschaft gesendet werden. (Negativbeispiel: »Natürlich haben Sie das Recht, jederzeit zu gehen. Wir würden dann allerdings eine Unterbringung erwägen.«)
- Widersprüchliche Anforderungen sollen durch eine enge interprofessionelle Zusammenarbeit und interne Korrektur verhindert werden, da diese eine starke Belastung bis hin zur Dekompensation der Patienten bedeuten können. (Negativbeispiel: Der Psychologe rät der Patientin, zum Überwinden ihrer Ängste mehr nach draußen zu gehen, während die Ärztin ihr gerade davon abgeraten hat.)
- Ein Wechsel zwischen einer inhaltlich nondirektiven Gesprächsführung, welche die Expertise der Patientin in den Vordergrund stellt, und einer direktiven Gesprächsgestaltung ist nicht zielführend. (Negativbeispiel: »Was ist Ihnen wichtig für die Zeit nach der Behandlung? Sie müssen allerdings regelmäßig die Medikamente nehmen, sonst wird das nichts!«)

In der Entwicklung des Weddinger Modells wurde von den geplanten Strukturveränderungen nicht nur gefordert, die Qualität und Effizienz der einzelnen Stationselemente (Übergaben, Visiten, Therapiebesprechungen u. a.) zu steigern, ohne dass dies mit einer Zeitexpansion einhergeht, sondern es wurde sogar eine Zeiteinsparung bei den einzelnen Elementen anvisiert. Damit der Spagat zwischen Steigerung der Effizienz und Qualität einerseits und Zeiteinsparung andererseits gelingen kann, setzt dies zunächst eine Reduktion des »Reibungsverlusts« in der interprofessionellen Zusammenarbeit voraus, welche durch die prinzipielle Angleichung der verschiedenen Berufsgruppen in ihrer Bedeutung sowie durch konsequent interprofessionelle Entscheidungs- und Handlungsabläufe erreicht werden kann. Dies erfordert nicht die Schaffung neuer Strukturen, sondern verändert lediglich bereits vorhandene, wodurch sich die vielfältigen und wirkungsvollen Ressourcen der Interprofessionalität oft überhaupt erst entfalten können. Das bedeutet meistens, dass Ärztinnen und Ärzte lernen müssen, mehr Verantwortung abzugeben, was sie allerdings nur können, wenn die anderen Berufsgruppen gewillt sind, dementsprechend Verantwortung zu übernehmen.

Grundvoraussetzungen für eine effiziente und qualifizierte interprofessionelle Zusammenarbeit sind:

- Bildung multiprofessioneller Bezugstherapeutenteams (MBTs) mit dem Patienten als aktivem Teil des Teams;
- gleichwertige Integration aller therapeutischen Elemente in ein Gesamtbehandlungskonzept;
- Ausrichtung des interprofessionellen Gesamtbehandlungskonzepts an den Bedürfnissen, Ressourcen und Zielen des Patienten;
- Flexibilität der Handlungs- und Aufmerksamkeitsrichtung über die eigene Berufsgruppe hinaus zugunsten der Patientenfokussierung (unter Beibehaltung der Kernkompetenz);
- geteilte Verantwortungs- und Risikoübernahme;
- gemeinsame Grundhaltung;
- gemeinsame Supervision und Fortbildungen.

Die Erfahrungen zeigen, dass ein Gesamtbehandlungskonzept, das sich interprofessionell an den individuellen Bedürfnissen der Patientinnen und Patienten ausrichtet und sie aktiv miteinbezieht, als entlastend und motivierend von den Mitarbeitenden erlebt wird und Fehler deutlich reduziert werden. Weitere positive Erfahrungen der intensivierten interprofessionellen Zusammenarbeit im Weddinger Modell sind:

- Patienten und ihre Bezugspersonen erleben ein einheitliches Team, das respektvoll mit sich selbst umgeht, was das Vertrauen in die Behandelnden stärkt und sich positiv auf die Behandlung auswirkt.
- Mehr Mitarbeitende haben ein detailliertes Wissen um die Patientin und ihre Behandlung (und Personalausfälle können besser kompensiert werden).
- Therapeutische Beziehungen werden geschützt und gefördert (Patientenzuteilung richtet sich nach Beziehungsaspekten und nicht nach Berufsgruppen).
- Die einzelnen therapeutischen Kompetenzen werden aufgewertet und richten sich gezielt nach den individuellen Bedürfnissen und Voraussetzungen und nicht nach der »Wertigkeit« der Berufsgruppe.
- Inhaltliche Fokussierung und Differenzierung bei Konflikten (anstelle von unspezifischen »Berufsgruppen-Grabenkämpfen«).
- Unterschiedliche Wahrnehmungen und divergente Meinungen sind nicht mehr berufsgruppenspezifisch, sondern vielmehr auf die individuellen Erfahrungen mit der Patientin zurückzuführen und haben dadurch eine andere Qualität.
- Die eigene Qualifizierung wird durch die Erfahrung in der intensiven interprofessionellen Zusammenarbeit gesteigert.

Zwischenruf

Eine interprofessionelle Gesamtbehandlung bedeutet nicht, dass sich keine Unterschiede oder Divergenzen im Team hinsichtlich der Wahrnehmung oder der therapeutischen Herangehensweise entwickeln dürfen oder dass alle immer den gleichen detaillierten Informationsstand haben müssen. Unterschiedlichkeit und Vielfältigkeit in den einzelnen therapeutischen Prozessen sollten sogar unbedingt gestärkt und geschützt werden, da dies für die Therapie sehr gewinnbringend sein kann. Wichtig für das Gelingen der interprofessionellen Gesamtbehandlung sind allerdings sowohl das Wissen um die einzelnen, gegebenenfalls verschiedenen Herangehensweisen und Standpunkte als auch das Reflektieren der verschiedenen Wahrnehmungen im Team. Insbesondere bei schwierigen und problematischen Behandlungsverläufen können die einzelnen Therapeuten des MBTs optimal füreinander beratend, korrigierend, stützend und supervidierend wirken, und im Reflektieren liegt die Chance der Vielfalt für den therapeutischen Prozess.

Multiprofessionelle Bezugstherapeutenteams bestehen aus:

- Bezugspflege,
- Ärztin,
- Psychologe,
- Patientin,
- MBT-übergreifende Therapeuten: Sozialarbeit, Ergo-, Musik-, Kunsttherapie, Genesungsbegleitung, Psychologie (je nach Zusammensetzung und Größe des Stationsteams)

CHARAKTERISTIKA DER MBTs:

- Patientin ist konsequent einem MBT zugewiesen.
- Die MBTs behandeln über die verschiedenen Settings (vollstationär, tagesklinisch, ambulant) hinaus während des gesamten Behandlungsverlaufs.
- Bei Wiederaufnahme werden Patientinnen ihrem früheren MBT zugewiesen.
- Sämtliche Visiten und Therapieplanungen/-besprechungen finden innerhalb der MBTs statt (s. Kapitel »Interprofessionelle Visiten« und »Interprofessionelle Therapieplanung und -besprechung«).
- Pflegerische wie auch interprofessionelle Übergaben erfolgen nach MBT, d.h. jede Pflegekraft übergibt »ihre« Patientinnen aus dem eigenen MBT.
- Idealerweise ist der pflegerische Dienstplan nach der Zugehörigkeit zu den MBTs gestaltet, sodass in allen Diensten (insbesondere Frühdienste unter der Woche) jeweils eine Pflegekraft aus jedem MBT anwesend ist.
- Bezugspflege ist in die MBTs integriert und wird dadurch gestärkt.

Bei Einführung der MBTs kommt gelegentlich die Sorge auf, dass durch die »Trennung« der Teams ein Informationsverlust, z. B. innerhalb des pflegerischen Gesamtteams, entstehen könnte. In der Praxis ist es hingegen so, dass der Informationsfluss keineswegs beeinträchtigt wird, sondern im Gegenteil die Mitglieder eines MBTs über »ihre« Patientinnen besser informiert sind und in alle Behandlungsschritte eingebunden sind. Die Informationen hinsichtlich der Patientinnen aus den anderen MBTs werden dabei nicht ausgespart, sondern in den Übergaben gleichermaßen verfolgt, ohne intensiv in den Behandlungsprozess einbezogen zu sein.

BEISPIELHAFTE MBT-STRUKTUR einer Station mit 24 Betten und sechs tagesklinischen Plätzen:

- Drei MBTs, die jeweils circa zehn Patientinnen betreuen.
- Die insgesamt 15 Vollkräfte (VK) Pflege sind gleichmäßig auf die drei MBTs verteilt, sodass mit den üblichen Teilzeitstellen etwa sechs bis sieben Pflegekräfte in jedem MBT sind, jeweils eine Assistenzärztin sowie eine Psychologin (in Ausbildung) mit 0,5 VK.
- Die Spezialtherapeutinnen, Sozialarbeit und Genesungsbegleitung arbeiten MBT-übergreifend. x

ORGANISATORISCHES:

- Die Patientenklatten werden nach MBT sortiert.
- Der pflegerische Dienstplan ist nach MBT strukturiert, sodass immer eine Pflegekraft aus jedem MBT im Dienst ist (dies ist in letzter Konsequenz meist nur im Frühdienst möglich; andernfalls wird in der morgendlichen Übergabe besprochen, wer für den anstehenden Dienst in welchem MBT arbeitet).
- Dokumentation erfolgt nach MBT.
- Visitenzeiten werden versetzt geplant, damit jede Pflegekraft bei ihrem MBT in die Visite kann, während die anderen auf Station präsent sind (zur MBT-Visite s. S. 101 ff.).
- Bezugspflege findet nach MBT statt.

NOTWENDIGE FLEXIBILITÄT:

- Bei Bedarf können Patienten das MBT wechseln, z. B. wenn eine andere Pflegekraft die Bezugspflege übernommen hat und in besonders engem Kontakt mit dem Patienten ist.
- Spontanes Einspringen der Pflege in anderes MBT bzw. ärztliche und psychologische Vertretung der anderen MBTs bei Abwesenheiten sind unumgänglich.

- Selbstverständlich gibt es im Tagesgeschehen keine konsequente Fixierung auf die MBT-Zugehörigkeit, sondern bei Bedarf sind immer alle Pflegekräfte auch für alle Patienten ansprechbar, geben beispielsweise Medikamente aus oder führen Kriseninterventionen durch.
- In Spät-, Nacht- und Wochenenddiensten ist eine pflegerische Besetzung aller MBTs für gewöhnlich keine Option, sodass hier unabhängig von den MBTs gearbeitet wird.

Zusammenfassend lässt sich sagen, dass die Konzeption der Multiprofessionellen Bezugstherapeutenteams eine Annäherung an ein »ideales System der therapeutischen Beziehungsarbeit« ist, das im psychiatrischen Alltag nicht immer in Gänze umsetzbar ist. In vielen Fällen bedarf es an Flexibilität in der Gestaltung der MBTs. Es geht weniger um eine perfekte Planung und Umsetzung bis ins letzte Detail, sondern vielmehr um ein grundlegendes Verständnis der Zuständigkeit. Durch die Aufteilung in MBTs entsteht die Möglichkeit, interprofessionell den gesamten Behandlungsprozess zu begleiten und intensiv in alle Entscheidungsprozesse miteinbezogen zu sein. Für die Patientinnen werden Zuständigkeiten ersichtlich und es entsteht eine selbstverständliche, enge Zusammenarbeit, weil das Team in allen relevanten Momenten der Therapie gemeinsam anwesend und beteiligt ist. Es entsteht außerdem eine Kohärenz in der Wahrnehmung der Patientin und dem Auftreten als Team nach außen. Die MBTs können als Kernstück des Weddinger Modells betrachtet werden, das in fast allen anderen Bausteinen wiederzufinden ist. Gleichzeitig ist deren Umsetzung herausfordernd und muss immer wieder individuell nachjustiert werden.

Interprofessionelle Therapieplanung und -besprechung

»... gewiß ist es fast noch wichtiger, wie der Mensch das Schicksal nimmt, als wie sein Schicksal ist.« Wilhelm von Humboldt (aus: »Briefe an eine Freundin«)

Die wichtigste Strukturveränderung im Weddinger Modell betrifft die Therapiegestaltung. Sie ist das zentrale interprofessionelle Organ und ermöglicht durch die Partizipation des Patienten und seiner Bezugsperson(en) eine für ihn spezifische und individualisierte interprofessionelle Behandlung, die seine Ziele und Ressourcen mit den Therapieangeboten sinnvoll verknüpft. Es erfolgte dazu eine Aufteilung der zuvor im Hause üblichen »Therapiebesprechung« – einer interprofessionellen Sitzung unter Ausschluss der Patienten – in erstens die »Therapieplanung« *mit* Patienten und in zweitens die »Therapiebesprechung« *ohne* Patienten (s. unten »Therapiebesprechung«). Tabelle 2 gibt eine Übersicht über die Unterschiede zwischen beiden.

TABELLE 2 Charakteristika von Therapieplanung und Therapiebesprechung

	Therapieplanung	**Therapiebesprechung**
Beteiligte	Patient mit Bezugsperson und therapeutischem Team*	nur therapeutisches Team*
Frequenz	1 x wöchentlich pro Patientin, mind. 2 x pro Aufenthalt (aufnahme- und entlassungsnah)	1 x wöchentlich werden alle Patienten besprochen
Ziel	partizipative und trialogische Therapieziel-Definition, Planung und Evaluation der Therapie, Feedback, Entlassungsplanung	interprofessionelle Visiten und Dokumentation

* Jeweiliges MBT sowie die MBT-übergreifenden Therapeutinnen (Sozial-, Ergo-, Sport-, Musiktherapeutinnen u. a.)

Beide Elemente können hintereinander stattfinden oder auch an unterschiedlichen Terminen, wenn es sich so besser organisieren lässt (s. Tabelle 4: Exemplarischer Wochenplan, S. 108). Allerdings hat sich in den meisten Häusern bereits mindestens ein Termin pro Woche etabliert, an dem sich alle Stationsmitarbeitenden treffen, um Patienten zu besprechen (»Therapiebesprechung«, »Fallkonferenz«, »Teamsitzung« usw.), und der deshalb – in diese beiden Elemente unterteilt – auch als fester Termin beibehalten werden kann.

Während ihres Aufenthalts wird die Patientin in der Regel zweimal an der Therapieplanung teilnehmen: einmal aufnahme- und einmal entlassungsnah. Ausnahmen sind Patientinnen und Patienten, die weniger als sieben Tage in der Klinik sind, etwa zur Krisenintervention oder Entzugsbehandlung. In diesem Fall sollte zumindest eine Therapieplanungssitzung stattfinden, welche die Entlassungsplanung konkret mit einschließt.

Grund für eine Umstrukturierung der ursprünglichen Therapiebesprechung im Weddinger Modell (in anderen Institutionen häufig auch als »Teambesprechung« oder »Fallkonferenz« bezeichnet) war eine wachsende und verbreitete Unzufriedenheit mit dem ursprünglichen Format. Der Erfahrungsaustausch mit anderen psychiatrischen Kliniken und ambulanten Trägern im deutschsprachigen Raum hat deutlich gemacht, dass die wichtigsten Kritikpunkte an der ursprünglichen Therapiebesprechung sind:

Verschwendung von zeitlichen und personellen Ressourcen Konventionell dauerte die Therapiebesprechung mehrere Stunden und beanspruchte alle Teammitglieder zur selben Zeit.

Ineffiziente Therapieplanung Oft gab es wenig zielführende Diskussionen und viele Spekulationen zwischen den Berufsgruppen primär über die Diagnose sowie über die Dauer der Behandlung. Sekundär erfolgte erst das (Be-)Raten über den Hilfebedarf des Patienten, was er also möglicherweise an Therapie und Unterstützung braucht. Dadurch: unspezifische Therapieplanung (»willkürliches« Ankreuzen der Therapien), Informationsverlust in der Weitergabe an die Patientinnen und Patienten sowie an die anderen Behandelnden (warum welche Therapie »angesetzt« wurde oder welche Therapieziele überhaupt für den Patienten formuliert wurden), mangelnde und fehlerhafte Entlassungsplanung.

Unspezifische Therapieplanung Eine paternalistische Therapiegestaltung und Therapiezielformulierungen orientierte sich vor allem an der Diagnose und der Symptomreduktion, sodass meist unspezifische Ziele wie Stabilisierung, Medikamenten-Optimierung und baldige Entlassung notiert wurden.

Intransparenz Warum Therapieplanung eigentlich ohne Patientinnen und Patienten?

Letztlich wurde vermehrt die Sinnhaftigkeit und Effizienz der bislang üblichen Form der Therapiebesprechung infrage gestellt, und die Motivation für diese Para-Therapieplanung (am Patienten vorbei!) sank bei allen Beteiligten.

Über die Wichtigkeit der sinnvollen Verknüpfung der Ressourcen, (Selbstwirksamkeits-)Strategien und individuellen Ziele und Wünsche der Patientinnen und Patienten an die Behandlung mit den Therapieangeboten wurde bereits im ersten Kapitel hingewiesen. Therapien wirken nicht nur, weil wir sie so nennen und behaupten, dass sie wirken, und sie scheitern auch nicht nur, weil der Patient sie nicht annimmt oder seine Motivation nicht ausreicht. Daher ist ein für den Patienten nachvollziehbares Therapieangebot einem aufoktroyierten überlegen. Wenn der Patient keine (Veränderungs-)Motivation spürt und er keine Ziele und Wünsche an die Behandelnden hat, dann liegt auch von ihm kein »Behandlungsauftrag« vor. Die partizipative interprofessionelle Therapieplanung schafft die Möglichkeit, dies gemeinsam herauszuarbeiten, und schützt die Behandelnden vor einem »Hineininterpretieren« und »Aktionismus«, was letztlich Enttäuschungen nach sich zieht und wenig zielführend ist. Sollte der »Behandlungsauftrag« allein durch das Außen, also durch andere kommen, so ist es die Aufgabe der Behandelnden, ein Sichannähern der unterschiedlichen Perspektiven zu erarbeiten und ein »Kompromissziel« zu definieren, wonach sich dann die Behandlungsangebote richten.

Therapieplanung

Der inhaltliche Fokus der Therapieplanung soll auf den Ressourcen und Behandlungszielen der Patientin sowie auf deren sozialem Umfeld liegen. Das »Material«, das die Patientin in die Therapieplanung trägt, ist ausschlaggebend für die Therapiegestaltung. In der Therapieplanung ist es die Aufgabe des multiprofessionellen Teams, auf der Grundlage der Ressourcen und Bedürfnisse der Patientin Brücken zu den verfügbaren Therapien zu schlagen und ihr Angebote zu machen. Dabei gilt es, falls stabilisierende äußere Strukturen (Selbsthilfegruppe, Sportverein, Gruppentherapie u. a.) vorhanden sind, sie gegenüber den stationären Strukturen zu priorisieren. Im Folgenden sind die Ziele der Therapieplanung zusammengefasst:

Ziele der Therapieplanung mit Patientin oder Patient:

- Aktive Beteiligung des Patienten an der Therapie- und Entlassungsplanung
- Die Übernahme von Eigenverantwortung in der Behandlung durch den Patienten ermöglichen
- Konsensfindung für Therapieziele und -gestaltung
- Fokusausrichtung auf die Ressourcen und Strategien des Patienten und sinnvolle Verknüpfung mit den interprofessionellen Therapieangeboten
- Vertrauensbildung
- Kennenlernen, Vorstellen des Teams und der Therapieangebote
- Gemeinsames Erleben des Patienten durch alle Behandelnden

Die Patientin lernt in der Therapieplanung die Ansprechpartner für ihre Belange und Ziele kennen; Verantwortungen und Aufgabenbereiche werden für sie klar ersichtlich von den einzelnen Professionen übernommen. Durch ein frühzeitiges und einbeziehendes Entlassungsmanagement finden auch die alltäglichen Ziele und Bedürfnisse der Patientin Beachtung.
Die Gesprächsführung sollte empathisch-moderierend sein, sie ist weder als therapeutische Intervention noch als anamnestisches Gespräch zu verstehen. Hier sollte der Patientin vielmehr geholfen werden, Ziele und Belange konkret und im Konsens mit dem Stationsteam klar zu verbalisieren. Bezüglich

der Dauer des stationären Aufenthalts sollte die Maxime gelten: So kurz wie möglich, aber auch so lang wie nötig. Die psychiatrische Station muss auch als »Schutzraum« oder Rückzugsort für Patienten dienen, falls sie dessen bedürfen. Viele unserer Patientinnen und Patienten kommen in einem erneuten Schub ihrer psychischen Erkrankung gezielt in unsere stationäre Behandlung mit der Vorerfahrung, dass sie ausreichend Zeit, Ruhe und »Schutz« brauchen, um diesen zu bewältigen. Für einige Patientinnen und Patienten liegt der Fokus der eigenständigen Krankheitsbewältigung sogar primär auf dem Aspekt der Zuflucht und Sicherheit in der Krankenhausbehandlung, und andere Angebote werden abgelehnt. In diesen Fällen gilt es dann auszuloten, ob es sich wirklich um eine funktionale Bewältigungsstrategie handelt oder vielmehr um eine Vermeidungsstrategie, die für den weiteren Genesungsprozess eher hinderlich wäre. Dann sollten weiterhin Angebote an den Patienten herangetragen werden.

Die Bereitschaft des Patienten zur Teilnahme an der Therapieplanung ist die einzige Grundbedingung und der Beginn eines Prozesses. Es besteht nicht die Erwartung an den Patienten, gerade wenn es sich um die erste Behandlung handelt, dass er schon differenzierte Behandlungsziele formulieren kann und vielleicht darüber hinaus schon weiß, welche Therapien und Strategien bei der Genesung am besten helfen. Die Therapieplanung ist vor allem auch ein Signal des Teams an den Patienten, dass es wirklich an seinen Zielen und Wünschen interessiert ist und Angebote zur individuellen Unterstützung vorhanden sind. Das in der Einbeziehung des Patienten implizierte Risiko der Überforderung des Hilfesuchenden und eines gut gemeinten »Überengagements« der Therapeutinnen und Therapeuten, was im Patienten Insuffizienzgefühle, Versagensängste oder Widerstände auslösen kann, sollte beachtet werden. Sonst können im Patienten leicht folgende Reaktionen entstehen: »Ich kann nicht mal sagen, was mein Ziel ist«, »Es gibt nichts, was ich kann oder gerne mache«, »Die machen mir so viele Angebote und ich bin für keines geeignet« oder »Mir geht es schlecht, ich weiß gar nichts mehr, und die quatschen mich mit diesem Zeug voll«.

Dabei ist zu beachten, dass der Begriff »Ziele« manchmal von Patienten als überfordernd und zu konkret erlebt wird und der Begriff »Wünsche« von Mitarbeitenden oft als zu wenig therapeutisch und unrealistisch gewertet wird. Die Praxis zeigt aber, dass gerade die Nennung beider Begriffe diese Aspekte relativieren kann und eine Ausgewogenheit zwischen konkreten und unkonkreten, realistischen und irrealen, therapieassoziierten und therapieunabhängigen Erwartungen und Angeboten schafft. Bei der Therapieplanung sollte die Patientin den Bedarf an Unterstützung vorgeben können, während das Team darauf achtet, das die daraus abgeleiteten Therapieziele und die entsprechende Therapiegestaltung realistisch sind, um die Patientin vor einer Überforderung zu schützen und ihr die Übernahme von Verantwortung in der Therapie auch zumuten zu können. Somit ist die Patientin nicht völlig auf ihre Eigenverantwortung zurückgeworfen, sondern in ein unterstützendes System eingebunden. Manche Patientinnen benötigen mehr professionelle Hilfestellung, um eigene Ziele und Ressourcen überhaupt aufzudecken, oder müssen besonders ermutigt werden, die angebotenen Therapien zumindest kennenzulernen. Auch macht es einen Unterschied, ob die Patientin das Team und das Therapieangebot schon kennt, bzw. das Team die Patientin und ihre Besonderheiten. Hier kann man gezielt zusammen auf Therapieplanungen der Voraufenthalte Bezug nehmen und die positiven wie negativen Erfahrungen benennen und einfließen lassen. Allerdings sollte auch immer eine Offenheit des Teams für das Veränderungs- und Entwicklungspotenzial der Patientin bestehen bleiben.

Die angestrebte Struktur der Therapieplanung ermöglicht es den verschiedenen Therapeuten, ihre Erfahrungen und ihr Erleben untereinander und mit der Patientin direkt auszutauschen. Das Team muss sich immer wieder die Veränderungen und Unterschiedlichkeiten bewusst machen und Komplexität, Anspruch sowie Umfang der Therapieplanung individuell an die Patientin anpassen. Es ist hilfreich, sich im Team untereinander kurze Feedbacks unmittelbar nach der Anwesenheit der Patientin zu geben, wenn die Moderation oder die Angebote möglicherweise zu insistierend oder direktiv erfolgten, sowie auch bei besonders positiven Interventionen, um ein gemeinsames Gespür als Team für die Therapieplanung zu entwickeln.

Ist der Patient bei der Therapieplanung noch so akut erkrankt, dass nur sehr kurzfristige Ziele erarbeitet werden können und zunächst nur eingeschränkte, Vertrauen schaffende oder deeskalierende Interventionen möglich sind (wie Ausgänge, Zimmerwechsel, Zigaretten organisieren), empfiehlt es sich, ihn zeitnah ein weiteres Mal zur Therapieplanung einzuladen.

Zwischenruf

Das Signalisieren von Interesse und Offenheit für den Patienten steht über dem Anspruch an die Komplexität einer Therapieplanung!

Bei langen Aufenthalten, bei grundlegenden Veränderungen oder bei als schwierig oder stagnierend empfundenen Therapieverläufen sind weitere

Therapieplanungssitzungen sehr empfehlenswert. Das einzige Ausschlusskriterium für die Teilnahme an der Therapieplanung ist, wenn Zwangsmaßnahmen am selben Tag stattgefunden haben. Möglicherweise vorangegangene kritische Situationen oder Zwangsmaßnahmen müssen zuvor durch die Behandlerteams mit dem Patienten besprochen worden sein (s. auch Kapitel »Offene Begegnungen – Haltung zu Aggressionen und Zwangsmaßnahmen«).

Allgemeine Hinweise zur Therapieplanung mit Patientin und MBT

Frequenz:

- Mindestens zweimal pro Aufenthalt bei einer Aufenthaltsdauer von mehr als zehn Tagen.
- Mindestens einmal pro Aufenthalt bei einer Aufenthaltsdauer von weniger als zehn Tagen.
- Aufnahmenahe Therapieplanung innerhalb einer Woche nach Aufnahme.
- Entlassungsplanung je nach Verlauf.
- Nach Bedarf (bei längerem Aufenthalt, Veränderung der Ziele) weitere Therapieplanungen.

Notwendige Voraussetzung:

- Gesprächsbereitschaft
- Vorangegangene Zwangsmaßnahmen müssen zuvor mit der Patientin besprochen worden sein.

Organisation:

- Die Patientin wird bei Aufnahme über die Existenz und Gestaltung der Therapieplanung informiert (Aufnahmegespräch).
- Spätestens bei der morgendlichen Teamübergabe des Vortags: Festlegung der Patientinnen und Patienten für die Therapieplanung und Informierung (direkte Ansprache und Anschreiben an Tafel).
- Optimalerweise wird die Therapieplanung in einem Bezugspflegegespräch mit der Patientin vorbereitet.
- Pro Patientin werden maximal 15 Minuten veranschlagt.
- Den Patientinnen wird immer angeboten, Bezugspersonen hinzuzuziehen, und sie werden darin unterstützt, die Bezugspersonen zu informieren.
- Die jeweiligen multiprofessionellen Bezugstherapeutenteams (MBTs) wechseln. Die übergreifenden Therapeuten (z. B. Sozialarbeit, Ergotherapie, Musiktherapie, Sporttherapie) bleiben.

- Es empfiehlt sich, pro MBT feste Zeitfenster mit Terminen zu haben, um diese geplant vergeben zu können und Dolmetscher, Bezugspersonen, ambulant Behandelnde gezielt hinzuziehen zu können.
- Gibt es kooperierende Institutionen und Behandelnde, wie Psychiatrische Institutsambulanz, Integrierte Versorgung oder komplementäre Einrichtungen, empfiehlt es sich, eine Vereinbarung zur Teilnahme zu treffen. Zum Beispiel ist bei einem festen Telefontermin im Voraus eine Mitteilung zu machen, ob gemeinsame Patientinnen besprochen werden.
- Eine gleichzeitige Dokumentation während der Planung, z. B. per Beamer, schafft Transparenz und gibt gleichzeitig die Möglichkeit zur Korrektur.

Gesprächsstruktur:
- Die Moderation wechselt. Eine das Gespräch beginnende Mitarbeiterin wird zuvor festgelegt.
- Der Patient wird direkt zur Therapieplanung dazugeholt, *ohne* dass über ihn zuvor gesprochen wird.
- Der Patient wird zunächst gefragt, ob er alle in der Runde kennt oder ob er eine Vorstellung wünscht.
- Der Patient wird gezielt danach gefragt, bei welchen Problemen er vom Team Unterstützung benötigt (so werden die Schwerpunkte und Verantwortlichkeiten der unterschiedlichen Professionen klarer).
- Bei Unklarheit Rückversicherung, ob alle Teilnehmenden das Gleiche unter den Zielen verstanden haben.
- Gemeinsame Ziele werden formuliert und dokumentiert.

Aufnahmenahe Therapieplanung

Im Folgenden wird zunächst die aufnahmenahe Therapieplanung eingehender dargestellt, danach die entlassungsnahe Therapieplanung. Deren unterschiedliche Ziele sind in Abbildung 6, S. 90, zusammengefasst.
In der aufnahmenahen Therapieplanung konzentrieren sich die Fragen auf die Ziele, Wünsche, Bedürfnisse sowie auf die Ressourcen und eigenen Bewältigungsstrategien des Patienten (s. unten: Beispielfragen für die aufnahmenahe Therapieplanung sowie Gesprächsinterventionen bei Problemsituationen). Bei unsicheren oder unrealistischen Zielformulierungen gilt es, den Patienten wertschätzend zu beraten, um einen gemeinsamen Konsens zu finden. Die Ziele sollten dabei individuell und möglichst konkret sein. Allgemeine Zielformulierungen wie »Erholung« oder »neue Medikamente« gilt es zu

ABBILDUNG 6 Ziele der aufnahmenahen und der entlassungsnahen Therapieplanung

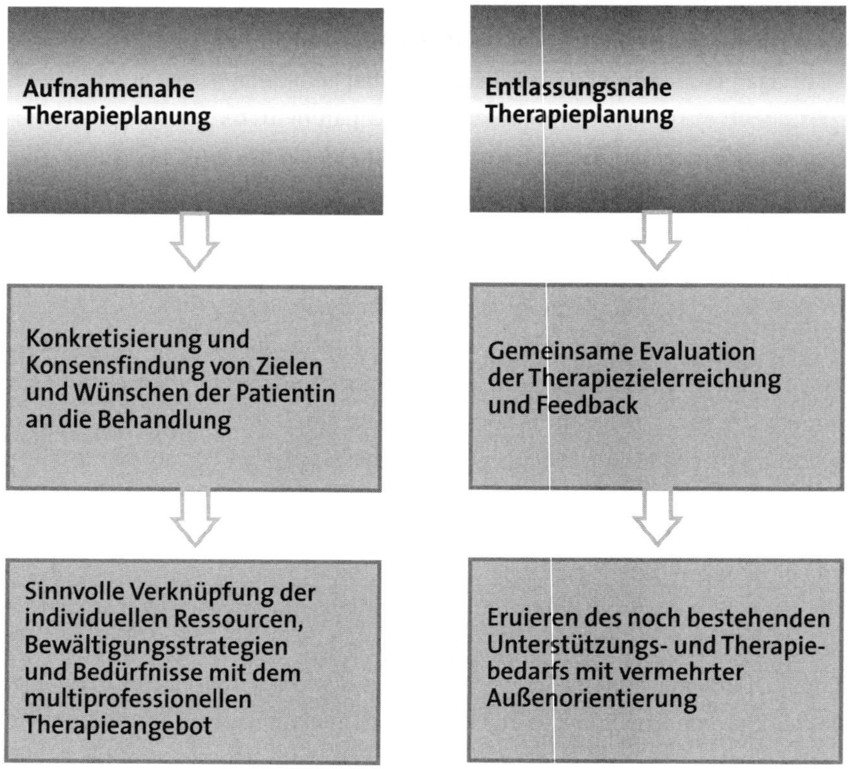

vermeiden, dagegen sollten Hilfen zur Konkretisierung der Ziele gegeben werden. Formuliert der Patient etwa das Ziel bzw. den Wunsch, »stabil zu werden«, sollte es nicht bei dem unspezifischen und allseits sehr beliebten Therapieziel »Stabilisierung« bleiben, sondern eine Spezifizierung dieses Ziels versucht werden durch z. B. folgende Interventionen: »Wie sind Sie, wenn Sie sich stabil fühlen? Was ist dann anders im Vergleich zum jetzigen Zustand?« oder »Was muss sich ändern, damit Sie sich stabiler fühlen?« oder »Haben Sie denn eine Idee, wie Sie eine Stabilisierung erreichen können und was Sie von uns dazu brauchen?«. Will die Patientin auf Einzelheiten im Hilfebedarf bereits eingehen: »Frau Doktor, ich brauche stärkere Schmerzmittel«, sollten die Angesprochenen (in diesem Fall die Stationsärztin) schnell und verbindlich intervenieren: »Frau W., hier wollen wir erst mal insgesamt ihre Ziele und Wünsche an die Behandlung verstehen. Ihre Medikation können wir heute in unserem Gespräch um 15 Uhr besprechen. Aber verstehe ich Sie richtig, dass Schmerzlinderung ein Therapieziel für Sie ist?« Die Moderation sollte hier also in erster Linie einer Konkretisierung der Ziele und Wünsche dienen, wobei es hilfreich ist, die Therapieziele nach kurz-, mittel- und langfristigen Aspekten zu benennen.

Neben der Konsensfindung bei Therapiezielen gilt es in der aufnahmenahen Therapieplanung, die Ressourcen, Interessen, Fähigkeiten, eigenen Bewältigungsstrategien sowie Bedürfnisse der Patientin aufzugreifen und unterstützende interprofessionelle Therapievorschläge zu machen. Bereits ambulant bestehende Strukturen, die zur Stabilisierung und Entlastung der Patientin beitragen, werden gefördert und haben Priorität vor den stationären Strukturen. Hierbei sei betont, dass mit ambulant bestehenden Strukturen nicht nur der psychiatrisch-medizinisch-therapeutische Bereich, sondern auch der »normale« Lebensbereich der Patientin (Wohnen, soziale Kontakte, Hobbys, Ausbildung und Arbeit) gemeint ist.

In der Dokumentation werden die Ziele formuliert sowie die Ressourcen in Verbindung mit den vereinbarten Therapien aufgeschrieben. Wichtig ist, dass die Therapieplanung als festes Element jedem Patienten so früh wie möglich nach Aufnahme angeboten wird. Auch wenn vom Team die Sinnhaftigkeit der gemeinsamen Therapieplanung bei einigen Patientinnen und Patienten bezweifelt wird, so zeigen die Praxiserfahrungen, dass

- das Signal von Interesse und Offenheit des Teams gegenüber den Zielen und Wünschen des Patienten immer eine unmittelbare und nachhaltige positive Wirkung auf den Behandlungsablauf hat;
- eine kohärentere Wahrnehmung des Patienten im Team erreicht werden kann;
- die Therapieplanung spezifischer und effektiver erfolgt;
- die Patientinnen und Patienten von Beginn an informiert sind, was warum Bestandteil ihrer Therapie ist und wer die verantwortliche Mitarbeiterin dafür ist;
- auch bei Erkrankungen, die mit einer verminderten kognitiven Leistungsfähigkeit einhergehen, wichtige Informationen für die Therapie erarbeitet werden können.

PRAXISBEISPIEL DER AUFNAHMENAHEN THERAPIEPLANUNG

Der Patient ist ein ehemaliger Schuldirektor mit einer vorangeschrittenen demenziellen Erkrankung, der häufig auch situativ nicht mehr orientiert ist und die aufnahmenahe Therapieplanung mit einer Lehrerkonferenz verwechselt sowie das Stationsteam mit dem Lehrerkollegium. Auf die Frage nach seinen

Wünschen und Zielen an die Behandlung antwortet er, dass er etwas beitragen könne, auch wenn er inzwischen nicht mehr so leistungsfähig und fit sei wie früher, man müsse ihm nur konkreter Anweisung geben. Zudem wünsche er sich trotz seiner Leistungsschwäche, weiterhin mit Respekt von den Kollegen behandelt zu werden. x

PRAXISBEISPIEL AUFNAHMENAHE THERAPIEPLANUNG MIT BEZUGSPERSON

Frau Y. (52 Jahre) bringt eine ihrer Töchter (dreißig Jahre) mit in die Therapieplanung. Sie gibt auf die Frage nach den Wünschen und Zielen für die Behandlung unmittelbar an, das könne sie selbst nicht beantworten und ihre Tochter solle für sie die Angaben machen. Die Tochter schildert, dass ihre Mutter nichts mehr machen und überhaupt nicht mehr allein gelassen werden könne. Sie und ihre Geschwister würden es sich, so gut es geht, aufteilen, damit eine immer bei der Mutter sein kann. Nach jetzt sechs Monaten sei die Belastung für alle aber langsam zu groß, da sie alle selbst inzwischen Familien hätten und arbeiten würden. Daher seien sie jetzt froh, dass sich ihre Mutter auf eine Behandlung eingelassen habe. So könne sie auf keinen Fall zurück nach Hause, das würde die Familie nicht mehr schaffen. Sie wünschen sich, dass die Mutter durch die Behandlung wieder »die Alte« werde. Frau Y. selbst gibt an, sich aber nicht vorstellen zu können, ohne diese intensive Unterstützung der Familie in Zukunft leben zu können. Sie glaube nicht daran, dass sie wieder so wie früher funktionieren könne, dafür sei sie zu schwach und die Ängste zu stark. Daher habe Sie auch keine Ziele für die Behandlung.

Das Behandlerteam schafft zunächst ein Verstehen beider Positionen (Hilfebedürfnis von Frau Y. versus Überforderung der Familie), indem diese empathisch zusammenfassend benannt werden. Die therapeutischen Ziele sollten unter Einbezug der beiden unterschiedlichen Standpunkte formuliert werden, ohne den Fokus zu verlieren, dass Frau Y. als Patientin letztlich ausschlaggebend für die Therapie ist. Frau Y. wird im Weiteren nach ihren Ressourcen und eigenen Strategien gefragt (s. unten: Beispielfragen für die aufnahmenahe Therapieplanung), wobei sie im Verlauf das Wiedererlangen von Unabhängigkeit, Fähigkeiten und Freude an Dingen als Ziele formulieren kann. Bei Fragen nach dafür notwendigen Veränderungen nennt sie vor allem eine Angstreduktion. Ein Konflikt mit dem Ehemann als Ursache der Krise deutet sich an. Das konkrete interprofessionelle Therapieangebot wird durch die zuständigen Bezugstherapeuten vorgeschlagen:

- Diagnostik und Therapie mit Erarbeitung eines individuellen Krankheits- und Bewältigungskonzepts der ängstlich-depressiven Symptomatik;

- Ressourcenorientierung in den Therapieangeboten wie auch ein frühes »Soziales Belastungstraining«;
- Aufbau eines Trialogs mit dem Ehemann;
- Beratung der Familie (achten auf eigene Ressourcen, Angehörigen- oder Selbsthilfegruppen empfehlen u. a.);
- Überleitung in die weitere Behandlung (z. B. tagesklinisch, ambulant). x

BEISPIELFRAGEN FÜR DIE AUFNAHMENAHE THERAPIEPLANUNG nach (Veränderungs-) Wünschen und Zielen in der Behandlung:

- Was können wir für Sie tun? Was möchten Sie hier vor allem erreichen?
- Was sind Ihre Ziele oder Wünsche an uns bzw. an die Behandlung?
- Wenn Sie sich vorstellen, es wäre der Tag Ihrer Entlassung, was sollte sich im Vergleich zu jetzt verändert haben?
- Gibt es Sorgen oder Probleme, die wir vor allem im Blick haben sollten?
- Auch wenn Sie im Moment gar keine Ziele oder Wünsche benennen können, gibt es etwas, das wir dennoch für Sie tun können?
- Was sollten wir keinesfalls tun? Was sind für Sie Punkte, die wir nicht berühren sollten?
- Haben Sie selbst das Gefühl, hier richtig zu sein und eine psychiatrische Behandlung zu brauchen? x

BEISPIELFRAGEN FÜR DIE AUFNAHMENAHE THERAPIEPLANUNG nach Ressourcen, Resilienz und eigenen Strategien:

- Gibt es eigene Erfahrungen dazu, was Ihnen in solchen schwierigen Situationen hilft?
- Was tun Sie normalerweise, wenn es Ihnen schlecht geht, was hilft dann?
- Was hat Ihnen bei den letzten Aufenthalten schon mal geholfen, was geschadet?
- Was sind Dinge, die Sie gerne machen, was tut Ihnen gut?
- Was sind Gedanken oder Dinge, die Sie als stärkend erleben?
- Welche Kontakte sind Ihnen wichtig, die wir auch hier integrieren sollten?
- Wie sind Sie sonst? Was ist wichtig für Sie im Leben?
- Haben Sie besondere Interessen oder Hobbys?
- Arbeiten Sie oder lernen Sie etwas momentan? x

Entlassungsnahe Therapieplanung

In der entlassungsnahen Therapieplanung wird auf die in der aufnahmenahen Therapieplanung besprochenen Ziele und Probleme Bezug genommen. Sie zeigt einen Therapieplan für Frau Y. aus dem obigen Praxisbeispiel mit Angaben zur Aufnahme- und Entlassungsplanung.

TABELLE 3 Beispiel interdisziplinärer Therapieplan

AUFNAHME- UND ENTLASSUNGSPLANUNG		
Bereiche	**Bei Aufnahme**	**Veränderungswünsche + Therapieziele**
Ressourcen, eigene Strategien	Humor, kocht und backt gerne (v. a. mit anderen), kümmert sich viel um Nachbarn und Familie, gute Kontakte	1) keine Ängste mehr, wieder allein nach draußen gehen können
	Spazieren gehen, Gespräche, Kochen, Musik und Tanz (türkisch)	2) sich wieder lebensfroh und stark fühlen
Aktuelle psych. Problembereiche + Umgang damit	»Schwäche«, Ängste, Panikattacken, Antriebslosigkeit, keine Freude und Hoffnung mehr, Schlafstörungen	3) schlafen können
	Rückzug, Abgabe von Dingen an Familie, geht nicht mehr allein raus	4) selbstständig bzw. weniger auf Hilfe angewiesen sein
Kognitive + kommunikative Fähigkeiten	gut, keine Beeinträchtigung, ausreichende Verständigung in Deutsch möglich (Muttersprache ist Türkisch)	5) eventuell (räumliche) Trennung vom Ehemann
Wohnsituation	mit Ehemann in 2-Zimmer-Mietwohnung, fühlt sich wohl in der Wohnung und Nachbarschaft	
Arbeit	bis vor zwei Jahren in Glühbirnen-Fabrik am Fließband gearbeitet, wegen chronischer Rückenschmerzen jetzt EU-berentet	
Selbstversorgung	bisher völlig selbstständig; seit sechs Monaten übernehmen die Kinder vollständig den Haushalt	
Soziale Kontakte	Ehemann sei viel in der Türkei und unterstütze sie kaum, der Kontakt sei schwierig (auch Gewaltübergriffe). Sehr guter und stützender Kontakt zu Kindern und Nachbarn	

Die entlassungsnahe Therapieplanung dient der Klärung offener Fragen sowie der Ermittlung von noch bestehendem Unterstützungsbedarf, vor allem zur Planung der ambulanten Nachsorge (s. unten: Beispielfragen für die entlassungsnahe Therapieplanung sowie Gesprächsinterventionen bei Problemsituationen). Die Besprechung ermöglicht Korrekturen, lässt Zeit für eine gemeinsame bewusste Planung der Entlassung und ermöglicht Patient und Team zusammen eine Einschätzung und Evaluation des Therapieerfolgs. Zudem sollte sie für ein (wenn möglich trialogisches) Feedback genutzt werden.
Analog zur Konkretisierung der Therapieziele in der aufnahmenahen Therapieplanung kann anhand der Evaluation und des Feedbacks eine Konkretisierung der Therapieerfolge (und auch: Misserfolge!) erreicht werden, also: Was genau hat sich verbessert und was hat konkret dazu beigetragen? Es sollten darüber hinaus Termine zur Erstellung eines Behandlungsvertrags oder eines (trialogischen) Krisenplans (s. Kapitel »Behandlungsvereinbarungen und Krisenpläne«) vereinbart werden. Ein anonymer Evaluationsbogen zu Qualität und Erfolg der Behandlung wird ausgehändigt.
Tabelle 3 zeigt einen Therapieplan für Frau Y. aus dem obigen Praxisbeispiel mit Angaben zur Aufnahme- und Entlassungsplanung.

BEISPIELFRAGEN FÜR DIE ENTLASSUNGSNAHE THERAPIEPLANUNG nach Verlauf und Evaluation der Therapieziele:

- Sie hatten als ein wichtiges Ziel angegeben, weniger Ängste zu haben und wieder allein nach draußen gehen zu können. Wie viel konnte schon erreicht werden und was fehlt noch?
- Wenn Sie an die Situation nach dem Aufenthalt hier in der Klinik denken, was fehlt da noch und wo brauchen Sie noch unsere Hilfe?
- Wie fühlen Sie sich in Ihrer Wohnung?
- Was oder wer hat Ihnen konkret geholfen?
- Wie würden Sie Ihren Verlauf während des Aufenthalts selbst beschreiben?
- Was von dem, was Ihnen hier geholfen hat, würden Sie gerne zu Hause fortführen?
- Was sind innere Faktoren (z. B. Unsicherheit, Misstrauen), die sich vor der Entlassung noch ändern sollten?
- Was sind äußere Faktoren (z. B. Wohnung, Geld, Kontakte, ambulante Therapie), wo sie noch unsere Hilfe brauchen?
- Wurde ein Krisenplan oder eine Behandlungsvereinbarung mit Ihnen erstellt?
- Wer behandelt Sie weiter? Gibt es schon einen Termin? x

BEISPIELFRAGEN FÜR DIE ENTLASSUNGSNAHE THERAPIEPLANUNG nach Feedback

- Was haben Sie hier als hilfreich und was eher als hinderlich erlebt? (Hier möglichst detailliert nachfragen: Was, wer und warum?)
- Was könnten wir das nächste Mal besser machen?
- Worauf hätten wir vielleicht noch mehr achten sollen?
- Konnten Sie unser Handeln zum überwiegenden Teil verstehen oder gibt es Dinge, in denen Sie gerne von uns noch mehr Klärung hätten?
- Hatten Sie das Gefühl, in die Behandlung genug einbezogen worden zu sein?
- Haben Sie uns als hilfreich während der Behandlung erlebt?
- Würden Sie in einer erneuten Krise wieder zu uns kommen? Und wenn nicht, warum nicht? x

Gesprächsinterventionen bei Problemsituationen in der Therapieplanung

- Supportive Interventionen
  Empathische Interventionen in schwierigen Situationen: Verständnis für den Patienten bzw. für dessen Äußerungen zeigen, Betroffenheit zulassen.
  Beispiel: »Es muss sehr irritierend und widersprüchlich für Sie sein, dass man Sie erst gegen Ihren Willen hierher bringt und wir Sie jetzt nach Ihren Zielen und Wünschen für die Behandlung fragen. Wir meinen unser Interesse an Ihnen und Ihrer Perspektive in dieser schwierigen Situation aber durchaus ernst und wollen gerne mit Ihnen versuchen, eine Lösung zu finden.«
- Versachlichung des Konflikts
  Den sachlichen Hintergrund des Problems herausarbeiten.
  Beispiel: »Dieser Widerspruch fußt u. a. auf den unterschiedlichen Wahrnehmungen der Situation, die zur Unterbringung geführt hat. Die Klärung hier wäre schon allein deshalb wichtig, da Sie schnell in Ihre Wohnung zurückwollen, in der Sie sich aber zuletzt nicht mehr sicher fühlten.«
- Funktionalisierung des Problems
  Nutzung des Konflikts für die Herausarbeitung von Zielen.
  Beispiel: »Vielleicht könnte das erste Ziel sein, dass wir gemeinsam versuchen, zu verstehen, was zu dieser eskalierten Situation geführt hat. Wir könnten versuchen, zu klären, wo Sie sich missverstanden fühlen, aber auch, wo Sie vielleicht Dinge anders wahrgenommen haben, als sie z. B. von Ihren Nachbarn gemeint waren.«

- Positives Ende
  Bei jedem Patienten muss das Gefühl vermittelt werden, dass Zweifel (Ärger, Enttäuschung, Kummer, Kritik u. a.) vom Team verstanden werden. Zudem sollte Zuversicht kommuniziert werden, dass Patientinnen und Patienten mit ihren Problemen nicht alleingelassen werden und auf die Therapie aktiv Einfluss nehmen können.
  Beispiel: »Wir verstehen, dass für Sie die Situation der Zwangsunterbringung verstörend und beängstigend sein muss. Aber vielleicht merken Sie auch, wie sehr wir versuchen, Sie zu unterstützen. Wir können hier besprechen, was Sie dafür von uns brauchen.«

Entlassungsvorbereitung

»Man hilft den Menschen nicht, wenn man für sie tut, was sie selbst tun können.«
Abraham Lincoln

Die ganze Behandlung von der Aufnahme an sollte als Entlassungsvorbereitung gesehen werden, weshalb Entlassungsvorbereitung keine bestimmte Phase der Therapie meint. Es wird im Folgenden nur auf einige essenzielle Bestandteile der Behandlung hingewiesen, die am Ende der stationären Phase bzw. poststationär beachtet werden sollten. Das bedeutendste interprofessionelle stationäre Element, die »Entlassungsplanung«, in der die Patientin zum (mindestens) zweiten Mal in die Therapieplanung kommt und wo über Zielerreichung, Feedback und vordringlich anstehende Dinge gesprochen wird, wurde bereits im Kapitel »Therapieplanung« beschrieben. Im Rahmen der Entlassungsplanung kommt es in der Behandlung strukturell zu einer Zunahme der Außenorientierung mit möglichst vielen sogenannten Sozialen Belastungstrainings (SBT) sowie einer Struktur- und Terminplanung für die Zeit nach dem stationären Aufenthalt.
Inhaltlich wird versucht, die Erkrankungsphase in den persönlichen Prozess der Patientin zu integrieren und Perspektiven unter Berücksichtigung der individuellen Krankheits- und Gesundheitsaspekte zu erarbeiten. In den einzelnen interprofessionellen Behandlungen sollte dabei darauf geachtet werden, der Patientin für die Zeit nach der Station einerseits Mut zu machen, andererseits aber auch die Aufmerksamkeit zu schärfen für Selbstüberschätzung, für (oft sehr verstehbare) irrationale Hoffnungen und Pläne, die drohen, sie in eine neue Krisensituation voller Enttäuschung, Selbstzweifel und Resignation zu führen. Dieser Spagat ist immer schwierig, aber besonders brisant am Ende

und kurz nach einer stationären Behandlung. Er erfordert besondere Achtsamkeit, Reflexion und Feinfühligkeit. Sowohl ausgeprägte »dependent-schutzbedürftige« als auch »autonomiebedürftige« Tendenzen erfordern hier von den Behandelnden viel geduldige Professionalität, um diese inneren Bedürfnisse der Patientin der Realität und den Ansprüchen »des Außen« anzunähern und eine Balance herzustellen.

Sind diese Tendenzen besonders stark ausgeprägt und kann eine solche Balance trotz allen Bemühens nicht erreicht werden, ist das für sich genommen, wenn es rechtzeitig akzeptiert und realisiert wird, nicht das enttäuschende Ende einer Therapie, sondern eine weitere Etappe eines Prozesses, der allenfalls ein Umdenken bedeuten sollte. Es gilt, »verhärtete«, resignierte Positionen bei den Behandelnden wie bei den Patientinnen und Patienten durch eine achtsame Flexibilität in dieser sensiblen Phase der Behandlung zu vermeiden, da sie eine Entwertung der bisher erreichten Ziele sowie des Gegenübers nach sich ziehen können. Besonders wichtig ist es, Schwierigkeiten und »Fallen« noch während der stationären Behandlung aufzugreifen und nicht durch Konfliktvermeidung (»Hauptsache, die Behandlung ist gut gelaufen«) auszublenden. Das bedeutet für den Patienten, in der Entlassungsvorbereitung mögliche Konflikt- und Gefahrensituationen vermehrt im haltgebenden therapeutischen Rahmen, z. B. durch Soziale Belastungstrainings, aufzusuchen.

Mit den Erfahrungen aus den Sozialen Belastungstrainings sollten in dieser Phase die Krisenpläne und Behandlungsvereinbarungen erstellt bzw. nachstationäre Termine zur Erstellung vereinbart werden (s. Kapitel »Behandlungsvereinbarungen und Krisenpläne«). Neben diesem Behandlungsfokus in der Entlassungsvorbereitung sollte zudem die intensive Überleitung in die ambulante Nachsorge erfolgen. Hier empfiehlt es sich, die Nachbehandelnden oder -versorgenden in die Entlassungstherapieplanung oder Netzwerkgespräche einzuladen und/oder den Patienten durch die MBTs dorthin zu begleiten. Im Rahmen des Weddinger Modells werden auch poststationäre Termine durch die MBTs beim Patienten zu Hause angeboten, oder die Patientinnen und Patienten werden durch die hausinterne Ambulante Psychiatrische Pflege und/oder Zu-Hause-Behandlung aufgesucht.

Entlassungsbrief – Erstellung und Besprechung

Die partizipative, patientenzentrierte und interprofessionelle Behandlung findet sich im Weddinger Modell auch im Entlassungsbrief oder -bericht (Epikrise) wieder, wobei es einer sehr guten Koordination bedarf, damit die

einzelnen Aspekte der Behandlung ohne zeitliche Verzögerung und ohne großen Mehraufwand für den Verfasser des Briefes (Ärztin oder Psychologin) miteingebaut werden können. Damit es auch hier im Bereich des Machbaren bleibt, sollten nur dann spezifische Befunde und Empfehlungen aus der Bezugspflege wie aus der Ergo-, Sport- und Musiktherapie mit aufgeführt werden, wenn es für den Patienten in der Nachsorge und Weiterbehandlung von Bedeutung ist. Der ärztliche, psychologische wie sozialarbeiterische Teil ist in den Epikrisen wiederum als fester Baustein verankert. Grundsätzlich fließen in die Beschreibung von Therapie und Verlauf aber die interprofessionellen und intermodalen Aspekte der Behandlung ein, und auch hier wird eine Hervorhebung des traditionellen »ärztlichen Teils« mit Fokus auf die psychopathologische Befunderhebung und Pharmakotherapie vermieden.
Die ärztlichen und psychologischen Kolleginnen teilen sich die Erstellung der Entlassungsbriefe ihrer MBT-Patienten auf, ergänzen und korrigieren sich gegenseitig (die abschließende Korrektur und Freigabe erfolgt durch die Oberärztin). Anschließend wird dem Patienten (auf seinen Wunsch auch mit Bezugspersonen) immer angeboten, den Entwurf des Entlassungsbriefs gemeinsam zu lesen und gegebenenfalls zu korrigieren. Da auch zuvor partizipativ und transparent mit dem Patienten gearbeitet wurde, ist das gemeinsame Besprechen des Briefes nur die logische Konsequenz, es ermöglicht auch, eventuelle Unklarheiten zu beseitigen. Darüber hinaus wird vermieden, dass der Patient durch Dritte (z. B. Hausarzt) über den Inhalt des Briefes informiert wird, was bei ihm eventuell zu tiefer Erschütterung und Vertrauensverlust in seine stationären Behandler führt. Bestehen divergente Wahrnehmungen zwischen Behandelnden und Patient, werden diese als solche in dem Abschnitt »Therapie und Verlauf« aufgeführt. Hier ein verkürztes, schemenhaftes Beispiel:

PRAXISBEISPIEL ENTLASSUNGSBRIEF

»Wir sahen die oben genannten Symptome im Rahmen eines paranoid-halluzinatorischen Syndroms, das aus unserer Sicht aufgrund der Dauer des Auftretens, der Symptomzusammensetzung und nach Ausschluss einer anderen Genese die Kriterien einer paranoid-halluzinatorischen Schizophrenie erfüllt. Frau S. selbst konnte sich im Behandlungsverlauf zwar teilweise von ihrem Wahnerleben distanzieren (hier sollten Erlebnisse und die Art der Distanzierung kurz konkret beschrieben werden), sie führt ihre Erlebnisse aber ausdrücklich nicht auf eine Psychose zurück und lehnt die Diagnose einer paranoiden Schizophrenie ab. Die unterschiedlichen Betrachtungsweisen wurden mehrfach zwischen Frau S. und ihren Bezugstherapeuten besprochen.

Im Weiteren lag der Fokus der Behandlung auf den oben genannten Behandlungszielen der Patientin sowie auf der Stärkung ihrer Ressourcen und Bewältigungsstrategien.« x

In diesem Zusammenhang wären Begriffe wie »Noncompliance« und »fehlende Krankheitseinsicht« im Hinblick auf das Vertrauen und die Adhärenz der Patientin bezüglich einer möglichen ambulanten oder erneuten stationären Behandlung kontraproduktiv. Der Entlassungsbrief wird der Patientin am Entlassungstag immer selbst ausgehändigt oder per Post zugestellt.

Partizipative und transparente Erstellung des Entlassungsbriefs

- Unter der Diagnosenliste erfolgt die Auflistung der vereinbarten Behandlungsziele und Ressourcen der Patientin (Aufnahme-Therapieplanung).
- Der »psychopathologische Befund« wird durch den »psychischen Befund« ersetzt, um einer automatischen Pathologisierung psychischer Phänomene entgegenzuwirken. Dies stellt zudem eine logische Angleichung an den »somatischen Befund« dar, der nie als »somatopathologischer Befund« bezeichnet wird.
- Alle Aspekte der interprofessionellen und multimodalen Gesamtbehandlung werden gemäß ihrer Bedeutung für die Patientin und deren Genesung und nicht gemäß einer automatischen Hierarchisierung in den Entlassungsbrief aufgenommen.
- Neben einer großen fachlichen Expertise in den Befundbeschreibungen, den differenzialdiagnostischen Abwägungen und Therapieempfehlungen fließen gleichermaßen die individuellen Krankheits- und Genesungskonzepte der Patientin sowie subjektive und biografische Aspekte mit ein.
- Die gemeinsame Auswertung der Zielerreichung (Entlassungs-Therapieplanung) wird in die Verlaufsbeschreibung mit aufgenommen, und Bewertungen und Prognosen werden gemäß der Recoveryorientierung vor allem danach und nicht aufgrund einer reinen Symptom-Fokussierung (also -Remission) gestellt.
- Die Entlassungsbriefe werden mit der Patientin gelesen und gegebenenfalls danach um relevante Punkte ergänzt bzw. korrigiert.
- Die Entlassungsbriefe werden der Patientin direkt ausgehändigt oder per Post zugestellt.

Therapiebesprechung

Die Therapiebesprechung *ohne* Patient kann im Anschluss an die gemeinsame Therapieplanung *mit* Patient oder an einem gesonderten Termin stattfinden. Dies wird auf den verschiedenen Stationen im Rahmen des Weddinger Modells unterschiedlich gehandhabt und sollte von den Teams selbst festgelegt werden. Im Kapitel »Interprofessionelle Therapieplanung und -besprechung« wurde auf die Unterscheidung und die Inhalte von Therapieplanung und Therapiebesprechung schon ausführlich eingegangen. Die Therapiebesprechung dient ausschließlich der Überprüfung der Behandlung, also: Werden die besprochenen Therapien von dem Patienten genutzt? Werden sie derzeit überhaupt angeboten oder fallen sie z. B. krankheits- oder urlaubsbedingt aus? Kann Ersatz angeboten werden? Und Ähnliches. Wichtige Entscheidungen bezüglich des Patienten, der Behandlung und ihrer Ziele werden dort nicht getroffen. Deutet sich an, dass neue Entscheidungen anstehen, wird dies in die Therapieplanung mit Patient oder in die MBT-Visiten bzw. Oberärztin-Visite mitgenommen, um sie mit dem Patienten gemeinsam zu treffen. Die Therapiebesprechung eignet sich außerdem für administrative und Dokumentationsverpflichtungen, z. B. im Rahmen des neuen Endgeltsystems (Einstufungen A1, A2, Regel- oder Intensivbehandlung, Abgleich der einzelnen Dokumentationen u. a.).

Interprofessionelle Visiten

MBT-Visiten und Bedarfssprechstunden

»Die Visite, der Höhepunkt an jedem Tag, war gleichzeitig immer die größte Enttäuschung gewesen.« Thomas Bernhard (aus: »Der Atem«)

Der Begriff »Visite« (lat. visitare: besuchen) ist veraltet und es würde im Weddinger Modell gänzlich auf ihn verzichtet werden, wenn es die Krankenhausstrukturen sowie Dokumentations- und Abrechnungssysteme zulassen würden. Unter einer »Visite« wird herkömmlich »das Aufsuchen des Patienten am Krankenbett durch einen oder mehrere Ärzte«[2] verstanden, und trotz begründeter Zweifel an Wirksamkeit, Nutzen und Qualität der traditionellen Visitenstruktur (Bliesener & Köhle 1986; Geisler 2003) ist sie in ihrer

2 https://de.wikipedia.org/wiki/Visite (08.03.2022).

Allgegenwart ungebrochen. Unabhängig von dem Fortbestand des Begriffs ist eine Abkehr von der traditionellen Visitenstruktur notwendig, um einen (therapeutischen) Nutzen für die Patientin zu erreichen und die Effizienz dieses Instruments zu steigern.

Um die wichtigsten Ansatzpunkte des Weddinger Modells konsequent auch in den Visiten umsetzen zu können, müssen sie im Vergleich zur traditionellen Visite verändert werden. Insbesondere drei Punkte sind betroffen:

- die personelle Zusammensetzung,
- die thematischen Schwerpunkte und
- die Gesprächsführung.

Die Grundanforderung an eine Visite im Weddinger Modell ist, dass sie für die Patientin und ihren therapeutischen Prozess von direktem Nutzen ist. Um das zu gewährleisten, ist eine Veränderung sowohl in der therapeutisch-empathischen Ausrichtung als auch in der interprofessionellen Gestaltung unverzichtbar.

Der Begriff der Visite wird daher in Abgrenzung zur arztfokussierten Visite immer um den Zusatz »MBT-Visite« ergänzt, um die Einbeziehung des multiprofessionellen Bezugstherapeutenteams (MBT) deutlich zu machen.

Die Struktur der MBT-Visite stärkt nicht nur die interprofessionelle Ausrichtung der Behandlung, sondern dient zugleich dem direkten und kontinuierlichen Informationsaustausch zwischen den einzelnen Bezugstherapeuten. Sie ermöglicht so einen Abgleich der einzelnen Elemente der interprofessionellen Behandlung, womit der Bildung kontraproduktiver therapeutischer Stränge entgegengewirkt werden kann. Durch die grundsätzliche Anwesenheit der Patientin in den MBT-Visiten (ohne Vor- und Nachbesprechung) wird zudem verhindert, dass Informationen verloren gehen oder Missverständnisse entstehen bzw. weitergegeben werden. Neben diesen positiven Effekten auf die Qualität der interprofessionellen Zusammenarbeit (Fehlerquellen werden drastisch reduziert) wird die MBT-Visite auch hinsichtlich ihrer therapeutischen Effektivität deutlich gesteigert:

- Der Patient erhält bezüglich seiner Erkrankung und seines Behandlungsverlaufs direkte und aufeinander abgestimmte Informationen von seinen Behandlerinnen und Behandlern;
- ihm werden über Techniken wie das »reflektierende Team« den therapeutischen Prozess stärkende Informationen vermittelt;
- als aktiver Teil des MBTs wird er hinsichtlich Selbstbestimmung, Teilhabe und Eigenverantwortung im Geschehen gestärkt;

- durch das regelmäßige Hinzuziehen von Bezugspersonen wird die systemische sowie trialogische Ausrichtung der Behandlung ermöglicht.

Darüber hinaus soll die Gefahr verringert werden, dass der Hauptfokus in den Visiten auf dem bisher so verstandenen »ärztlichen Teil« liegt, also vor allem auf der medikamentösen Therapie, auf psychopathologischer Befunderhebung und Symptomausrichtung. Durch die Spiegelung des multiprofessionellen Teams wird auch in den Visiten eine ganzheitliche Sichtweise auf die Patientin unter Berücksichtigung ihrer Ressourcen und ihres sozialen Umfelds ermöglicht. Das heißt, Visiten bedeuten nicht mehr ein alleiniges »Arzt-Patient-Gespräch«, sondern finden im Austausch des Bezugstherapeutenteams mit der Patientin und ihren Angehörigen statt. Dabei wird kurz zusammengefasst, an welchem Thema bzw. therapeutischen Punkt sie gerade mit der Patientin sind, wie der Verlauf wahrgenommen wird (sowohl aus Therapeuten- als auch aus Patientensicht), welche Ziele oder Termine anstehen. Abwägungen und Entscheidungen können zusammen erfahren und Vereinbarungen gemeinsam getroffen werden. Die vereinbarten Behandlungsziele werden im Verlauf zusammen mit der Patientin überprüft, ergänzt und gegebenenfalls verändert.

Merkmale der MBT-Visite und Bedarfssprechstunde

Personelle Zusammensetzung:

- MBT mit Patient (keine Vor- und Nachbesprechungen!)
- themenbezogenes Hinzuziehen der anderen Therapeutinnen aus Sozialarbeit, Ergotherapie
- mit Bezugspersonen

Thematische Schwerpunkte:

- richten sich nach der Vorgabe des Patienten und dessen Bezugspersonen
- folgen dem aktuellen Therapieverlauf und anstehenden Entscheidungen

Gesprächsführung:

- Die Moderation wechselt und kann durch alle Beteiligten erfolgen (keine Arzt-Fokussierung!).
- Die Themen werden von den verschiedenen Perspektiven aus betrachtet und reflektiert unter der Beteiligung aller (»offener Dialog«).
- Je nach Bedarf wechselnde Gesprächsformen: nachfragendes Interviewen, vertiefendes therapeutisches Miteinander-im-Gespräch-Sein, primär motivierender, informierender, reflektierender oder deeskalierender Gesprächsmodus u. a.

Ziele der Visite:
- therapeutischer Effekt
- Klärung und Informationsaustausch
- Überprüfung des Therapieverlaufs
- (Neu-)Formulierung von Therapiezielen und -Vereinbarungen und deren Evaluation
- Einbezug der Lebenswelt und Bezugspersonen der Patientin
- aktive Beteiligung der Patientin und Verantwortungsübernahme in der Behandlung stärken
- Demonstration der Unterstützung und nicht der Macht!

Die MBT-Visiten sind das Forum, in welchem das multiprofessionelle Bezugstherapeutenteam (MBT) mit dem Patienten und seinen Bezugspersonen die aktuelle Situation, das bisherige therapeutische Geschehen und das weitere Prozedere reflektieren kann. Ziel ist es, die Bedarfe des Patienten zu aktualisieren und die anstehenden Behandlungsschritte abzusprechen. Im Weddinger Modell wurde eine der Stationsvisiten, die in der Regel zweimal pro Woche (z. B. montags und freitags) stattfinden, in »Bedarfssprechstunde« umbenannt. Hier können die Patientinnen und Patienten nach eigenem Bedarf das MBT in einem abgesteckten Sprechstundenzeitraum aufsuchen (s. oben die Übersicht: Merkmale der MBT-Visite und Bedarfssprechstunde).

PRAXISBEISPIEL MBT-VISITE

Das MBT, etwa bestehend aus Stationsärztin, Bezugspfleger und Psychologe, sowie die Patientin sitzen in einem Sitzkreis oder an einem Tisch.

Gesprächsbeginn: Der das Gespräch beginnende Bezugstherapeut (kann zuvor festgelegt werden) begrüßt die Patientin. Insbesondere zu Beginn der Behandlung oder bei vorheriger Ablehnung der Visite sollte die Teilnahme der Patientin an der Visite immer wertschätzend hervorgehoben werden: »Wir wissen, dass es für Sie schwer ist, mit mehreren Personen zu sprechen, und finden es toll, dass Sie sich dennoch darauf einlassen wollen.« Im Weiteren kann gleich an ein *aktuelles Anliegen* der Patientin anknüpft werden: »Wir haben aus der Übergabe vom Wochenende erfahren, dass es Ihnen am Wochenende schwergefallen ist, auf Station zu bleiben, und Sie angegeben haben, die Behandlung abbrechen zu wollen. Wollen Sie uns berichten, was Sie da bewegt hat?« Alternativ kann auch ein *Therapiestrang* aufgegriffen werden: »In unserem letzten Einzelgespräch haben Sie angegeben, dass Sie unsere Sichtweise einer deutlichen Verbesserung Ihrer depressiven Symptome überhaupt nicht teilen können, und es beschäftigt Sie sehr, warum Sie die von außen erkennbare Verbesserung selbst gar nicht nachempfinden können. Vielleicht sollten wir uns diese unterschiedlichen Wahrnehmungen genauer anschauen?« Optional kann in dem Gespräch auch ein *offener Raum* durch eine nicht definierte oder kanalisierte Gesprächsführung bzw. Fragestellung zur Verfügung gestellt werden: »Gibt es etwas, was Sie heute in dieser Runde besprechen möchten?«

Gesprächsverlauf in interprofessioneller Interaktion: Die einzelnen Kompetenzen und Ausrichtungen der unterschiedlichen Professionen ergänzen sich in den MBT-Visiten gegenseitig und ermöglichen eine kontinuierliche, lebendige interprofessionelle Gesamtbehandlung. Am Beispiel eines Gesprächsverlaufs wird die Interaktion zwischen den einzelnen Bezugstherapeuten und der Patientin im Folgenden praxisnah wiedergegeben, um anschließend im Kommentar die wichtigsten Aspekte herauszuarbeiten.

Stationsärztin: »Sie haben mir in unserem letzten Gespräch gesagt, dass Sie zunehmend wütend auf sich sind, da Sie es nicht schaffen, aus dem Loch zu kommen, wie Sie es ausgedrückt haben. Anderseits sind Sie auch wütend auf uns, da Sie das Gefühl haben, wir wollen Ihnen kein neues Antidepressivum verschreiben und wir der Meinung seien, Sie sollten das allein und aus eigenen Kräften schaffen. Meine Einwände, dass Sie selbst vorletzte Woche angegeben haben, auch bei dem letzten Antidepressivum trotz ausreichender Menge und Dauer keinerlei Verbesserung verspürt zu haben und dass aufgrund Ihrer ganzen internistischen Erkrankungen und Medikamente es vielleicht besser wäre, sich auf den therapeutischen Fokus in der Behandlung zu konzentrieren, können Sie jetzt nicht mehr nachvollziehen.«

Patientin (deutlich niedergeschlagen): »Es tut mir leid, Pfleger T., dass ich Sie so angeschnauzt habe gestern morgen. Ich kenne mich selber gar nicht so wütend und aufbrausend. Aber nachdem ich im SBT (Soziales Belastungstraining) zu Hause wieder kein Auge zugetan habe ... und diese ständigen Panikattacken. Ich weiß einfach nicht weiter ... das muss doch mal besser werden. Auch meine Familie kennt mich nicht so aufbrausend und wütend wie in den letzten Tagen. Ich glaube daher jetzt doch, dass es ein Fehler war, das Antidepressivum abzusetzen, wahrscheinlich hat es doch gewirkt.«

Bezugspfleger T.: »Ich finde es gut, dass Sie sich entschuldigen, aber ich war, ehrlich gesagt, auch wenn das jetzt merkwürdig klingt, total froh, sie mal so wütend zu erleben, anstatt einfach nur niedergeschlagen. Zudem habe ich schon verstanden, dass Sie mich nicht persönlich meinten, sondern hatte eher den Eindruck, dass Sie einfach über die gesamte Situation mal richtig wütend waren, und diese Wut haben Sie rausgelassen.«

Psychologe: »Glückwunsch! Ich freue mich, diese wütende Frau R. kennenzulernen. Sie wissen ja, dass das genau unser Thema ist gerade, der Zusammenhang von Angst und Wut.«
Patientin (lachend): »So ein Mist, jetzt hatten Sie auch noch recht.«
Stationsärztin: »Also, ich würde das jetzt vorsichtig auch erst einmal als Fortschritt sehen und ich denke, wir können vielleicht vereinbaren, dass wir, bevor wir über einen erneuten medikamentösen Versuch nachdenken, zumindest eine Woche abwarten und gemeinsam anschauen, in welche Richtung es sich bei Ihnen weiterentwickelt. Ich würde Ihnen gerne Mut machen, genau an dieser Stelle weiterzumachen mit den Sozialen Belastungstrainings, die wir weiterhin mit Ihnen gut vor- und nachbesprechen würden.«
Kommentar: Durch die interprofessionelle Interaktion wird der Patientin aus den verschiedenen Behandlungsperspektiven ein wesentlicher Kern ihrer Problematik (Emotionsregulation, Umgang mit Aggression und Wut sowie der Zusammenhang mit der Angstsymptomatik) widergespiegelt. Das Zusammenfügen der einzelnen interprofessionellen Behandlungsstränge ermöglicht ihr ein besseres Verstehen dieser komplexen Zusammenhänge, als es psychologische Einzelgespräche allein während eines (in der Regel kurzen) stationären Aufenthalts vermögen. Die Situation mit ihrem Bezugspfleger, die die Patientin selbst aufgreift, kann in diesem Beispiel nicht nur geklärt, sondern direkt therapeutisch genutzt werden. Hätte diese Visite nur mit dem Arzt oder mit ärztlichem Schwerpunkt stattgefunden, wäre es kaum möglich gewesen, den Fokus jenseits der (frustranen) Medikationsversuche und ihrer Resignation zu legen, womöglich wäre diese noch verstärkt worden. Auch für die Gesamtbehandlung kontraproduktive Spaltungstendenzen (z. B. die Patientin berichtet ihrem Psychologen nach der Visite, dass ihre Ärztin ihr keine Medikamente verschreiben möchte, obwohl sie ihr doch helfen) können so deutlich minimiert werden. Durch die Struktur der MBT-Visite können vielmehr die einzelnen Bezugstherapeuten synergetisch zusammenwirken und sich gegenseitig in ihrer Funktion stärken, was letztlich die Effektivität der Behandlungen deutlich steigert. **x**

Wöchentliche Visite: »Montagsvisite«

Die Montagsvisite wird auf die einzelnen multiprofessionellen Behandlungsteams aufgeteilt, deren Anzahl sich nach ärztlicher Besetzung auf den Stationen richtet. Dabei sollten die einzelnen MBT-Visiten zeitlich so eingeteilt werden, dass immer Personal eines MBTs für den normalen Stationsablauf

zur Verfügung steht. Bei drei MBTs können zwei MBT-Visiten parallel laufen, während das andere MBT-Personal die Station versorgt. Diese visitieren dann im Anschluss ihre Patientinnen und Patienten. Selbst bei einer maximalen Belegung (von z. B. dreißig Patienten) auf den Stationen können so die Visiten konzentriert in Teams laufen, ohne dass es insgesamt zu einer Verlängerung des Visitenzeitraums kommt.
Die feste Zusammensetzung für die MBT-Visiten sollte aus Ärztin und einer Bezugspflege des Patienten bestehen. Wird der Patient auch psychologisch betreut, ist die Psychologin ebenfalls Bestandteil des MBTs und nimmt an den Visiten teil. Aufgrund der schmalen personellen Besetzung der therapeutischen Dienste (oft weniger als eine volle Stelle pro Station) ist es unrealistisch, dass die Sozialarbeiterin fester Bestandteil eines MBTs werden kann. Gibt es dringenden Klärungsbedarf in diesem Fachgebiet, wird sie gezielt zu den Visiten hinzugezogen. In der Regel reicht aber der enge Austausch der MBTs mit den anderen Therapeuten bei den gemeinsamen täglichen Übergaben oder bei den Therapieplanungen und -besprechungen sowie der Oberärztinvisite zum gegenseitigen Abgleich aus. Darüber hinausgehender Bedarf kann bei gemeinsamen Terminen von MBT und therapeutischen Diensten mit Patienten und Bezugspersonen außerhalb der MBT-Visiten geklärt werden, etwa bei Netzwerkgesprächen, Hausbesuchen, Helferkonferenzen.

Bedarfssprechstunde: »Freitagsvisite«

Die personelle Zusammensetzung entspricht derjenigen der Montagsvisite. Zur Stärkung der Eigenverantwortung der Patientin wird der Termin jedoch als Bedarfssprechstunde gestaltet. Die Patientin wird ermutigt, selbst Bedarf nach einem Visitengespräch in der Morgenrunde anzumelden, und sie kann für sich überprüfen, ob für sie wichtige Punkte vor dem Wochenende zu klären sind (z. B. Ausgänge, Krisenplan, Soziale Belastungstrainings, Medikation) oder auch ein allgemeiner Gesprächsbedarf besteht. Jeden Freitag wird in der Morgenrunde auf die Bedarfssprechstunde hingewiesen. Die Patientin sollte sich nach Möglichkeit selbst um einen Gesprächstermin in dem jeweiligen MBT-Visitenzeitraum bemühen.
Es wird jedoch sichergestellt, dass jeder Patient an diesem Tag Kontakt zum Team zur Überprüfung der Situation hat. Dies kann durch eine kurze Nachfrage (z. B. durch die Bezugspflege) erfolgen, ob es irgendetwas gibt, was man für den Patienten tun kann. Die Patientinnen und Patienten haben auch die Möglichkeit, einen Termin für ein Einzelgespräch mit einem der Bezugstherapeuten

zu vereinbaren, wenn sie dies bevorzugen. Zum Austausch zwischen den einzelnen Therapeuten eignet sich dann am Freitagnachmittag die »große Übergabe« (z. B. 14.00 Uhr, s. Tabelle 4 mit einem Beispiel für einen Wochenplan), wo alle Therapeutinnen und Therapeuten neben der Informationsübergabe an den Spätdienst mit Fokus auf die relevanten Anliegen für das Wochenende einen Abgleich über Befinden und Situation der Bezugspatienten machen können. Mögliche Unklarheiten und offene Dinge können so im Anschluss noch vor dem Wochenende geklärt werden.

TABELLE 4 Exemplarischer Wochenplan mit allen Visiten

Montag	Dienstag	Mittwoch	Donnerstag	Freitag
MBT-Visite	Therapieplanung und -besprechung*	Therapiebesprechung*	OA/CA-Visite**	Morgenrunde: Bedarf an Sprechstunde melden
MBT I + II 9:00–10:30 Uhr	MBT I 9:00–9:45 Uhr (9:00–10:55 Uhr)	MBT I 9:00–9:30 Uhr	MBT III 9:00–10:00 Uhr	Bedarfssprechstunden
MBT III 10:30–12:00 Uhr	MBT II 9:45–10:30 Uhr (10:15–11:30 Uhr)	MBT II 9:30–10:00 Uhr	MBT I 10:00–11:00 Uhr	MBT II + III 9:30–11:00 Uhr
	MBT III 10:30–11:15 Uhr (11:30–12:45 Uhr)	MBT III 10:00–10:30 Uhr	MBT II 11:00–12:00 Uhr	MBT I 11:00–12:30 Uhr
				Wochenendübergabe 14:00–15:00 Uhr Informationsaustausch und Klärung offener Handlungsbedarfe (alle MBTs + OÄ)

* Die Therapiebesprechung kann entweder direkt mit dem jeweiligen MBT + Gesamtteam im Anschluss an die Therapieplanung erfolgen oder an einem anderen Termin abgehalten werden. Zeiten, Wochentage, Reihenfolge sind NUR exemplarisch.

** OA: Oberarzt oder -ärztin, CA: Chefarzt oder -ärztin

Hinweise zur Symptombeschreibung und Diagnosenennung

Wie bereits beschrieben, darf die Diagnosenennung und Symptombeschreibung nicht im Mittelpunkt der Gespräche und der Behandlung stehen. Ebenso wenig zulässig ist jedoch die vollständige Vermeidung oder Ausblendung dieses Themenbereichs. Die Erfahrung zeigt, dass es für die Patienten und ihre Bezugspersonen sehr wichtig ist, die Einschätzung des Behandlerteams zu kennen und zu wissen, welche Diagnosen erwogen werden. Für die Akzeptanz und einen konstruktiven Umgang mit den oft sehr quälenden Erlebnissen kann eine Bezeichnung derselben als Symptom und die Benennung von Diagnosen hilfreich sein.

Interessanterweise zeigen beispielsweise Menschen, bei denen eine Demenz diagnostiziert wird, häufig neben dem Schock auch Erleichterung, wenn dies wertschätzend und mit dem Aufzeigen von erhaltenden Ressourcen und Kompetenzen geschieht. Die Ungewissheit und das Nicht-zuordnen-Können der Veränderungen stellen für die Betroffenen und ihre Bezugspersonen oft eine große Belastung dar. Zudem haben viele Patientinnen und Patienten im Verlauf ihrer Erkrankung über Jahre hinweg wechselnde Diagnosen erlebt, was für sie selbst und ihr Umfeld zutiefst verunsichernd ist und zu gravierenden Einschnitten in ihrer Identitätsbildung führen kann. Gerade wenn die Störungen bereits in der Adoleszenz mit eher unspezifischen Erscheinungen begonnen haben (hier wird der Begriff Symptome bewusst vermieden, um Auffälligkeiten in diesem kritischen Entwicklungszeitraum nicht per se in einen pathogenen Zusammenhang zu stellen) – etwa mit Leistungsknick, sozialem Rückzug, Alienation, übersinnlichem bis hin zu psychosenahem Erleben, starken Affektschwankungen –, haben diese Menschen oft innerhalb weniger Jahre mehrere Diagnosen aus den Bereichen Persönlichkeitsstörungen, affektive Erkrankungen wie auch schizophrener Formenkreis attestiert bekommen.

Symptome und ihren Krankheitswert individuell herauszuarbeiten ist auch in der Abgrenzung zu gesunden Reaktionen und gesunder Emotionalität für den Behandlungsverlauf wie auch für die weitere Krankheitsverarbeitung der Patientinnen und Patienten elementar und sollte unter folgenden drei Gesichtspunkten geschehen:

Empathie zeigen: Das Erleben des Patienten wertschätzend und verständnisvoll in der eigenen Sprache wiedergeben.

Konsens herausstellen: Erläutern, wo es einen Konsens gibt bezüglich des Leidensdrucks oder entstandener Probleme für den Patienten und sein Umfeld.

Differenzen erklären: Mögliche unterschiedliche Erklärungsmodelle für die Symptomatik benennen und erklären, warum welche Diagnose gestellt und welche Therapie empfohlen wird.

PRAXISBEISPIEL SYMPTOMBESCHREIBUNG BEI EINER PSYCHOSE

Empathie zeigen: »Frau B., Sie schildern, dass Sie vor einigen Jahren einen Mikrochip in die Ohren implementiert bekommen haben. Sie vermuten, dass dies während einer Untersuchung bei Ihrem HNO-Arzt geschehen ist. Sie berichten darüber hinaus, dass Ihrer Wahrnehmung nach sowohl Ihre Telefone verwanzt seien als auch Kameras in die Steckdosen Ihrer Wohnung implementiert worden seien. Wer hinter den für Sie sehr beängstigenden Eingriffen in Ihre Privatsphäre – wie Sie es selbst ausgedrückt haben – stecken könnte, wissen Sie nicht genau. Sie vermuten aber, dass die Bundesregierung Sie observiert, da Sie herausbekommen haben, dass diese bewusst Umweltgifte in die Berliner Atmosphäre über das Abwassersystem verteilt.«

Konsens herausstellen: »Sie haben verständlicherweise durch diese Erlebnisse zunehmend starke Ängste entwickelt. Zuletzt waren Sie kaum noch in Ihrer Wohnung und haben, um vor der von Ihnen erlebten Überwachung zu entfliehen, zum Schluss für einige Tage im Wald gelebt. Für Ihr Umfeld war Ihr Erleben und Verhalten immer schwerer nachvollziehbar und Ihre Eltern, aber auch Ihre Freunde, haben sich verstärkt Sorgen gemacht, was Sie inzwischen verstehen können. Es hat sich zu einer für Sie lebensbedrohlichen Situation zugespitzt und Sie selbst sagen, dass Sie zu Tode erschöpft sind und nicht mehr können. Sie haben in Ihrer Wohnung die Steckdosen ausgebaut, wobei es nach Ihrer eigenen Aussage ein großes Glück ist, dass Sie nicht durch einen Stromschlag ums Leben gekommen sind. Aktuell sind Sie vom Wohnungsverlust bedroht, da Sie keine Miete mehr gezahlt haben und aufgrund Ihrer Ängste nicht in die Wohnung zurückwollen. Außerdem haben Sie stark an Gewicht verloren, fühlen sich geschwächt und können auch aufgrund der permanenten Sendungen über den Chip in Ihrem Ohr nicht schlafen. Was uns, aber auch Sie selbst am meisten erschreckt hat, ist Ihr Versuch, mit einem Schraubenzieher diesen Chip zu entfernen, wobei Ihr Trommelfell schwer verletzt wurde.«

Differenzen erklären: »In Ihrem Erleben sind alle diese Ereignisse real, und Sie haben von Beginn an gesagt, dass Sie nicht verstehen, warum Sie auf einer psychiatrischen Station gelandet sind, Sie seien ja nicht verrückt. Andererseits geben Sie an, sich hier sicherer zu fühlen und sich auf der Station erholen zu wollen, was wir Ihnen auch gerne anbieten. Vielleicht können wir es in dieser Zeit schaffen, Ihre Erlebnisse gemeinsam zu verstehen und zu benennen. Wir

nehmen im Gegensatz zu Ihnen schon an, dass die von Ihnen geschilderten Verfolgungsängste und Beeinflussungserlebnisse auf einer Art übersteigerten Wahrnehmung von Ihnen beruhen, was wir erst einmal als Psychose bezeichnen würden. Warum manche Menschen im Leben eine Psychose entwickeln, hat ganz unterschiedliche Gründe. Es gibt Ereignisse oder Krisen im Leben, die dazu führen können, dass man Dinge anders bzw. sensibler wahrnimmt als andere, was im Weiteren zu einer eigenen, für andere nicht mehr nachvollziehbaren Realität führen kann.
Auch wenn Sie unsere Deutung vielleicht zum jetzigen Zeitpunkt noch nicht teilen, so würden wir vorschlagen, dass wir mit Ihnen zusammen erst mal eine Realitätsüberprüfung versuchen, indem wir herausarbeiten, an welchem Punkt sich unsere Wahrnehmung von Ihrer zu unterscheiden beginnt. Im Verlauf würden wir dazu auch mit Ihnen Ihre Wohnung aufsuchen. Zudem müssen wir schauen, dass Sie wieder mehr Ruhe finden und zu Kräften kommen. Falls die Symptome, die Sie beeinträchtigen, also die Ängste, die Unruhe und Schlaflosigkeit, in dieser Ausprägung bleiben, würden wir Ihnen auch zumindest für eine Zeit eine Medikation anbieten. Wir würden Sie dann ausführlich darüber aufklären und Vor- und Nachteile mit Ihnen abwägen. Aus unserer Sicht könnte ein Medikament Ihnen zum jetzigen Zeitpunkt aber sehr wahrscheinlich gut helfen.« **x**

PRAXISBEISPIEL SYMPTOMBESCHREIBUNG DEPRESSION

Empathie zeigen: »Wenn wir Sie richtig verstanden haben, schaffen Sie es in den letzten zwei Monaten kaum noch, vom Bett aufzustehen, was Sie sich selbst massiv vorwerfen. Sie geben an, früher ein überaus aktiver und lebensfroher Mensch gewesen zu sein, und jetzt empfinden Sie sich selbst zunehmend als Last für andere, insbesondere für Ihre Kinder, und verstehen nicht, warum Sie sich nicht einfach aufraffen können. Sie geben auch Suizidgedanken an, die Sie selbst gar nicht haben wollen und für die Sie sich schämen, aber die wie Zwangsgedanken im Grunde permanent bestehen. Hier empfinden Sie durchaus einen Zwiespalt: Einerseits sehen Sie im Tod die Chance zur Ruhe für sich, aber auch für Ihre Familie, die dann in Ihren Augen entlastet wäre, andererseits wissen Sie durchaus, was Sie ihr damit auch antun würden, was Sie auf keinen Fall wollen.
Hin- und hergerissen sind Sie auch bezüglich der Behandlung. Einerseits sagen Sie selbst, dass es so nicht weitergeht, da Ihr Leben einfach nicht mehr funktioniert, andererseits haben Sie nicht das Gefühl, dass wir Ihnen helfen könnten, und befürchten eher, dass eine längere Behandlung Sie noch mehr

aus Ihrem eigentlichen Leben reißen würde. Sie haben das Gefühl, diese Probleme selbst lösen zu müssen, und zweifeln, dass sie Teil einer behandelbaren Erkrankung sein könnten. Andererseits sind Sie dennoch zu uns gekommen aus dem Gefühl heraus, Hilfe zu brauchen.«

Konsens herausstellen: »Wenn wir mal zusammenfassend Ihre geschilderte Situation betrachten, dann haben Sie im Laufe der letzten acht Monate jegliche Freude, Kraft und den Antrieb im Leben so verloren, dass Sie weder privat noch beruflich so funktionieren, wie Sie und Ihr Umfeld es eigentlich von Ihnen kennen. Es ist, als wäre Ihr Vitalgefühl derzeit schwer gestört, also die ganzen Wahrnehmungen, die dazugehören, wie Sinneswahrnehmungen, Körpergefühl, Gedanken, sich »vital«, also lebendig zu fühlen. Wenn man Ihren Schilderungen zuhört und Sie betrachtet, fällt auf, wie viel Schwere auf Ihnen lastet, die sogar Ihre Bewegungen und Mimik regelrecht hemmt, was wir als Einschränkung der Schwingungsfähigkeit bezeichnen.«

Differenzen erklären: »Es ist eindrücklich deutlich geworden, in welche für Sie sehr befremdliche Ausnahmesituation Sie innerlich geraten sind. Sie können es sich nicht erklären, obwohl Sie viel darüber nachgedacht und mit aller Kraft verschiedene Lösungswege gesucht haben. Im Äußeren finden sich zunächst keine – zumindest keine offensichtlichen – Auslöser. Das heißt, es gibt eine Diskrepanz zwischen dem Ausmaß der Erschütterung in Ihrem Inneren und den äußeren ja eigentlich stabilen und guten Umständen. Das ist der Grund, warum wir schon von einer psychischen Erkrankung, also einer Depression, ausgehen und nicht von einer einfachen Stress- oder Krisensituation. Wir können Ihr Hin-und-Hergerissensein gut verstehen und können uns vorstellen, dass es für Sie gerade immens schwierig ist, zu entscheiden, was jetzt der Weg sein könnte. Was aber deutlich geworden ist: wie lange Sie ohne Hilfe dagegen angekämpft haben und wie sehr Sie da jetzt an Ihre eigenen Grenzen gekommen sind. Für Sie ist eine absolute Perspektivlosigkeit entstanden, sodass in Ihnen auch keinerlei Hoffnung oder Glauben entstehen kann, dass etwas wie eine Behandlung helfen könnte. Das ist eben das Gemeine an einer depressiven Erkrankung, dass sie auch an dem ansetzt, was für eine Genesung und Behandlung existenziell ist: nämlich die Hoffnung und Zuversicht auf Besserung. Zu Beginn sollten wir vermutlich erst einmal an Ihrer Akzeptanz arbeiten, dass Sie im Moment wirklich schwer krank sind und Hilfe brauchen, die wir Ihnen gerne und so schnell wie möglich anbieten.« **x**

Ober- und chefärztliche Supervision

»I was treated depending how I was introduced.« David Crepuz-Keay, Psychiatrieerfahrener, Experte und Berater für Mental Health, Empowerment und soziale Inklusion

Für den Erfolg des Weddinger Modells bedarf es zweier Grundvoraussetzungen bei der ober- und chefärztlichen Funktion:

- Die interprofessionelle Zusammenarbeit und Ausrichtung der Behandlung sowie die Angleichung der unterschiedlichen Berufsgruppen in ihrer Bedeutung müssen durch die Ober- und Chefärztin anerkannt und gestärkt werden.
- Die dem Weddinger Modell zugrunde liegende Haltung und Sichtweise bezüglich des psychiatrischen Handelns muss durch die Ober- und Chefärztin vorgelebt, gelehrt und geschützt werden.

In der Funktion des Ober- und Chefarztes liegen Chance und Gefahr zugleich. Ein Konzept wie das Weddinger Modell konnte nur in der gesamten Klinik etabliert werden durch das Mitwirken und -tragen der verantwortlichen Chef- und Oberärzte. In dem Maße, wie die Unterstützung der leitenden Positionen förderlich ist, kann eine Blockade Veränderungen unmöglich machen. Dies gilt natürlich in ähnlicher Weise für die Pflegeleitung und -direktion. Eine enge, gemeinsame ärztliche und pflegerische Führung sowohl auf der Ebene von Pflegedirektion und Chefarzt (bzw. ärztlicher Direktion) als auch auf der Stationsebene zwischen Oberärztin und Stationsleitung war und ist einer der begünstigenden Faktoren in der konzeptionellen Umsetzung des Weddinger Modells. Ebenso wie die intensive Zusammenarbeit mit den Leitungen der therapeutischen Dienste und Psychologie (s. Kapitel »Implementierung des Weddinger Modells«).
Durch die vorgegebenen klinischen wie juristischen Strukturen liegt die ärztliche Entscheidungsmacht bezüglich des Behandlungsverlaufs in der Hierarchie über den anderen Berufsgruppen, weshalb insbesondere die Haltung der Ober- und Chefärztin entscheidende Auswirkungen auf die konzeptionelle Umsetzung hat. Ziel der Implementierung des Weddinger Modells war es daher von Beginn an, die Strukturveränderungen und eine besondere Kultur der Zusammenarbeit so zu etablieren, dass sowohl die interprofessionelle Ausrichtung als auch die partizipative, trialogische, recoveryorientierte Grundhaltung gegenüber personellen Wechseln in der ärztlichen Leitungsebene weniger anfällig werden und nachhaltig bestehen können.
Ein Oberarzt, der die MBTs nicht anerkennt und letztlich nur den ärztlichen Teil der Behandlung fokussiert, führt unweigerlich zur Schwächung der

interprofessionellen Ausrichtung. Sind die Grundannahmen des Oberarztes eher biologisch-reduktionistisch fundiert, führt das zu anderen Erklärungsmodellen als die im Weddinger Modell angestrebten individualisierten Genesungs- und Krankheitsmodelle. Ist seine Haltung eher durch eine paternalistisch-defizitäre Sichtweise geprägt, wird es für die Teams schwer sein, eine Recoveryorientierung in der Behandlung beizubehalten. Um die beiden oben genannten Grundvoraussetzungen für die ober- und chefärztliche Funktion erfüllen zu können, muss letztlich »Macht« abgegeben werden: an die anderen Berufsgruppen einerseits sowie Deutungs- und Entscheidungsmacht an die Patientinnen und Patienten anderseits – ohne dass dies zur Macht- und Verantwortungslosigkeit der Chef- und Oberärzte führt.
Da umgekehrt ein Stationsteam das Engagement eines Oberarztes oder der Stationsleitung aushebeln kann, braucht es folgerichtig ein Team, das bereit ist, mehr Verantwortung zu übernehmen, und eine breite interprofessionelle Basis, die eine Recoveryorientierung und therapeutische Ausrichtung der stationären psychiatrischen Behandlung trägt und direkt umsetzt. Die Erfahrungen mit dem Weddinger Modell zeigen, dass die interofessionelle Zusammenarbeit auf Augenhöhe einen stärkenden wie entlastenden Effekt für alle hat, was mit den traditionellen hierarchischen Strukturen kaum möglich ist.
Exemplarisch für die ober- und chefärztliche supervidierende Funktion werden in diesem Kapitel die Ober- bzw. Chefarztvisite sowie die oberärztliche Zweitsicht aufgeführt. Der OA-Visite (OA: Oberarzt oder Oberärztin) bzw. CA-Visite (CA: Chefarzt oder Chefärztin) kommt eine die multiprofessionellen Bezugstherapeutenteams und den therapeutischen Prozess supervidierende Funktion zu. Die gemeinsam mit der Patientin erarbeiteten Therapieziele und der weitere Therapieverlauf werden von einem der Bezugstherapeuten in der OA-Visite im Beisein der Patientin und ihrer Bezugspersonen kurz vorgestellt und bilden die Grundlage. In der Regel sind die Patientinnen und Patienten der Oberärztin durch die unmittelbar nach der Aufnahme erfolgten Zweitsichten (s. unten) bekannt. Zudem ist sie optimalerweise durch die Teilnahme an den morgendlichen interprofessionellen Übergaben sowie durch die kontinuierliche Behandlungssupervision engmaschig über den Verlauf informiert.

Oberärztliche Visite

Personelle Zusammensetzung:
- Chef- und/oder Oberärztin
- das jeweilige MBT mit Patientin

- Therapeutinnen der Station (z. B. aus Sozialarbeit, Ergo-, Musik-, Kunst-, Physio- und Sporttherapie)
- Bezugspersonen
- gegebenenfalls Dolmetscher

Thematische Schwerpunkte:
- richten sich nach den aktuellen Problemen, offenen Fragen, die sich aus der interprofessionellen und partizipativen Vorstellung ergeben

Gesprächsführung:
- »Partizipative Patienten- bzw. Behandlungsvorstellung« durch MBT und Patient wird durch die anderen Therapeutinnen und Bezugspersonen ergänzt.
- Aktuelle Fragen, Anliegen und Probleme werden durch die Ober-/Chefärztin unter Hinzuziehung aller Perspektiven betrachtet, reflektiert und bewertet, um gemeinsame Entscheidungen oder Problemlösungen zu ermöglichen.

Ziele der Visite:
- therapeutischer und supervidierender Effekt
- partizipative, interprofessionelle Behandlungsentscheidungen und -vereinbarungen mit unterstützender ober-/chefärztlicher Beratung und ggf. »wohlwollender« Korrektur
- aktive Beteiligung und Verantwortungsübernahme des Patienten (und seiner Bezugspersonen) in der Behandlung stärken
- Verantwortung und therapeutische Arbeit der Teams wie auch der einzelnen Therapeuten stärken
- Lerncharakter: Ober- und chefärztliche diagnostische wie therapeutische Einschätzungen und Entscheidungen müssen wissensfundiert sowie für alle Beteiligten (Team, Patient und Bezugspersonen) transparent, kohärent und nachvollziehbar sein.

Nur in therapeutisch gut zu rechtfertigenden Ausnahmefällen sollte es vor dem Hinzuziehen der Patientin zur OA-Visite zur Vorbesprechung bezüglich der Patientin kommen. Im Umsetzungsprozess des Weddinger Modells zeigte sich: Je mehr Erfahrungen mit dem neuen Konzept gemacht wurden, desto geringer wurde im Team der Bedarf an Vor- und Nachbesprechungen in Abwesenheit der Patienten. Dieses Signal der Transparenz hat eine starke deeskalierende und vertrauensfördernde Wirkung bei den Patienten und ihren Bezugspersonen. Die Patientinnen und Patienten haben nicht mehr das Gefühl, in eine für sie nicht einzuschätzende, »vorbestimmte« Situation zu kommen, die bereits von Informationen über sie und ihre Behandlung geprägt ist.

Visiten an sich, insbesondere aber die OA- oder CA-Visiten, stellen für die Patienten und ihre Bezugspersonen immer eine herausfordernde und oft beängstigende Situation dar, sowohl was die »Übermacht« des Teams angeht als auch die mit der CA-/OA-Visite assoziierte Entscheidungs- und Deutungsmacht. In der »partizipativen Patientenvorstellung« oder auch »partizipativen Behandlungsverlaufsvorstellung« im Weddinger Modell werden Informationen sowohl aus der Sicht der Behandelnden als auch aus der Sicht der Patienten und ihrer Bezugspersonen gleichermaßen wiedergegeben und können durch diese korrigiert und ergänzt werden. Die Behandelnden werden so als unterstützend erlebt sowie transparent bezüglich ihrer Einschätzungen, Entscheidungen und Handlungsweisen.

Zwischenruf

Die interprofessionelle »partizipative Patienten- bzw. Behandlungsverlaufsvorstellung« bedeutet weder eine Einschränkung der Fachlichkeit oder Terminologie noch verliert die Oberarzt- bzw. Chefarztvisite ihre supervidierende Funktion. Sowohl kritische und divergente Wahrnehmungen dem Patienten gegenüber als auch die psychopathologische Terminologie sind wichtige Bestandteile der »partizipativen Vorstellung«. Allerdings muss die Vorstellung immer auf die individuellen Möglichkeiten und Persönlichkeitsmerkmale des Patienten abgestimmt werden und aus einer empathischen, wertschätzenden und authentischen Haltung heraus geschehen.

Für die Patientinnen und Patienten haben die Wahrnehmungen, Einschätzungen und Reflexionen ihrer Behandelnden im Rahmen der »partizipativen Vorstellung« deeskalierende, psychoedukative und therapeutische Effekte. Durch die interprofessionelle Vorstellung und die Partizipation der Patientin erhalten die Oberärzte wiederum einen vollständigeren Einblick in deren Behandlungs- und Genesungsprozess, da zum einen die Informationen direkt von der Patientin ergänzt und korrigiert werden können und zum anderen ihre Reaktion und Interaktion mit dem Behandlungsteam eine bessere Einschätzung und Supervision (lat. »Über-Blick«) ermöglichen.

PRAXISBEISPIEL OBERÄRZTIN-VISITE

In diesem Praxisbeispiel wird versucht, einen Visitenablauf möglichst real und greifbar wiederzugeben, um dann in kurzen Kommentaren auf die therapeutischen und supervidierenden Aspekte hinzuweisen, die allein durch die transparente, partizipative und interprofessionelle Ausrichtung der Visite leicht zu erreichen sind.

Oberärztin: »Guten Morgen, Herr C., kommen Sie erst mal in der Runde an, während jemand aus Ihrem MBT – Wer möchte? – für uns kurz den aktuellen Stand zusammenfasst, was Sie wie immer gerne ergänzen und korrigieren können. Wir klären dann zusammen das Weitere.«

Kommentar: Diese Eröffnung der Visite ermöglicht dem Patienten, Ängste oder Nervosität abzubauen und in der Visitenrunde anzukommen, ohne dass sofort etwas von ihm gefordert wird. Zudem wird eine offene Einladung an jeden im Team ausgesprochen, mit der Vorstellung des Patienten zu beginnen.

Assistenzarzt: »Herr C., wir haben insgesamt in den letzten Tagen das Gefühl, dass es Ihnen besser geht. Sie wirken weniger angespannt, sind offener im Kontakt und scheinen weniger zurückgezogen und gequält zu sein. Sie selbst haben in unserem letzten Gespräch diesen Eindruck bestätigt und geben an, es gehe langsam bergauf, insbesondere weil Ihre Stimmen – oder Phoneme, wie wir es nennen – Sie weniger quälen. Wie Sie wissen, führen wir Ihre Verbesserung zum einem darauf zurück, dass einige Sie belastende Faktoren geklärt werden konnten, wie z. B. die Zahlung der Miete. Die Klärung Ihrer unsicheren sozialen Situation war Ihnen selbst das wichtigste Behandlungsziel und Sie sind da mit unserer Sozialarbeiterin sehr intensiv dran, die auch gleich noch dazu ergänzen kann. Mein Eindruck ist, wie Sie wissen, dass Ihre Stabilisierung auch damit zu tun hat, dass Sie sich entschieden haben, zumindest geringfügig Medikamente einzunehmen. Sie selbst sind sich da noch unsicher, ob es tatsächlich einen Zusammenhang gibt. Es gibt auch noch Momente, wo Sie den Eindruck haben, dass wir Sie durch die Medikation im Auftrag der Mafia vergiften wollen. Von solchen paranoiden Ängsten können Sie sich aber zunehmend distanzieren. Ansonsten vertragen Sie das Medikament gut und wir sind jetzt an einem Punkt, wo wir überlegen sollten, wie es insgesamt weitergeht.«

Kommentar: Durch die »partizipative Vorstellung« werden dem Patienten die Einschätzungen des Teams wie auch der Behandlungsverlauf transparent dargelegt. Seine Perspektiven und Wahrnehmungen werden gleichermaßen benannt und in die Vorstellung mit eingeflochten, was Vertrauen schafft, Wertschätzung signalisiert und zum anderen einen direkten therapeutischen Effekt durch einen Wahrnehmungs- und Realitätenabgleich hat. Ein psychoedukativer Effekt wird erreicht, indem geschilderte Symptome auch mit den Termini aus der Psychopathologie in einer wertschätzenden Art und Weise verknüpft und erklärt werden. Nur Begriffe, die bei einer anderen Gelegenheit schon einmal erklärt und von dem Patienten bereits angenommen wurden (in diesem Beispiel »paranoide Ängste«), können ohne erneute Erläuterung genannt werden.

Sozialarbeiterin: »Ergänzend kann ich sagen, dass sich Herr C. wirklich sehr eigenständig und kompetent um die Dinge gekümmert hat, was ich sehr bemerkenswert finde.«

Kommentar: Durch die kurze Ergänzung der Sozialarbeiterin werden zwei wichtige Dinge ermöglicht: Erstens wird der Patient therapeutisch in seiner Selbstwirksamkeitserwartung und Kompetenz gestärkt, zweitens werden so der Oberärztin wichtige Informationen über Ressourcen und Eigenständigkeit des Patienten gegeben, was bezüglich der weiteren Verantwortungsübernahme in der Therapie durch den Patienten, aber auch insgesamt von entscheidender Bedeutung ist (z. B. in der Abwägung der Einrichtung einer gesetzlichen Betreuung).

Oberärztin (zum Patienten): »Was meinen Sie, wie es weitergehen soll mit der Behandlung? Sind wir auf dem richtigen Weg?«

Kommentar: Mit diesen Fragen wird zum einen die Verantwortungsübernahme des Patienten für die weitere Behandlung gestärkt. Zum anderen öffnen sie den Raum für die Bewertung der Behandlung durch den Patienten mittels Feedback, Kritik oder Korrekturvorschlägen, was einen positiven Einfluss auf seine weitere Behandlungsadhärenz hat sowie einen Lerneffekt für die Behandelnden.

Patient: »Das ist schon richtig, was Doktor H. sagt. Die Stimmen sind weniger geworden. Allerdings geht nach wie vor gar nichts mehr, wenn sie kommen.«

Bezugspflege: »Wir haben gestern ja in einem solchen Moment zusammengesessen. Ich muss Ihnen da mal ein Kompliment aussprechen, dass Sie uns da so vertrauen konnten und zu uns gekommen sind, so wie wir es vorher vereinbart hatten. Das fand ich super! Ich hatte da den Eindruck, dass es Ihnen guttut, über Ihre Stimmen zu sprechen.«

Kommentar: Die Planung weiterer individueller Behandlungsoptionen bzw. Bewältigungsstrategien wird durch diese Intervention der Bezugspflege direkt ermöglicht, und der Patient kann nachvollziehen, warum ihm welche Therapien vorgeschlagen werden.

Oberärztin: »Ich kann mir gut vorstellen, dass Sie z. B. von der Stimmenhörergruppe profitieren können. Vielleicht gehen Sie heute um 14.00 Uhr mal hin und probieren es aus?«

Patient: »Einverstanden. Allerdings würde ich gerne wissen, wie lange denn die Behandlung überhaupt geht.«

Oberärztin: »Wie sicher oder stabil fühlen Sie sich denn, wenn Sie z. B. an Ihre Wohnung denken? Ich hatte den Eindruck, dass Sie momentan, was das Nach-draußen-Gehen betrifft, noch sehr ängstlich und unsicher sind. Was meinen Sie?«
Kommentar: Dem Patienten wird bezüglich der Frage nach der Behandlungsdauer Raum zur Selbsteinschätzung gegeben und ein Bezug zu offenen Behandlungsfragen hergestellt.
Patient: »Es ist ein bisschen besser geworden. Gestern hatte ich dann allerdings wieder das Gefühl, beobachtet zu werden. Es hat mir geholfen, dass Frau W. (Psychologin) mit mir rausging.«
Oberärztin (zur Psychologin): »Und wie läuft es mit den therapeutischen Ausgängen, wie ist dein Eindruck?«
Psychologin (spricht direkt mit dem Patienten): »Das läuft gut, und trotz Ihrer anfänglichen starken Ängste und auch Ihres Misstrauens mir gegenüber kommen Sie regelmäßig mit. Mein Eindruck ist allerdings, dass Sie im Moment noch sehr schnell irritierbar sind und leicht Blicke oder Gesten anderer Menschen auf sich beziehen, also das, was wir als Beziehungserleben bezeichnen. Ich habe das Gefühl, dass Sie dadurch noch sehr beeinträchtigt sind, und in Ihre Wohnung trauen Sie sich momentan, zumindest allein, noch nicht, wenn ich Sie richtig verstanden habe.«
Kommentar: Der Patient erfährt einerseits mehr über Sinn, Inhalte und Ziele der therapeutischen Ausgänge und zum anderen wird ein für ihn verstehbarer Zusammenhang zwischen der noch nicht ausreichenden Stabilisierung und der daher noch notwendigen weiteren Behandlung hergestellt. Die Oberärztin erhält zusätzliche Informationen über die Dynamik der Symptomatik des Patienten und den Behandlungsfokus der psychologischen Therapie.
Patient: »Ich würde zumindest das erste Mal gerne mit Ihnen oder Herrn T. (Bezugspfleger) in die Wohnung gehen.«
Kommentar: Eine Angleichung und Aktualisierung der Therapieziele und Behandlungen wie auch der Nachsorge kann erfolgen, indem dies am Ende des Visitengesprächs durch die Oberärztin abschließend zusammengefasst wird. **x**

PRAXISBEISPIEL OBERÄRZTLICHE ZWEITSICHT

Die oberärztliche Zweitsicht sollte am ersten Tag der Aufnahme, spätestens jedoch am dritten Behandlungstag (z. B. nach Wochenenden oder Feiertagen) erfolgen. Durch das Mittel der partizipativen Patientenvorstellung (auch hier ohne Vorbesprechungen!) können von Beginn an schnell positive Effekte erreicht werden, akute Aufnahmesituationen deeskaliert, Vertrauen gebildet, die Behandlungsadhärenz gesteigert und Behandlungsfehler oder -irrtümer vermieden werden.

Frau C. ist eine 34-jährige Frau, die erstmalig in unserem Krankenhaus auf freiwilliger Basis aufgenommen wird. Die Vorstellung in der Rettungsstelle erfolgt in Begleitung des ambulanten Pflegedienstes, der sie seit einem Dreivierteljahr betreut. Es besteht die Vordiagnose einer paranoiden Schizophrenie. Der Pflegedienst berichtet gegenüber der Ärztin vom Dienst, dass sie Frau C. zwar schon immer bizarr und schweigsam kennen, aber jetzt würde sie zunehmend »Fehlhandlungen« begehen, etwa Spiegel von der Wand abnehmen, und gar nicht mehr mit dem Pflegedienst kommunizieren. Man habe den Eindruck gehabt, dass sie ihre antipsychotische Medikation normalerweise zuverlässig einnehme. Nun vermutet man aber, dass sie ihre Medikation abgesetzt habe und psychotisch exazerbiert sei. Frau C. selbst äußert sich weder in der Rettungsstelle noch später bei der Aufnahme durch den Stationsarzt. Die Zweitsicht durch die Oberärztin erfolgt ohne Vorbesprechung mit dem Stationsarzt in Anwesenheit der Patientin und der Bezugspflegekraft. Dabei sitzt man in einer kleinen Runde in einem ruhigen Raum. Frau C. schaut unbeteiligt auf den Boden und signalisiert keinerlei Wunsch nach Kontaktaufnahme. Die Oberärztin beginnt mit den Worten: »Frau C., auch wenn Sie vielleicht im Moment nicht mit uns sprechen wollen, so können wir vielleicht zumindest klären, warum Sie hier sind und ob Sie das überhaupt wollen. Dazu berichtet uns Dr. W., den Sie eben bereits kennengelernt haben, was wir dazu für Vorinformationen haben.«

Der Stationsarzt Dr. W. berichtet: »Also, Frau C., leider haben Sie mir selbst bisher noch keine Angaben machen wollen. Daher kann ich jetzt nur die Angaben des Pflegedienstes wiedergeben. Vielleicht können Sie diese ja korrigieren oder ergänzen. Laut Bericht ist bei Ihnen die Diagnose einer paranoiden Schizophrenie bekannt. Ihr Pflegedienst vermutet aktuell, dass Sie Ihre Medikamente abgesetzt haben und nun wieder an einer Psychose erkrankt sind. Ich kann nur sagen, dass Sie auf mich sehr in sich gekehrt und ängstlich wirken.«

In diesem Moment reagiert Frau C. erstmalig, indem sie den Kopf hebt und Blickkontakt aufnimmt. Die Oberärztin fragt: »Frau C., was ist Ihr Eindruck? Was können wir für Sie tun?« Nach einer kurzen Pause beginnt Frau C. zu berichten, dass vor zwei Wochen der Todestag ihres Lebenspartners war, der vor einem Jahr vor ihren Augen an einem Herzinfarkt gestorben sei. Dies sei in der Wohnung passiert, in der sie jetzt noch lebe. Sie habe fünf Jahre mit ihm zusammengelebt und fühle sich zunehmend einsam. Die Frage, ob der

Pflegedienst denn davon wusste, verneint sie. Sie habe das Gefühl gehabt, dass es da nur um die Medikamenteneinnahme gehe. Diese habe sie bis vor Kurzem wie verordnet eingenommen. Nur in den letzten Tagen nicht, da sie das Gefühl hatte, es würde ihre Trauergefühle zu sehr dämpfen, und daher habe sie die Tabletten nur vereinzelt eingenommen.
Kommentar: Durch die Transparenz der Situation bekommt Frau C. die Vorabinformationen über ihre Person mit. Ihr wird im Weiteren mehrfach signalisiert, dass großes Interesse und Offenheit besteht, ihre Sicht zu hören, die bestehenden Informationen (Schizophrenie, »Noncompliance«, Exazerbation) werden nicht einfach als ausreichend hingenommen. Das Mitteilen, wie sie erlebt wird (»in sich gekehrt«, »verängstigt«), und das Meiden von inhaltlich eingeengten »Psychopathologie-Anamnesefragen« eröffnen den Raum für ihre Emotionalität (Trauer, Einsamkeitsgefühl), die primär nicht im Zusammenhang mit der vorbekannten schizophrenen Erkrankung steht. Durch diese empathische und offene Form der Zweitsicht kann Frau C. Vertrauen entwickeln und der Weg zu einer Therapie gebahnt werden, in deren Zentrum der Verlust des Partners, die Trauer und ihre Einsamkeit stehen. x

Vermindertes Emotionserleben ist ein häufiger Grund, warum die antipsychotischen Medikamente nicht mehr eingenommen werden, und sollte in keinem Fall bagatellisiert werden, da es eine deutliche Einschränkung der (Er-) Lebensqualität bedeuten kann. Die Therapie wird sich also in ihren Zielen, in ihrer Grundlage und Ausrichtung komplett unterscheiden von der Alternative, zu der es leicht hätte kommen können: Die Patientin ist krank, weil sie die Medikamente abgesetzt hat, also werden sie wieder angesetzt und es wird an der Compliance gearbeitet.

Genesungsbegleitung und Angehörigenpeers

Die feste Integration von Genesungsbegleitung – oder auch Peersupport – in die Behandlungsteams ist wesentlicher Bestandteil des Weddinger Modells. Mit Genesungsbegleitung ist im Folgenden gemeint: »Menschen, die mit besonderen Lebenslagen konfrontiert waren, sie durchlebt, durchlitten und bewältigt haben, bieten anderen Menschen in ähnlichen Situationen hilfreiche Unterstützung« (Utschakowski 2016, S. 16).

Genesungsbegleitung ist international bereits weit verbreitet, zumeist allerdings in ambulanten Behandlungssettings. In Deutschland gewinnt die Genesungsbegleitung seit einigen Jahren ebenfalls stark an Bedeutung. Insbesondere im akutpsychiatrischen Setting ist die Wirkung der Genesungsbegleitung hinsichtlich Partizipation, Empowerment und Recovery von besonderer Relevanz. Auch könnte die Genesungsbegleitung in diesem Kontext über die bisher bekannten Effekte hinaus eine deeskalierende und zwangreduzierende Wirkung haben. So empfiehlt auch die S3-Leitlinie zur Verhinderung von Zwang und Gewalt (AWMF 2018) den Einsatz von Genesungsbegleitenden in der Akutpsychiatrie.

Im Weddinger Modell sind Genesungsbegleitende mittlerweile feste Mitglieder der interprofessionellen Teams. Dabei sind sie nicht nur für die Patientinnen und Patienten eine unterstützende Begleitung, sondern haben auch einen wichtigen Einfluss auf die Haltung des Teams. Die Peerkolleginnen gestalten ihre eigene Arbeit einerseits sehr individuell. So sind viele vor allem für spontane Kontakte auf der Station präsent, begleiten Ausgänge und Termine oder unterstützen bei Alltagsaufgaben. Darüber hinaus kann die Arbeit als Genesungsbegleitung bedeuten, therapeutische Gruppenangebote (mit) zu gestalten, mit den Patientinnen zu kochen oder zu musizieren oder auch etwas ganz anderes je nach eigenen Interessen und Kompetenzen anzubieten. Andererseits sind die Genesungsbegleitenden fest in die Stationsstrukturen wie Übergaben, Teamsitzungen, Supervision, Visiten und Therapieplanungen integriert, sodass ganz regelhaft ein stetiger Austausch mit dem restlichen Team stattfindet.

Einige Wirkmöglichkeiten der Genesungsbegleitung sind besonders bedeutsam im akutpsychiatrischen Setting:

- Hoffnung vermitteln,
- Modell sein für eine individuelle Genesung,
- Verbesserung der Lebensqualität und sozialen Teilhabe,
- Stärkung von Recovery und Empowerment innerhalb der Behandlung,
- Bindeglied zwischen Patienten und Behandlungsteam,
- Stärkung der Perspektivübernahme im Team,
- Milieugestaltung und Normalisierung des stationären Settings,
- Prävention und Deeskalation von Konflikten und Aggressionen.

Zusätzlich haben sich im Weddinger Modell Angehörigenpeers als wichtiges Angebot erwiesen. Angehörigenpeers sind selbst Angehörige einer psychisch erkrankten Person und haben eine einjährige Weiterbildung durchlaufen. Im

psychiatrischen Team stärken sie die trialogische Arbeit und unterstützen Angehörige der in Behandlung befindlichen Patienten. Angehörigenpeers können vor allem auch dann hilfreich sein, wenn die Patientin (aktuell) keinen Kontakt zu den Angehörigen möchte, die Angehörigen wiederum aber Unterstützung wünschen. Unter Berücksichtigung des Datenschutzes und losgelöst von der konkreten Behandlung der Patientin, kann die Angehörigenpeer die Angehörigen z. B. hinsichtlich eigener Belastungen, möglichen Hilfsangeboten, des Umgangs mit psychischen Krisen von nahestehenden Personen beraten.
Hierbei hat es sich als gutes Konzept erwiesen, eine feste Sprechzeit der Angehörigenpeer einzurichten und eine telefonische Erreichbarkeit sicherzustellen. So kann das Behandlungsteam die Erreichbarkeit des Peersupports an Angehörige weitergeben. Zusätzlich ist es sinnvoll, wenn die Angehörigenpeer im engen Austausch mit dem Behandlungsteam ist, um gegebenenfalls auch proaktiv mit Bezugspersonen von Patientinnen Kontakt aufzunehmen, die (noch) nicht von sich aus Kontakt aufgenommen haben, bei denen aber ein Bedarf vermutet wird.

Aktive trialogische Arbeit

Das Weddinger Modell verfolgt den Anspruch, Patientinnen in ihrem Lebenskontext zu verstehen und zu behandeln. Daraus folgt zwangsläufig eine intensive und aktive trialogische Arbeit mit den Patientinnen und ihren Bezugspersonen. Dabei gilt, dass nicht unbedingt die Kernfamilie als Bezugspersonen hinzugezogen wird, sondern eben die Personen als Angehörige betrachtet werden, die die Patientin als wichtig erachtet (z. B. bester Freund, Tante).
Angehörige werden im Weddinger Modell nicht nur zu spezifischen Angehörigengesprächen eingeladen, sondern können, wenn das vom Patienten gewünscht ist, aktiv in die gesamte Behandlung einbezogen werden, also an allen stattfindenden Gesprächen und Entscheidungen teilhaben. Je nach Bedarf kann die Einbindung ganz unterschiedlich umfangreich sein. Gegebenenfalls ist auch ein Rooming-in möglich, d. h., dass ein Angehöriger mit dem Patienten gemeinsam auf der Station »aufgenommen« wird und in dessen Zimmer unterkommt, wenn das für den Genesungsprozess zuträglich ist.
Von besonderer Bedeutung ist auch, dass Beziehungen zu Bezugspersonen grundsätzlich immer erst mal als wichtig und berechtigt angesehen werden, auch wenn sie von außen dysfunktional erscheinen mögen. Es gilt

anzuerkennen, dass die bestehenden Beziehungen den aktuellen Lebenskontext der Patientin abbilden und unabhängig von ihrer Funktionalität nicht negiert werden können. Dysfunktionale und möglicherweise die Krise verstärkende Aspekte der Beziehung müssen aber natürlich im Rahmen der Therapie thematisiert und reflektiert werden.
Es folgt eine Übersicht zur Umsetzung des trialogischen Behandlungsansatzes im Weddinger Modell.

Allgemeine Hinweise zum trialogischen Behandlungsansatz

Trialog-Aufbau:

- Bereits bei Behandlungsbeginn werden Fragen nach Quantität und Qualität von sozialen Kontakten gestellt sowie Unterstützung bei Kontaktaufnahmen durch die Behandelnden angeboten.
- Systemisch-kontextuelle wie auch psychodynamische Beziehungsaspekte werden von Anfang an in das interprofessionelle Gesamtbehandlungskonzept integriert.
- Es gilt anzuerkennen, dass auch Beziehungen, die von außen betrachtet kompliziert, instabil und widersprüchlich wirken, für die Patientin eine Stabilität darstellen können.
- Mit hoher Sensibilität für mögliche Überforderungen bzw. dysfunktionale, destabilisierende Konstellationen und in enger Absprache mit der Patientin erfolgt eine aktive und konsequente Einbeziehung der Bezugspersonen in die Behandlung.
- Es gilt anzuerkennen, dass die psychiatrische Situation eine besondere ist, in der Patientinnen und Patienten wie auch ihre Bezugspersonen Zeit und Beratung benötigen, um Vertrauen aufzubauen und sich darin zurechtzufinden.

Grundhaltung im Trialog:

- Die Trialogbeteiligten sollten eine sich respektierende, offene, wertschätzende Grundhaltung einnehmen, diese kann in vorbereitenden Einzelgesprächen erarbeitet werden.
- Die Behandelnden führen das Gespräch moderierend und empathisch mit dem Ziel, ein Verstehen der jeweiligen Positionen zu ermöglichen.

Ziele des Trialogs:

- Förderung und Stabilisierung konstanter Beziehungen sowie Verhinderung von (zusätzlichen) Verlusterfahrungen und Isolierung

- Benennung der gegenseitigen Erwartungen, Enttäuschungen, Verletzungen, Überforderungen, aber auch Stärkung, Vermittlung von Sicherheit und Unterstützung sowie die Klärung von potenziellen Konfliktquellen
- therapeutische Begleitung bei schwierigen Erlebnissen wie Verlusterfahrungen, Trauer- und Trennungsprozessen
- Entwicklung von Handlungs- und Problemlösungsstrategien
- Entlastung der Bezugspersonen und Einbezug ihrer Wünsche an die Behandlung in Abstimmung mit den Erwartungen und Bedürfnissen der Patienten
- empathische und ausführliche Beratung, Information und Aufklärung bezüglich Erkrankung(sprozessen) und Therapien
- Erstellung eines trialogischen Krisenplans

PRAXISBEISPIEL UMGANG MIT BEZUGSPERSONEN

Der 25-jährige Herr M. wird mit seiner Mutter über die Erste Hilfe zur zweiten stationären Aufnahme gebracht. Wenige Monate zuvor war der Patient erstmalig für zwei Wochen aufgrund einer manischen Episode stationär behandelt worden. Damals hatte er bei noch deutlich ausgeprägter Symptomatik, aber fehlender Eigen- und/oder Fremdgefährdung die Behandlung gegen ärztlichen Rat beendet. Auch bei der jetzigen Vorstellung zeigt sich eine floride manische Symptomatik. Die Mutter ist deutlich verzweifelt und bringt vehemente Vorwürfe vor, wie man es denn hätte verantworten können, ihren Sohn so krank aus dem Krankenhaus zu entlassen. Ob die Behandelnden denn überhaupt eine Ahnung hätten, wie krank und gefährdet ihr Sohn sei. Es sei ein Wunder, dass noch nichts Schlimmeres passiert sei. Er müsse jetzt richtig behandelt werden, und das in einer »Geschlossenen«. Zur Not müsse man ihn eben zwingen, Medikamente einzunehmen, es sei sonst unterlassene Hilfeleistung.

Um das Behandlungs- und Vertrauensverhältnis zu Herrn M. nicht zu gefährden, wird ihm signalisiert, dass die Befürchtungen der Mutter zwar ernst genommen werden, aber dass die Beurteilung der Situation und auch einer möglichen Behandlung nur mit ihm erfolgt. Aufgrund seiner Erfahrungen beim ersten stationären Aufenthalt, nicht in der Psychiatrie »weggeschlossen« und zu Medikamenten gezwungen worden zu sein, kann er sich auf einen erneuten Aufenthalt freiwillig einlassen. Von Beginn an zeigt er dieses Mal mehr Vertrauen, Interesse und Bereitschaft zur Verantwortungsübernahme in der Behandlung.

Zunächst erfolgt eine Entzerrung der Behandlung von Herrn M. einerseits sowie der Unterstützung und Beratung der Mutter andererseits (Letzteres sollte nicht durch die direkten Behandler des Sohnes erfolgen, sondern durch andere Mitglieder des Stationsteams). Dabei wird der Mutter empathisch signalisiert, dass man sie so viel wie möglich mit einbeziehen möchte, der Grad der Einbeziehung und Transparenz jedoch vom Patienten abhänge. Es werden die entlastenden Aspekte der geteilten Verantwortlichkeiten mit ihr thematisiert und Möglichkeiten der Selbsthilfe aufgezeigt. Im weiteren Behandlungsverlauf kann die Beziehung zur Mutter mit Herrn M. zunehmend thematisiert und seine Vorstellung des zukünftigen Kontaktes zu ihr erarbeitet werden. Dabei entsteht in ihm Verständnis für die Überforderung der Mutter. Für den Patienten selbst stellt die Idee eines eigenständigeren und unabhängigeren Lebens mit der Übernahme von mehr Verantwortung für sich selbst zunehmend eine Entlastung dar. Es wird zunächst mit ihm geprüft, inwieweit seine Vorstellungen realistisch erscheinen, wo er vielleicht doch noch zumindest mittelfristig auf Hilfe von außen angewiesen sein wird und wie sie gegebenenfalls gestaltet werden sollte. Nach diesen Vorbereitungen mit dem Patienten und nach seiner ausdrücklichen Einwilligung wird im weiteren Verlauf die Mutter zu trialogischen Gesprächen nach den oben aufgeführten Kriterien hinzugezogen. x

Die Einbeziehung von Bezugspersonen meint explizit auch die Kinder von Patientinnen und Patienten und deren besondere Situation. Je nach Alter und Möglichkeiten der Kinder sollten sie direkt in den Trialog mit einbezogen werden oder in anderer Form intensive Aufmerksamkeit und Unterstützung erhalten. Es sollte nicht nur von den Behandelnden versucht werden, einen Kontakt zu externen Hilfepersonen und -stellen aufzubauen, etwa Familienhilfe, Jugendamt, Pflegeeltern und Therapeutinnen, sondern sie sollten ebenfalls aktiv zu gemeinsamen Gesprächen, Helferkonferenzen, Netzwerkgesprächen u. a. hinzugezogen werden.

In der Behandlung der Patientin oder des Patienten werden Möglichkeiten und Überforderungen in der Elternfunktion umsichtig thematisiert und der individuelle Bedarf an Unterstützung ausgelotet. Insbesondere hier sollten Prognosen, Einschätzungen und Entscheidungen unter systemischer Betrachtungsweise erfolgen und viel Raum erhalten. Der Erhalt oder Aufbau eines stabilen Kontaktes zum Kind sollte das primäre Ziel sein, wobei die Beziehung so eigenständig wie möglich sein sollte. Das bedeutet natürlich keine fahrlässigen Entscheidungen an den Realitäten und Möglichkeiten der Patientin vorbei und vor allem nicht auf Kosten des Kindeswohls. Die Erfahrungen in der Vergangenheit zeigen aber eher, dass es neben Ignoranz eine fatale »Übervorsichtigkeit« in Bezug auf psychisch kranke Eltern (insbesondere bei psychoseerkrankten Eltern) gegeben hat: eine Haltung, die eine Aufrechterhaltung eines stabilen Mutter/Vater-Kind-Kontaktes im Grunde unmöglich gemacht hat. Zudem erfahren Kinder psychisch kranker Eltern nach wie vor zu wenig Aufmerksamkeit und Unterstützung und haben aufgrund der oft jahrelangen Belastungen und traumatisierenden Erfahrungen ohne professionelle Hilfe ein hohes Risiko, selbst psychisch zu erkranken. Mit der entsprechenden eventuell intensiven und langjährigen systemischen Familienunterstützung können mitunter auch bei schweren psychischen Erkrankungen tragfähige und wertvolle Mutter/Vater-Kind-Beziehungen aufgebaut bzw. erhalten werden. Diese tragen maßgeblich zur seelischen Gesundheit und zur Prävention (weiterer) psychischer Erkrankungen bei.

Normalisierung des psychiatrischen Settings

Zur Normalisierung des psychiatrischen Settings zählen zahlreiche Aspekte, von denen hier nur einige. als besonders wichtig erachtete aufgeführt werden. Darüber hinaus gibt es viele Möglichkeiten der Gestaltung psychiatrischer Stationen und Situationen. Das Ziel sollte sein, die psychiatrische Situation so weit zu normalisieren, dass von den Patienten möglichst wenig Anpassungsfähigkeit verlangt wird.

Offene Tür

Die geschlossene Psychiatrie hat eine lange Geschichte der Stigmatisierung. Nicht nur in der Gesellschaft, sondern auch innerhalb der Psychiatrie eilt geschlossenen Stationen oder Abteilungen ein gewisser Ruf voraus. Unbegründet ist dies leider oft nicht, da in vielen Kliniken unterschieden wird zwischen geschlossenen Akutstationen und offenen therapeutischen Stationen. In der Umsetzung bedeutet das meist, dass auf den geschlossenen Stationen vorrangig Aufnahmen erfolgen, insbesondere wenn diese unfreiwillig sind, und die Patienten verlegt werden, sobald sich die Krise entaktualisiert hat. Erst mit Verlegung auf die offene Station beginnt dann der »richtige therapeutische Prozess«. Daraus ergibt sich eine Vielzahl konzeptueller, struktureller und therapeutischer Probleme (fehlende Behandlungskontinuität, Unzufriedenheit der Mitarbeitenden auf geschlossenen Stationen, Stigmatisierung der geschlossenen Stationen usw.).

Umso mehr gilt unser Plädoyer der offenen Tür auf allen psychiatrischen Stationen. Es ist mittlerweile gut belegt, dass die Öffnung der Türen auch auf Akutstationen weder zu mehr Zwangsmaßnahmen noch zu mehr Entweichungen führt (Lang 2013; Steinert u. a. 2019; Schreiber u. a. 2022). Die Öffnung der Türen bedeutet nicht, dass alle Patientinnen die Station (allein) verlassen dürfen. Es werden lediglich andere Maßnahmen ergriffen, um Ausgangsbegrenzungen umzusetzen. So wird mit dem Patienten sein Ausgang individuell besprochen und zunächst auf Eigenverantwortlichkeit hingewirkt. Ist dies nicht möglich, wird die Beziehungsarbeit intensiviert und beispielsweise eine 1:1-Betreuung umgesetzt. Die offene Tür bleibt außerdem natürlich im Blick des multiprofessionellen Teams, damit Patientinnen sich bei Ausgängen an- und abmelden können, sowie Besucher und Neuaufnahmen in Empfang genommen werden können.

Die geschlossene Tür ist eine Gewohnheit der Akutpsychiatrie, die aus einem Sicherheitsbedürfnis heraus entstanden ist, die aber die Sicherheit letztlich überhaupt nicht erhöht. Diese Gewohnheit gilt es zu verändern.

Die Veränderung von Standardannahmen oder -einstellungen (im Sinne eines »Default-Wechsels«; Default: Standardeinstellung) kann zu neuen Erfahrungen und damit auch Haltungsveränderungen führen. Als Beispiel für einen solchen Default-Wechsel sei hier der Umgang mit »geschlossener« oder »offener Tür« genannt: Ist die Standardeinstellung (Default) die geschlossene Tür, ist die Ausnahme die offene Tür, was z. B. bedeutet, dass die Zeiten der offenen Tür notiert werden, ein Schild mit dem Hinweis »offene Tür« diese extra kennzeichnet und es zur Öffnung der Tür immer der Nachfrage »Kann die Tür geöffnet werden?« bedarf. All das macht die »offene Tür« zur besonderen Situation und die »geschlossene Tür« zur Regel, also zur Standardeinstellung. Das bedeutet auch, dass man sich in unsicheren, stressigen oder unruhigen Situationen, auch ohne rationale Begründung, eher für die Standardeinstellung entscheiden wird.

Kehrt man das Ganze aber um, bedarf es also der Nachfrage: »Gibt es einen Grund, warum die Tür geschlossen werden muss?«, werden die Zeiten der »geschlossenen Tür« notiert, wird nur die geschlossene Tür mit einem Schild extra gekennzeichnet, verändert sich die Standardeinstellung zur »offenen Tür«, mit der dann ein sicherer und selbstverständlicherer Umgang durch die Mitarbeitenden erfolgen kann. Dabei hilft ein klares interprofessionelles Gesamtkonzept wie das Weddinger Modell, um in einem sicheren und von allen getragenen Rahmen neue Erfahrungen zu machen, die ein Umdenken ermöglichen.

Individualisierung von Regeln

Nahezu alle psychiatrischen Stationen haben feste Regeln, die gängigerweise in einer Stationsordnung festgeschrieben sind. Dem stellen wir uns keineswegs entgegen. Zur Gewährleistung des Miteinanders auf einer Station ist ein Konsens an Regeln unabdingbar. Im Rahmen des Weddinger Modells haben wir unsere bestehenden Regeln allerdings kritisch nach Sinnhaftigkeit überprüft. So gibt es Regelungen wie beispielsweise das Verbot von Alkohol- oder Drogenkonsum auf der Station bzw. dem Klinikgelände, die sinnvoll und notwendig sind, um eine geschützte Atmosphäre für alle Patientinnen zu gewährleisten. Viele andere Regeln wurden allerdings hinterfragt und in der Folge verändert oder gar aufgehoben. Einige davon seien im Folgenden genannt:

Bei therapieschädigendem Verhalten (z. B. Konsum von Alkohol oder Drogen, Selbstverletzung) erfolgt eine disziplinarische Entlassung.
Diese Regel besteht auf vielen psychiatrischen Stationen und wird selten angezweifelt. Betrachtet man sie aber genauer, muss man feststellen, dass sie einige Probleme mit sich bringt. Zunächst steht man vor der Herausforderung, die Regel bei untergebrachten Patienten nicht umsetzen zu können, weil eine Entlassung keine umsetzbare Intervention ist. Aber auch unabhängig vom Unterbringungsstatus ergibt sich die Problematik, dass sehr viele in Behandlung befindliche Patienten zumindest eine komorbide Suchterkrankung haben, die in der aktuellen Behandlung allerdings nicht im Vordergrund steht. Verlangt man nun konsequente Abstinenz während des Klinikaufenthalts, werden zahlreiche Patientinnen und Patienten keine Behandlung mehr in Anspruch nehmen. Hier muss im Einzelfall sinnvoll differenziert werden, ob der Konsum die zu behandelnde Symptomatik negativ beeinflusst oder möglicherweise unabhängig ist und ob ein striktes Verbot von Konsum möglicherweise die Behandlung anderer Problematiken erschwert oder verhindert.
Auch muss aus therapeutischer Sicht verstanden werden, dass der Konsum meist eine Bewältigungsstrategie ist, für die es bisher keine funktionalen Alternativen gibt. Letztlich ist es Teil der Therapie, ebendiese zu entwickeln, statt »einfach« die bisherige Strategie zu verbieten.

Feste Besuchs- und Ausgangszeiten.
Nahezu in allen Kliniken gibt es feste Besuchs- und Ausgangszeiten, meist am Nachmittag bis ca. 20 Uhr und tagsüber am Wochenende. Hiermit will man einerseits sicherstellen, dass die Patientinnen zu Therapiezeiten anwesend und ungestört sind und andererseits, dass am Abend die Nachtruhe eingehalten wird.

Bei genauerer Betrachtung stellt man fest, dass die Bedarfe von Patientinnen allerdings vielfältiger sind. Bei individualisierten Therapieplänen entstehen viele Lücken über den Tag, die oft gerne mit Ausgängen oder Besuchen gefüllt werden. Im Sinne einer Behandlung im Lebenskontext ist dies auch zu begrüßen und eine Außenorientierung der Patientinnen grundsätzlich eher als positives Zeichen zu werten.
Insbesondere haben wir festgestellt, dass die Ausgangssperre in der Nacht zu Konflikten führt. Patienten mit Schlafstörungen oder innerer Unruhe nutzen gerne auch nachts kurze Ausgänge. Diese zu verweigern führt in der Regel eher zu mehr Unruhe auf der Station, was es ursprünglich zu vermeiden galt.
Viel mehr Sinn ergibt es also, die Besuchs- und Ausgangszeiten nicht allgemein festzulegen, sondern nach individueller Absprache zu gestalten. So kann es für eine Patientin sehr gut sein, jederzeit kurze Ausgänge nutzen zu können, weil sie so konstruktiv mit ihren Anspannungszuständen umgeht. Für einen anderen Patienten kann dies wiederum dysfunktional sein und eine individuelle Vereinbarung, abends ab 20 Uhr auf der Station zu bleiben, z. B. um dem abends verstärkten Suchtdruck entgegenzuwirken, wichtig sein.

Ab 18 Uhr gibt es auf der Station keinen Kaffee mehr.

Weil Koffein zur Nacht nicht sinnvoll ist, verbieten viele Stationen abends die Ausgabe von Kaffee. Auch hier stellt sich oft die Frage, ob diese Regel als solche nützlich ist. Alternativ ist es ebenso gut möglich, abends keinen Kaffee mehr zur freien Verfügung auf der Station zu platzieren, bei Nachfrage aber individuell abzuwägen und mit der Patientin zu besprechen, ob der Kaffee am Abend nicht möglicherweise kontraproduktiv ist.

Viele Mitarbeitende fürchten, dass die Individualisierung von Regeln als »Freifahrtschein« zu verstehen ist und zu enormem zusätzlichem Aufwand führt. In der Realität ist es das Gegenteil: Die Individualisierung führt zu nachvollziehbaren und sinnhaften Regeln, die in jedem Einzelfall gut argumentiert und besprochen werden können. Dabei sind individuelle Regeln nicht unbedingt lockerer, sondern lediglich auf den betroffenen Menschen angepasst (s. Kapitel »Der psychiatrische Raum«).

Rückzugsräume und Privatsphäre

Patientinnen, die auf einer akutpsychiatrischen Station behandelt werden, befinden sich in akuten psychischen Krisen. Es erscheint selbstverständlich, dass in solch einer Krisensituation Ruhe und Rückzug möglich sein müssen.

Die akutpsychiatrische Realität sieht leider meist anders aus. Die Stationen sind voll, nahezu alle Zimmer sind Mehrbettzimmer, Ruheräume gibt es selten, häufig ist es laut, die Zimmertüren sind nicht verschließbar, sodass jederzeit jemand (unbefugt) das Patientenzimmer betreten kann.
Eine der wichtigsten baulichen Maßnahmen im Rahmen der Implementierung des Weddinger Modells ist daher der Einbau von elektrischen Schlössern für die Patientenzimmer. Alle Patientinnen erhalten einen personalisierten Chip für ihre Tür und können damit ausschließlich ihr eigenes Zimmer öffnen. Dadurch kommen nur die Patientinnen selbst und das Personal in das jeweilige Zimmer. Durch diese einfache Maßnahme kann die Stationsatmosphäre bedeutend verbessert werden, die Patientinnen fühlen sich sicherer, können ruhiger schlafen, Konflikte werden reduziert und Diebstähle größtenteils vermieden.

Raum für Begegnung

Ebenfalls wichtig ist es, Räume für Begegnung zu schaffen. Bestenfalls sind diese zumindest zum Teil auf der Station, sodass sie auch von Patienten ohne alleinige Ausgänge genutzt werden können. Insbesondere der Stationsflur ist häufig ein Ort, an dem sich zwar viele Patienten aufhalten, der aber keineswegs wohnlich gestaltet ist. Dadurch kommt es häufig zu Unruhe und Konflikten. Offene Sitzecken eignen sich, um die Flursituation zu verbessern und einen Ort zum Zusammensitzen zu schaffen. Hinzu kommt, dass der Flur für das Personal meist gut zu überblicken ist, sodass bei entstehenden Konflikten schnell reagiert werden kann.

Flexibilität des Behandlungssettings bei Behandlerkontinuität

Die therapeutische Beziehung steht im Weddinger Modell im Fokus der Behandlung. Zwangsläufig folgt daraus die Notwendigkeit einer Behandlerkontinuität bei gleichzeitiger Flexibilität des Behandlungssettings. Je nach aktuellem Bedarf der Patientin muss es möglich sein, zwischen vollstationärer, teilstationärer und ambulanter sowie bestenfalls auch stationsäquivalenter Behandlung zu wechseln. Dies gilt nicht nur für die psychopharmakologische und psychotherapeutische Behandlung, sondern ebenso für pflegerische, sozialarbeiterische, spezialtherapeutische und Peerbegleitung.

Konkret bedeutet das: Im Weddinger Modell kann jeder Patient zu jedem Zeitpunkt sein Behandlungssetting ändern, wenn dies indiziert ist. Dafür ist nicht nur eine tagesklinische Behandlung auf der Station und mit demselben multiprofessionellen Behandlungsteam möglich, sondern es besteht auch eine »PIA flex« auf der Station. Es können also durch alle Berufsgruppen abrechenbare PIA-Termine auf der Station durchgeführt werden. Das gilt nicht nur für Einzeltermine, sondern auch für Gruppenangebote. Damit wird es möglich, die Behandlung in ihrer Intensität und ihrem Setting jederzeit ganz individuell anzupassen und genau die therapeutischen Angebote zur Verfügung zu stellen, für die auch ein tatsächlicher Bedarf besteht. Insbesondere wird vermieden, dass beispielsweise vollstationäre Behandlungen länger als unbedingt notwendig durchgeführt werden, um einen Beziehungsabbruch und eine damit einhergehende mögliche Destabilisierung nach der Entlassung zu vermeiden.

Darüber hinaus erfüllt die Flexibilität des Behandlungssettings aber noch einen weiteren therapeutischen Zweck. Die verschiedenen Settings sind meist verbunden mit unterschiedlichen therapeutischen Etappen. Meist wird das in Form einer entsprechenden Indikation verstanden, im Sinne der Frage nach dem »hinreichenden therapeutischen Angebot«. Das jeweilige Setting kann aber auch als zu nutzendes therapeutisches Element verstanden werden. So kann in der vollstationären Behandlung beispielsweise eine akute schwere Krise mit intensiver Begleitung behandelt werden; eine Alltagserprobung und der Einbezug des im Alltag Erlebten in den therapeutischen Prozess ist eher im tagesklinischen oder noch mehr im ambulanten Setting möglich.

Die geeignete Behandlungsform wird immer individuell für die betroffene Patientin und stetig neu im zeitlichen Verlauf besprochen. Dabei gilt nicht generell »ambulant vor teilstationär vor vollstationär«, sondern vielmehr die Frage danach, welche Angebote für die Patientin genau in diesem Moment hilfreich sind. Zwischen den verschiedenen Settings kann daher auch immer wieder und in alle Richtungen gewechselt werden.

Dieses Prinzip verfolgt vier vorrangige Ziele:

1. Behandlerkontinuität,
2. Vermeidung von Behandlungsabbrüchen aufgrund zu starrer Behandlungssettings,
3. Optimierung des Entlassmanagements und dadurch Reduktion von Wiederaufnahmen und höhere Nachhaltigkeit der Behandlung,
4. Setting als therapeutisches Element in unterschiedlichen Behandlungsphasen nutzen.

Zusammengefasst stehen neben der vollstationären Behandlung folgende Behandlungsmöglichkeiten mit Erhalt der Behandlerkontinuität zur Verfügung:

Tagesklinische Behandlung: Die Patientinnen übernachten zu Hause, können aber an allen Arbeitstagen regulär am therapeutischen Angebot ihrer Station teilnehmen. Die Bezugstherapeutinnen bleiben dabei unverändert. Möglich sind auch kombinierte Konzepte, in denen es ein stationsübergreifendes TK-Team gibt, das einige Angebote der tagesklinischen Behandlung übernimmt und die Behandlung strukturiert; die Behandlung mit dem MBT auf der Station bleibt aber parallel erhalten, sodass z. B. Visiten und psychotherapeutische Einzeltherapien auf der Station wahrgenommen werden. Entscheidend ist, dass der Wechsel in ein tagesklinisches Angebot ohne Beziehungsbruch ablaufen kann und dass ein gegebenenfalls erneuter Wechsel ins vollstationäre Setting oder auch in ambulante Termine unproblematisch möglich ist. Auch wichtig ist, dass das tagesklinische Setting auf der Station möglichst niedrigschwellig und individuell zu gestalten ist. Während eigenständige Tageskliniken oft verbindliche Therapiezeiten und eher starre Regularien haben, ermöglicht es die Tagesklinik auf Station, Zeiten, Anwesenheiten und Therapieteilnahme individuell an den Bedarf, aber auch an eine mögliche Überforderung des Patienten anzupassen.

Flexible ambulante Behandlung (PIA flex): Ein PIA-flex-Angebot bedeutet, dass der Patient nach Beendigung einer voll- oder teilstationären Behandlung ein ambulantes Behandlungsangebot vergleichbar mit dem einer PIA erhält, allerdings mit dem Unterschied, dass die Behandlung direkt durch die vorherigen Bezugstherapeutinnen durchgeführt wird. In diesem Rahmen können nicht nur Einzeltermine durch alle Berufsgruppen angeboten werden, sondern auch die Teilnahme an auf der Station angebotenen Gruppen ist möglich. Die Frequenz der Termine kann individuell nach Bedarf bestimmt werden.

Stationsäquivalente Behandlung (StäB): Eine stationsäquivalente Behandlung wird zunehmend in psychiatrischen Kliniken angeboten. Es ermöglicht Patientinnen, die eine grundsätzliche Indikation zur vollstationären Behandlung haben, statt auf der Station auch mit gleicher Behandlungsintensität von einem multiprofessionellen Team zu Hause oder im Heim behandelt zu werden. Im Kontext des Weddinger Modells wäre ein Angebot stationsäquivalenter Behandlung anzustreben, bei dem die StäB von jeder Station vom jeweiligen Stationsteam angeboten wird, um auch hier eine Beziehungskontinuität zu erhalten.

PRAXISBEISPIEL 1 Herr D. wird eines Sonntagabends von der Polizei in die Rettungsstelle gebracht, nachdem er sich auf der Straße entkleidet hatte und von Passantinnen als bedrohlich empfunden wurde. Im Gespräch mit der Dienstärztin kann er sich darauf einlassen, über Nacht freiwillig auf der Station zu bleiben und am nächsten Tag in der Visite mit dem Behandlungsteam zu besprechen, wie es weitergeht. Herr D. wirkt unruhig, angespannt und berichtet von Stimmen, die ihm auch aufgetragen hätten, seine Kleidung auszuziehen.

Auf der Station findet Herr D. nachts nicht zur Ruhe, trotz der Einnahme von Olanzapin, das er bereits aus einer Vorbehandlung kennt, und von Diazepam. Er berichtet dem Fachpfleger, dass er es in einem Zweibettzimmer nicht aushalte, die Station sei ihm zu laut und zu hell. Zu Hause gehe er nachts spazieren, spiele am Computer oder mache Sport, wenn er nicht schlafen könne. Einen Spaziergang will er hier nicht machen, Sport und Computerspiele kommen im Zweibettzimmer nicht infrage.

In der Visite am nächsten Morgen wirkt Herr D. belastet und weiterhin angespannt, eine Exploration ist nur bedingt möglich, weil Herr D. von den Stimmen deutlich abgelenkt wirkt. Herr D. sagt, er fühle sich auf der Station zwar sicher, er betont aber, dass er keinesfalls eine weitere Nacht auf der Station bleiben und daher entlassen werden wolle. Das Team versucht daraufhin, eigen- und fremdgefährdende Aspekte zu klären. Akute Gefährdungsaspekte sind nicht gegeben, sodass keine Unterbringung ausgesprochen wird. Eine Behandlung scheint allerdings sinnvoll und notwendig, sodass Herrn D. angeboten wird, dass er alternativ auch tagesklinisch behandelt werden könne, damit er zu Hause schlafen kann. Er könne über Tag Therapien in Anspruch nehmen und sich auf der Station aufhalten, abends könne er nach Hause gehen und müsse einfach nur am Folgetag morgens wieder erscheinen, worauf sich Herr D. einlassen kann.

In diesem Fall steht die Übernachtung zu Hause im Vordergrund, während das umfassende und komplexe Behandlungsangebot auf Station gern angenommen wird. Alternativ wäre auch denkbar gewesen, eine stationsäquivalente Behandlung anzubieten, insbesondere dann, wenn die Station oder die Klinik als Ganzes vom Patienten weniger akzeptiert wird oder er nicht in der Lage gewesen wäre, regelmäßig und eigenständig zur tagesklinischen Behandlung zu erscheinen. **x**

PRAXISBEISPIEL 2 Frau F. ist seit 13 Wochen in vollstationärer Behandlung. Bei Aufnahme zeigte sie eine schwere katatone Symptomatik, musste untergebracht und zwangsbehandelt werden, da sie eigenständig keine Nahrung mehr aufnahm. Seit vier Wochen geht es Frau F. deutlich besser, sie ist in engem Kontakt mit ihrer behandelnden Ärztin sowie mit der Ergotherapeutin und der Genesungsbegleiterin auf der Station. An anderen Therapien möchte sie nicht teilnehmen. In den letzten Tagen hat sie sich bereits bemüht, wieder in ihr Architekturstudium einzusteigen, das sie aufgrund der Erkrankung unterbrochen hatte. In den letzten Wochen hat sie bereits mehrere soziale Belastungstrainings gemacht, indem sie zunächst bei ihren Eltern, dann auch in ihrer WG übernachtet hat. Auch hat sie begonnen, sich mit ihrer anstehenden Prüfung zu beschäftigen, und lernt regelmäßig auf Station. Bereits in den letzten beiden Wochen hat sie in der Visite eine mögliche Entlassung thematisiert. Das Behandlungsteam unterstützt sie in ihrem Ziel einer baldigen Entlassung, Frau F. ist allerdings ambivalent, weil sie auch Angst vor einer erneuten Verschlechterung hat. Die Erfahrungen aus der schweren Erkrankungsphase belasten sie noch sehr, häufig hat sie Albträume, Schlafstörungen oder tagsüber Angstzustände. Die Ablösung aus dem schützenden therapeutischen Setting beunruhigt sie. Für eine ambulante Psychotherapie hat sie erst in zwei Monaten einen Platz gefunden.

Ihr Behandlungsteam bietet ihr deshalb an, nach der Entlassung weiter zu ambulanten Terminen auf die Station zu kommen und so die Zeit bis zur ambulanten Psychotherapie zu überbrücken. Eine tagesklinische Behandlung wird ihr auch angeboten, erscheint aber ungünstig, weil Frau F. gern wieder an Vorlesungen in ihrem Studium teilnehmen will und da sie auch in der vollstationären Behandlung nur einzelne wenige Therapien in Anspruch genommen hat.

Im ambulanten Setting kann sie flexibel Termine mit ihren drei Bezugstherapeutinnen vereinbaren, am Anfang auch an zwei bis drei Tagen in der Woche. Diese werden in den folgenden Wochen immer mehr reduziert und enden erst, als Frau F. ihre ambulante Psychotherapie aufgenommen hat. x

PRAXISBEISPIEL 3 Herr H. ist nach einem Suizidversuch im Rahmen einer schweren depressiven Episode in vollstationärer Behandlung. Nach zu Beginn vehementer Ablehnung der psychiatrischen Behandlung kann er sich nach einigen Tagen gut auf das therapeutische Angebot der Station einlassen und ist in zunehmend engem therapeutischen Kontakt mit seinem Bezugstherapeutenteam. Nach einigen Wochen intensiver interprofessioneller Behandlung ist die Suizidalität erkennbar abgeklungen, Herr H. berichtet, dass er neuen Lebensmut gefasst hat und bei Belastungserprobungen zu Hause feststelle, dass diese ihm sehr guttun und er zunehmend im Alltag belastbar ist. Eine Entlassung lehnt er dennoch immer wieder erschrocken ab, er fühle sich zu Hause nur so sicher und belastbar, weil er wisse, immer wieder in die Sicherheit der Station zurückkehren zu können. Er könne sich keineswegs vorstellen, gänzlich auf sich allein gestellt zu sein. Im therapeutischen Gespräch kann mit ihm erarbeitet werden, dass er große Lust hat, seinen Alltag wieder mehr zu gestalten, aber befürchtet, diesem letztlich nicht standzuhalten und in eine erneute Krise zu geraten. Herrn H. wird daher eine tagesklinische Behandlung auf der Station vorgeschlagen, weniger um die Entlassung zu erleichtern, sondern vor allem, um die Herausforderungen und Konflikte, die mit der vollständigen Rückkehr in das soziale Umfeld und den Alltag einhergehen, im weiteren therapeutischen Prozess aufgreifen und bearbeiten zu können. Die Bearbeitung dieser Themen wäre bei weiterer stationärer Behandlung nicht möglich, sodass die ein Wechsel des Settings zur Bewältigung der nächsten Therapiephase notwendig geworden ist. x

Postvention ist Prävention: Leitfadengestützte Nachbesprechung von Zwangsmaßnahmen

Aus der partizipativen und transparenten Zusammenarbeit im Weddinger Modell heraus ist eine besondere Art der leitfadengestützten und moderierten Nachbesprechung erfolgter Zwangsmaßnahmen mit der betroffenen Patientin und einem beteiligten Teammitglied entwickelt worden (Mahler u. a. 2022). Die leitfadengestützte Nachbesprechung ist eine in der Umsetzung ressourcensparende und leicht zu implementierende Intervention, die auch als einzelnes Element einsetzbar ist und sich als überaus wirksam hinsichtlich der Verhinderung posttraumatischer Belastungssymptome, der Reduktion des subjektiven Erlebens von Zwang und der Stärkung der therapeutischen Beziehung trotz erlebter Zwangsmaßnahme erwiesen hat. Eine umfassende Darstellung des Leitfadens und der Nachbesprechung, der Möglichkeiten zur Implementierung sowie der wissenschaftlichen Evidenz ihrer Wirksamkeit finden sich in Mahler u. a. (2022). Im Folgenden wird die leitfadengestützte Nachbesprechung als wesentlicher Baustein des Weddinger Modells lediglich kurz vorgestellt.

Ziele und Grundgedanken der Nachbesprechung

Die im Weddinger Modell obligatorischen leitfadengestützten Nachbesprechungen werden unmittelbar nach dem Geschehen bis weit über den Behandlungsrahmen hinaus durch die Teams angeboten und haben drei Effekte:

- einen gegenseitigen Lerneffekt (bezogen auf Gedanken, Emotionen, Reaktionen, Entscheidungen des Gegenübers);
- einen »psychohygienischen« Effekt für Patient wie Behandelnde (verstehen und verstanden werden, Umgang mit eigenen Wut-, Enttäuschungs-, Schuld- und Schamgefühlen);
- einen präventiven Effekt (Reflexionen und Erkenntnisse der Nachbesprechung wirken sich für Patient und Behandelnde deutlich positiv und präventiv für alle zukünftigen Kontakte und Situationen aus).

In der Nachbesprechung von Behandlungen gegen den Willen der Patientin erklären die Entscheidungsträger der Patientin genau, warum sie in der akuten Situation die Entscheidung zur Zwangsmaßnahme getroffen haben. Es erweist sich als sehr günstig, wenn sie dabei möglicherweise vorhandene Unsicherheiten in ihrer Einschätzung (»Wir waren uns in dem Moment einfach nicht sicher, ob Sie nicht doch gegen die Scheibe springen würden«) oder auch Fehlinterpretationen (»Nach den anschließenden Gesprächen mit Ihnen erkennen wir durchaus, dass wir Ihnen da hätten vertrauen können«) offen darlegen, ebenso wie Gefühle der Ohnmacht, Überforderung oder Angst, die eventuell in der Akutsituation bestanden haben (»In dem Moment wussten wir uns einfach nicht mehr anders zu helfen«; »Sie haben uns wirklich massiv verängstigt und es kann sein, dass Sie das in dem Ausmaß gar nicht wahrnehmen konnten«).
Andererseits ist es wichtig, von dem Patienten zu erfahren, wie er die Behandelnden in der Situation empfunden hat (ob aggressiv, kompromisslos, zynisch oder verständnisvoll, offen, authentisch, kompetent usw.), ob ihm die Entscheidungen transparent gemacht wurden, ob genug Möglichkeiten für Alternativen gegeben wurden, ob ausreichend auf seine Bedürfnisse und Rechte eingegangen wurde u. a. Die Nachbesprechungen dienen direkt oder indirekt als Vorbereitung für mögliche Krisenpläne oder Behandlungsvereinbarungen (s. Kapitel »Behandlungsvereinbarungen und Krisenpläne«). Aus diesem Austausch ergeben sich für alle nachhaltige Erkenntnisgewinne. Oft wird deutlich, dass Behandelnde und Patient ähnliche Gefühle (wie Schuld, Scham, Wut, Hilflosigkeit) bezüglich der eskalierten Situation haben, die in der gemeinsamen Reflexion der Situation eine Klärung erfahren können, was einen weiteren gemeinsamen Behandlungsweg möglich macht.

Gab es einen gewalttätigen Übergriff eines Patienten auf eine Mitarbeiterin, dienen die gemeinsamen Nachbesprechungen explizit auch der Klärung, ob eine Behandlung auf der Station weitergeführt werden kann. Dazu bedarf es einer gemeinsamen Klärung der Motivation und Ursachen des Übergriffs. Zusätzlich wird in Teambesprechungen und -supervisionen abgewogen, ob die Klärung ausreicht oder ob vielleicht der Verlust der eigenen Professionalität droht. Hier ist eine gemeinsame, ehrliche und sensible Auseinandersetzung wichtig, um einerseits die Sicherheit und psychische Gesundheit der Mitarbeiterin zu schützen und andererseits dem Patienten weiter eine professionelle und patientenorientierte Behandlung anbieten zu können.

Postvention und Prävention von Aggressionen und Zwangsmaßnahmen

- Verbindliche und komplexe Aufarbeitung (Postvention) und Prävention unter Einbezug aller und über den Behandlungsrahmen hinaus (Nachbesprechungen des Behandlerteams mit Patienten und Bezugspersonen)
- Verfassen von verbindlichen Krisenplänen und Behandlungsvereinbarungen
- Empathisches Einnehmen und Verstehen der unterschiedlichen Perspektiven (»Alle können voneinander lernen«)
- Achtsamkeit gegenüber den eigenen Grenzen
- Keine Versprechen, die nicht gehalten werden können (Kontakt, weiteres Vorgehen, Behandlungsziele, Prognose)
- Teambesprechungen, Supervision
- Beratung und Austausch mit Peers, EX-INs, Psychiatrieerfahrenen
- Deeskalationstrainings, Fortbildungen

Setting der Nachbesprechung

Die stattgefundene Zwangsmaßnahme stellt in der Regel eine Belastung für alle Beteiligten dar. Um diese schwierige Situation möglichst sicher, ausgewogen und geschützt gemeinsam zu reflektieren, ist ein spezifisches Setting notwendig. Die leitfadengestützte Nachbesprechung setzt dafür einen klaren Rahmen. Das vorgesehene Setting (s. Übersicht unten, vgl. Mahler u. a. 2022, S. 45) wurde sowohl in der täglichen Praxis als auch in der Pilotstudie zum Leitfaden von allen Beteiligten als sehr geeignet bewertet (Wullschleger u. a. 2019). Neben der Patientin nimmt an dem Gespräch ein Mitarbeiter teil, der bei der Zwangsmaßnahme anwesend und/oder aktiv am Entscheidungsfindungsprozess beteiligt war. Die Moderation der Nachbesprechung wird von einem Teammitglied übernommen, das an der Zwangsmaßnahme nicht beteiligt war. Der Patient kann außerdem eine Begleitperson einladen, etwa eine private Bezugsperson oder eine Bezugstherapeutin.

Setting der Nachbesprechung von Zwangsmaßnahmen

Teilnehmende:

- Patientin oder Patient
- Teammitglied, das an der Zwangsmaßnahmen beteiligt war
- Moderatorin oder Moderator: Teammitglied, das nicht an der Zwangsmaßnahme beteiligt war
- Bezugsperson, z. B. Angehörige oder Mitglied des Behandlungsteams, wenn von Patientin gewünscht
- **Zeitpunkt:** flexibel auf Wunsch der Patientin; Angebot soll zeitnah nach der Zwangsmaßnahme erfolgen, bei Ablehnung Angebot wiederholen
- **Zeitrahmen:** ca. 30–45 Minuten
- **Ort:** Nach Möglichkeit nicht auf Station (neutraler Raum)

Wichtig ist, dass nur eine an der Zwangsmaßnahme beteiligte Fachkraft an der Nachbesprechung teilnimmt. Auch wenn es in einzelnen Situationen sinnvoll erscheinen mag, zwei Personen aus dem Team an der Nachbesprechung teilnehmen zu lassen, würde dies die Ausgewogenheit des Gesprächs beeinträchtigen. Die Nachbesprechung findet als eigenständiges Gespräch statt und dauert ca. 30–45 Minuten (Mahler u. a. 2022).

Leitfaden zur Nachbesprechung von Zwangsmaßnahmen[3]

Freiheit in der Gestaltung der Nachbesprechung ist wichtig. Alle Fragen sollten gestellt werden.

Einleitung und individuelle Berichte

Wann kam es zur Zwangsmaßnahme und welche Zwangsmaßnahme wurde angewendet?
→ Patient oder Patientin schildert Situation aus seiner bzw. ihrer Perspektive.
→ Person aus dem Team schildert Situation aus ihrer Perspektive.
(Falls anwesend: → Angehörige bzw. Bezugsperson des Patienten oder der Patientin schildert eigenes Befinden.)
Jeder versucht, seine Gefühle und Befindlichkeiten in der Situation zu äußern (auch Rückmeldung vom Team).

3 Vgl. Mahler u. a. 2022, S. 50 ff.

Leitfrage bzw. Erzählaufforderung: Vertiefende Fragen

Welche Alternativen gab es zu der Zwangsmaßnahme?

- Was, glauben Sie, hätte die Zwangsmaßnahme verhindern können?
- Was hätte das Personal anders machen können? (erst Patient oder Patientin fragen, dann Mitarbeitende)
- Hätten Sie sich als Patient oder Patientin anders verhalten können?

Was hätte dem Patienten oder der Patientin gutgetan?

- Hätte es etwas gegeben, das die Situation erleichtert hätte? (z.B. Interaktion mit Personal, Nahrung, etwas zu trinken, Musik)

Was hat sich der Patient oder die Patientin nach Beendigung der Zwangsmaßnahme gewünscht?

- Hätte es etwas gegeben, das die Situation erleichtert hätte? (z.B. Interaktion mit Personal, Nahrung, etwas zu trinken, Musik)
- Wie und wann haben die Mitarbeitenden die Entscheidung getroffen, dass die Zwangsmaßnahme beendet werden kann/soll?
- Ist für Sie als Patient oder Patientin der Zeitpunkt der Beendigung der Zwangsmaßnahme nachvollziehbar?

Ist im Nachhinein der Grund für die Durchführung der Zwangsmaßnahme deutlich geworden?

- Können Sie als Patient oder Patientin nachvollziehen, warum die Entscheidung für das Durchführen einer Zwangsmaßnahme getroffen wurde?
- Ist es für Sie verständlich, warum sich die Mitarbeitenden hilflos/bedroht/verängstigt gefühlt haben?
- Ist für Sie als Mitarbeiter oder Mitarbeiterin die Entscheidung für die Durchführung der Zwangsmaßnahme nachvollziehbar?
- Ist für Sie als Mitarbeiter oder Mitarbeiterin verständlich geworden, warum der Patient oder die Patientin aggressiv/angespannt reagiert hat?

Ist eine weitere Zusammenarbeit möglich?

- Was brauchen Sie als Patient oder Patientin für eine gelingende Zusammenarbeit auf Station und für die Zukunft danach?
- Was brauchen Sie als Mitarbeitende, als Team für eine gelingende Zusammenarbeit in der Zukunft?

Perspektiven öffnen

- Können Aspekte der Nachbesprechung in einem Krisenplan bzw. einer Behandlungsvereinbarung niedergeschrieben werden?

Wissenschaftlich fundierte Effekte der Nachbesprechung

In einer randomisiert-kontrollierten Studie wurde die Nachbesprechung von Zwangsmaßnahmen anhand des vorgestellten Leitfadens untersucht. Die leitfadengestützte Nachbesprechung zeigt einen signifikanten Effekt auf die Reduktion von PTBS-Symptomatik. Gemessen mit der Impact of Events Scale (IES-R) zeigen sich in der Untersuchung signifikant weniger Intrusionen und Hyperarousal bei standardisierter Nachbesprechung im Vergleich zur nicht standardisierten bisher üblichen Art der Nachbesprechung (Wullschleger u. a. 2020). Diese Ergebnisse zeigen, dass die spezielle Form der gemeinsamen Reflexion stattgefundener Zwangsmaßnahmen das Risiko reduziert, eine posttraumatische Belastungsstörung zu entwickeln, unabhängig davon, dass die Zwangsmaßnahme zunächst als belastend und potenziell traumatisierend erlebt wurde (Mahler u. a. 2021, 2022b).
Die leitfadengestützte Nachbesprechung zeigt darüber hinaus zumindest in der Gruppe der protokollkonform behandelten Studienteilnehmenden einen signifikanten Effekt auf das subjektive Erleben von Zwang sowie die therapeutische Beziehung. Aus der Studie ergeben sich daher starke Hinweise darauf, dass bei standardisierter Nachbesprechung im Vergleich zur nicht standardisierten bisher üblichen Art der Nachbesprechung die therapeutische Beziehung trotz stattgefundener Zwangsmaßnahme gestärkt werden konnte (Wullschleger u. a. 2021; Mahler u. a. 2022).

Fazit

Die leitfadengestützte Nachbesprechung von Zwangsmaßnahmen ist ein zusätzliches Angebot, das keines der bisher bestehenden Angebote zur Nachbesprechung in unstrukturierten Settings oder mit dem Team ersetzen soll. Das besondere Setting der leitfadengestützten Nachbesprechung schafft einen geschützten Raum, um die jeweiligen Perspektiven auf die Eskalation und die darauf folgende Zwangsmaßnahme zu reflektieren. Die praktischen Erfahrungen und die wissenschaftliche Evaluation zeigen, dass diese Art der Nachbesprechung ein bedeutsames Angebot für Patientinnen wie auch Mitarbeitende ist und negativen Folgeschäden der Zwangsmaßnahme entgegenwirken kann.

Zwischenruf
Die Nachbesprechung ermöglicht es, sich nach einem gravierenden, potenziell traumatisierenden Ereignis wieder auf Augenhöhe zu begegnen und die Symmetrie der therapeutischen Beziehung wieder herzustellen.

Behandlungsvereinbarungen und Krisenpläne

Wie in den vorangegangen Kapiteln beschrieben, ist die Erstellung von individuellen Behandlungsvereinbarungen und Krisenplänen für die Wirksamkeit und Nachhaltigkeit der Behandlung wichtig und stärkt langfristig die therapeutische Beziehung. Dies gilt insbesondere, wenn es bei der Patientin schon zu Eigen- und/oder Fremdgefährdung und infolgedessen zu Unterbringungen und Zwangsmaßnahmen gekommen ist, um diesen in der Folge präventiv entgegenzuwirken (s. vorheriges Kapitel). Ziel ist es, auf der Grundlage der vorangegangenen Erfahrungen Strategien gemeinsam zu erarbeiten, die

- eine langfristige und nachhaltige Stabilisierung fördern;
- eine erneute Verschlechterung vermeiden oder abmildern (Erkennen von Frühwarnzeichen und Umsetzen von Strategien);
- weitere stationäre Aufenthalte vermeiden oder ein frühzeitiges Aufsuchen zur (möglichst kurzen) stationären Krisenintervention ermöglichen, bevor es zur Eskalation kommt;
- gezielte, bereits als wirksam und verträglich erwiesene und vom Patienten akzeptierte therapeutische Interventionen und Medikation in Krisensituationen ermöglichen;
- Zwangsmaßnahmen und Unterbringungen präventiv entgegenwirken.

Die Krisenpläne und Behandlungsvereinbarungen, wie sie im Weddinger Modell verwendet werden, sind auf der Grundlage zahlreicher vorhandener (systemischer) Vorlagen entstanden und wurden von den Autoren und Autorinnen (S. v. Peter, C. Montag, L. Mahler, A. Gervink und anderen Mitarbeitenden) adaptiert.

Behandlungsvereinbarung

Die Behandlungsvereinbarung regelt den Umgang mit dem Patienten auf der Station. Sie ist rechtlich bindend, es sei denn, akute fremd- oder eigengefährdende Ereignisse verhindern ihre Einhaltung. Weitere Ausnahmen müssen genau abgewogen und dokumentiert werden; z. B. können Ereignisse oder Verhaltensweisen eingetreten sein, die die Patientinnen und Patienten zum Zeitpunkt der Erstellung der Behandlungsvereinbarung nicht voraussehen konnten.

Vorgehen beim Erstellen einer Behandlungsvereinbarung

- Am besten nach der Entlassung, bei stabilem Befinden verfassen (poststationärer, ambulanter Termin)
- Während des vorherigen stationären Aufenthalts auf die Möglichkeit der Behandlungsvereinbarung hinweisen und den Termin vereinbaren
- Gespräch mit dem Patienten mit zwei Mitarbeitenden aus dem MBT führen
- Vergangene Aufenthalte und Notfallplanung reflektieren, aus diesen Erwägungen heraus die Behandlungsvereinbarung verfassen, am besten zusammen am PC
- Entwurf der Behandlungsvereinbarung im jeweiligen Klinikprogramm speichern, sollte durch Löschen von Passagen oder Hinzufügen individueller Abschnitte verändert werden können
- Endversion wird von allen Beteiligten unterschrieben, der Patient kann auch ein Exemplar mitnehmen und später unterschreiben, wenn er Bedenkzeit benötigt
- Unbedingt notieren, mit welcher Station der Vertrag verfasst wurde (Briefkopf!)
- Kopie der Behandlungsvereinbarung:
  - erhält der Patient,
  - wird in der letzten stationären Akte abgeheftet sowie
  - im Stationsordner (im Dienstzimmer der jeweiligen Station),
  - wird im jeweiligen Klinik-EDV-System gespeichert.
- Festlegung eines Symbols (z. B. kleine grüne Feder in den Stammdaten) im jeweiligen Klinikprogramm (z. B. unter Patientenverwaltung/Fallklassifikation)

Es folgt ein Ausschnitt (Punkte 4 und 5) aus dem Vordruck einer Behandlungsvereinbarung, wie er in der Psychiatrischen Universitätsklinik der Charité im St. Hedwig-Krankenhaus genutzt wird (Abbildung 7).

ABBILDUNG 7 Auszug aus dem Vordruck einer Behandlungsvereinbarung (Punkte 4 und 5)

4. Aufnahme und Behandlung

Bei einer Aufnahme sollen unverzüglich **benachrichtigt** werden (z. B. Angehörige, Freunde):

Name, Vorname Telefon

....

....

Zurzeit behandelnde **Ärzte** (Psychiater, Hausarzt), **Psychotherapeuten** und ambulante Dienste (z.B. Betreutes Wohnen, Einzelfallhilfe) sind:

Name, Vorname **Telefon**

....

....

....

Station

Für die Aufnahme und Behandlung ist die Station

- x
- xx
- xxx
- xxx

so weit möglich vorgesehen.

Falls diese Station überbelegt ist, wird eine andere Station akzeptiert.

Bezugspersonen aus dem Stationsteam sind: ....

- Ich möchte möglichst von **weiblichen** Mitarbeiterinnen aufgenommen und behandelt werden.
- Ich möchte möglichst von **männlichen** Mitarbeitern aufgenommen und behandelt werden.

Dolmetscher

- Ich wünsche, dass in der Aufnahmesituation und während der Behandlung möglichst eine **muttersprachliche Fachkraft** oder ein **Dolmetscher** für .... hinzugezogen wird.
- Falls kurzfristig bei Aufnahme kein Dolmetscher zur Verfügung steht, soll folgende Person aus meiner Familie / meinem Bekanntenkreis dolmetschen:

....

Name, Vorname **Telefon**

In der **Aufnahmesituation** ist für mich Folgendes **hilfreich** (z. B. in Ruhe gelassen werden, möglichst nicht allein sein, Gespräche):

- ....
- ....
- ....
- ....

In der **Behandlung** ist für mich Folgendes besonders **hilfreich** (z. B. Ergotherapie, Gespräche, Entspannung, Bewegung):

- ....
- ....
- ....
- ....

Weitere Hinweise für die Behandlung (z. B. Umgang mit Suizidalität, Umgang mit »Gereiztheit«, »Entweichungen«, Umgang mit Suchtmitteln):

....

....

....

5. Medikamente

Ich nehme zum Zeitpunkt der Vereinbarung folgende Medikamente:
Bitte alle Medikamente (nicht nur Psychopharmaka) angeben, die verordnet und regelmäßig eingenommen werden!

Medikament	Dosierung				Bemerkung
....	....	....	....	....	....
....	....	....	....	....	....
....	....	....	....	....	....

Krisenplan

Beim Krisenplan sind eine kurze und eine lange Version zu unterscheiden.
Kurze Version des Krisenplans: Diese ist primär für die stationäre Behandlung gedacht (s. Abbildung 8). Hier kann zunächst eine Rückschau auf die vorangegangene Krise unternommen und es können eventuell vorbeugende Maßnahmen abgestimmt werden. Dieser Krisenplan ist nicht rechtlich gültig, er kann aber ein therapeutisch sehr wirksames Instrument sein. Er gibt den Behandelnden außerdem ein Feedback über die Wirksamkeit der Interventionen. Auch die kurze Version des Krisenplans sollte, wenn möglich, zusammen mit den Bezugspersonen ausgefüllt werden. Im Weddinger Modell wird in den Therapie- und Entlassungsplanungen routinemäßig danach gefragt, ob ein Krisenplan ausgefüllt wurde.
Lange Version des Krisenplans: Die lange Version ist vorwiegend für den ambulanten Bereich gedacht. Insbesondere im Rahmen der Ambulanten Psychiatrischen Pflege oder der Integrierten Versorgung ist diese Version interessant, um weitere stationäre Aufenthalte zu verhindern. Die lange Version ist zusammen mit den Bezugspersonen zu erarbeiten und mit denjenigen Professionellen, die sich mit dem Patienten gut auskennen. Im Ganzen ist der Aufwand hoch (drei- bis viermal 90 Minuten), sodass diese Version schon aus zeitlichen Gründen für den stationären Rahmen eher nicht geeignet ist. Außerdem müssen die Patientinnen und Patienten ausreichend stabil sein, was am Ende einer stationären Behandlung oftmals nicht gegeben ist.
Beim Erstellen eines Krisenplans ist es hilfreich, Folgendes zu beachten: Beide Krisenpläne sollten am Computer ausgefüllt werden, das ermöglicht eine individuelle Gestaltung (Stichpunkte oder Fließtext u.a.). In der Diskussion sollte genug Raum für möglicherweise unterschiedliche Sichtweisen gelassen werden. Welche Perspektive im Krisenplan letztendlich festgeschrieben wird, entscheidet der Patient. Es ist wichtig, wenn immer möglich, die Formulierung des Patienten aufzunehmen; so kann sich dieser besser wiederfinden. Die Diskussionen für die lange, ambulante Version sollten, wenn möglich, durch zwei Personen angeleitet werden. Denn sie sind anstrengend, weil sie oft Dinge betreffen, die vielen Patienten, Angehörigen (und Professionellen) erst einmal nicht geläufig sind. Die Krisenpläne sollten ausgedruckt und dann von allen Beteiligten unterschrieben werden; die Patientinnen und Patienten erhalten das Original. Es ist wichtig, die Pläne immer wieder vorzunehmen und zu aktualisieren. Die aktuellen Versionen sollten im jeweiligen Klinik-EDV-Programm gespeichert werden.

ABBILDUNG 8 Vordruck eines stationären Krisenplans (kurze Version)

Name: ....

Vereinbarende Personen: ....

....

1. Was gibt es für Erfahrungen aus den vergangenen Krisen?

- Was hat zur Entstehung von Krisen beigetragen?
- Welche Frühwarnzeichen gab es?
- Wie hat sich die Krise geäußert?

2. Was ist zu tun, wenn die Krise einmal begonnen hat?

- Was war in Krisen hilfreich?
- Mit wem will ich Kontakt während der Krise?
- Was sollte vermieden werden?
- Welche Medikamente waren hilfreich?
  - Dosierung?
  - Bedarfsmedikation?
- Welche Medikamente sollen auf keinen Fall gegeben werden?
- Was ist noch zu beachten im Falle einer Krise (Angehörige, insbesondere Kinder, Haustiere und sonstige äußere Umstände)?

3. Was kann vorbeugend vor der Krise getan werden?

- Was hilft generell, Krisen zu vermeiden?
- Wie kann ich Stress vermeiden oder reduzieren?
- Was tut mir gut? Was macht mir Spaß?

Der Krisenplan soll der gegenseitigen Vertrauensbildung dienen. Er enthält Hinweise für eine bedürfnisangepasste Behandlungsweise. Von den Absprachen sollte nicht abgewichen werden; wenn doch, müssen die Abweichungen im Nachhinein besprochen werden. Der Plan sollte regelmäßig aktualisiert werden.

Unterschriften: .... Datum: ....

....

....

Unter https://psychiatrie-verlag.de/product/das-weddinger-modell-2/ ist neben dem Vordruck für einen kurzen auch einer für den langen Krisenplan sowie ein beispielhaft ausgefüllter langer Krisenplan abrufbar.

Theoretische Vernetzungen

Lieselotte Mahler

Das Weddinger Modell ist, wie bereits zu Beginn erwähnt, primär aus der Praxiserfahrung entstanden. Es gibt zahlreiche wichtige Ansätze und Konzepte, die den Weg zu einer sozialeren, subjektiveren und individualisierten Psychiatrie möglich machen. Die bereits im ersten Kapitel erwähnten theoretischen Grundlagen und Forschungsergebnisse werden im Folgenden vertieft, und es wird auf die aus unserer Sicht wichtigsten Werke und Denkanstöße von Vorreitern hingewiesen.

Gesundheit als natürliche Zielperspektive bei psychiatrischen Behandlungsverfahren oder im ärztlichen Gespräch mit einem Erkrankten ist im klinischen Alltag nicht selbstverständlich. Krankheitseinsicht, Krankheitsakzeptanz, die Vorbereitung auf chronische Krankheitsverläufe, regelmäßige Einnahme von Medikamenten, Warnung vor riskanten Verhaltensweisen, ambulante und stationäre Kriseninterventionen im herkömmlichen Hilfesystem sowie negative Prognosen bezüglich künftiger Belastbarkeit und Leistungsfähigkeit dominieren das therapeutische Gespräch und den professionellen Kontakt. Trotz Fortschritten in der Ursachenforschung und bei Behandlungskonzepten haben sich die Erkrankungs- und Chronifizierungsraten nicht entscheidend verringert. Deshalb wird seit einiger Zeit der Fokus vermehrt auf Prävention und Gesundheitsförderung gelegt. In einem Sachverständigengutachten der Bundesregierung zur Entwicklung im Gesundheitswesen 2005 (Deutscher Bundestag 2005) wurde positiv hervorgehoben, dass z. B. die Salutogenese als gesundheitswirtschaftliches Modell zu einem erweiterten Verständnis von Gesundheit und Krankheit geführt hat. Der Wechsel der Blickrichtung, weg von entwertender Krankheit, hin zu ermutigender Gesundheit, hat Gesundheit zum Gegenstand von Theorie, Forschung und Praxis werden lassen. Das Gutachten hebt hervor, dass Gesundheit kein Wert an sich ist, sondern »ein Modus des Lebens«, der ermöglicht, selbst bei partiell vorhandener Krankheit zufriedenstellend zu leben.

Die Weltgesundheitsorganisation (WHO) hat dem Aspekt der psychischen Gesundheit einen besonderen Zweig gewidmet: »Mental Health Promotion« (seelische Gesundheitsförderung). Seelische Gesundheit wird dabei verstanden als »ein Zustand des Wohlbefindens, in dem der Einzelne seine eigenen

Fähigkeiten erkennt, mit den normalen Anforderungen des Lebens umgehen kann, produktiv arbeiten kann und in der Lage ist, einen Beitrag für seine Gemeinschaft zu leisten« (WHO 2001). Diese Definition der seelischen Gesundheit findet sich in den Konzepten von Recovery, Empowerment, Salutogenese und der Bedürfnisangepassten Therapie wieder, welche im Folgenden auch in ihrem Bezug zum Weddinger Modell beschrieben werden.

Der gesetzte Fokus des Weddinger Modells auf das Selbstbestimmungsrecht des Patienten, die Integration seines sozialen Umfelds und das patientenzentrierte Arbeiten der professionell unterstützenden Begleiterinnen und Begleiter verlangt Strukturen und Organisationsformen, die auf unkomplizierte Weise flexibel sind und trotzdem größtmögliche Beziehungskontinuität garantieren. Integrierte Versorgung als Struktur, MBTs und Bezugspflege, die über die Grenzen der Klinik hinaus denken und arbeiten, sind mögliche Organisationsformen, die anerkanntermaßen dieser Aufgabe gerecht werden und sich in den bereits genannten und im Folgenden genauer ausgeführten Theorierichtungen wiederfinden lassen.

Resilienz- und Ressourcenorientierung

Der Fokus der Behandlung im Weddinger Modell liegt in der Resilienz- und Ressourcenorientierung und grenzt sich damit von der defizit- und pathologieorientierten Psychiatrie klar ab, um eine effektive und nachhaltige Behandlung gewährleisten zu können. Über das Erfahrungswissen hinaus konnte Ressourcenaktivierung als einer der entscheidenden Wirk- und Erfolgsfaktoren in Therapien umfangreich belegt werden (Gassmann & Grawe 2006; Wampold 2010; Grawe & Grawe-Gerber 1999). Für eine effektive Behandlung ist es essenziell, die Patientin in ihren Fähigkeiten und Ressourcen zu reflektieren und zu stärken sowie ihr Grundbedürfnis nach Kontrolle und Selbstwirksamkeit zu stärken (Grawe 2004). Dennoch gibt es Tendenzen in der Psychiatrie, Ressourcen und eigene Bewältigungsstrategien von Patientinnen und Patienten nicht nur nicht zu stärken, sondern sie in der Behandlung zu ignorieren und sich damit um einen effektiven Faktor zu bringen.

In der Resilienz-Fokussierung des Weddinger Modells wird versucht, eine Grundlage zu schaffen, die den Patienten erlaubt, nicht nur die aktuelle Krise zu bewältigen, sondern auch gestärkt und mit neuen Fähigkeiten daraus herauszugehen und mit möglichen neuen schwierigen Situationen umgehen zu können. Dies bezeichnet man auch als Resilienz (von lat. »zurückspringen«, »abprallen«), was etwa »Widerstandsfähigkeit« bedeutet, die Fähigkeit, Krisen im Lebenszyklus zu meistern, indem auf persönliche und soziale Ressourcen zurückgegriffen wird, und schwierige Situationen für die persönliche Entwicklung zu nutzen. Das Weddinger Modell orientiert sich daher an Konzepten von Recovery und Empowerment, in denen Resilienz und Ressourcenorientierung eine zentrale Bedeutung zukommen. Das bedeutet, dass der persönliche Prozess, Wachstum und Entwicklung der Patientin im Vordergrund der psychiatrischen Behandlung stehen mit dem Ziel, ein selbstbestimmtes Leben, die Übernahme von Verantwortung und ein positives Selbstbild zu ermöglichen (Amering & Schmolke 2012). Dabei spielen u. a. transparente Stationsstrukturen, die die Übernahme von Verantwortung und Mitbestimmung gewährleisten – im Sinne des Empowerments –, eine entscheidende Rolle. Das Weddinger Modell ist also der Versuch, in der psychiatrischen Praxis den Weg konsequent weg von einer symptomfokussierten und defizitorientierten Haltung hin zu einer konsequent personenzentrierten und ressourcenorientierten Perspektive zu beschreiten.

Zwischenruf

Ressourcen- und Resilienzorientierung bedeutet nicht, dass die Behandlung zu einem unverbindlichen »Wunschkonzert« wird, sondern sie erfährt eine Individualisierung und wird bezüglich der Wirkmechanismen präzisiert.

Die tägliche psychiatrische Praxis läuft immer wieder Gefahr, durch defizitäres Denken bestimmt zu werden, bei dem Diagnose und Psychopathologie die Sicht auf die Patienten dominiert. Behandlungsziele werden zu sehr an diagnostischen Kategorien ausgerichtet. Gerade in psychiatrischen Krankenhäusern finden sich besonders negative Grundannahmen bezüglich Diagnosen, Prognosen und Therapieoptionen und es hält sich der »Mythos der Unheilbarkeit« (Finzen 2001, 2004). Dies ist zum einen dem Umstand geschuldet, dass Mitarbeitende die Institution nicht verlassen und »ihre Patienten« nicht als stabile(re) Menschen in ihrem normalen Lebensumfeld erleben können. Zum anderen sind es besonders die Menschen mit schweren und langen Krankheitsverläufen, die in die Krankenhäuser kommen. Vereinfachungen, Verallgemeinerungen und Kategorisierungen führen häufig zu fatalen Irrtümern bezüglich psychiatrischer Erkrankungen (Hansson 2011).
Der von den Patienten subjektiv wahrgenommene Druck, sich dem medizinischen, symptomorientierten Krankheitsmodell zu unterwerfen und innerhalb

der »Patientenrolle« Verantwortung abzugeben, führt zu Widerständen, Passivität und Selbststigmatisierung bei Patientinnen und Patienten. Behandlungsziele und Therapieelemente werden üblicherweise in Therapiebesprechungen und Visiten festgelegt, in die die Patientin und ihre Bezugspersonen nur teilweise aktiv mit einbezogen werden. Dies kann sich im psychiatrischen Fachgebiet mehr noch als in anderen Disziplinen ungünstig auf den Behandlungsverlauf auswirken, da Intransparenz und der tradierte »paternalistische« Ansatz sowohl dem Aufbau einer tragfähigen therapeutischen Beziehung als auch der Entwicklung von Selbstwirksamkeit und Eigenverantwortung diametral entgegenstehen – Letztere sind hingegen untrennbar mit der Gesundung von seelisch Erkrankten verbunden.

Der Irrtum tradierter Stationsstrukturen und Ansichten lässt sich kaum besser als an der »Intransparenz« darstellen. Die Argumente gegen die direkte Teilhabe der Patienten und deren Bezugspersonen sind häufig: Schutz der Patientin, Verhinderung von Überforderung der Patientin, Schonung der Patientin, Raum für Supervision, Stärkung der Fachlichkeit, Zeitmangel u. a. Dabei sind es aber vor allem die Intransparenz und die damit einhergehende Entmündigung, die zum Verlust von Selbstwirksamkeitserfahrungen und zur (Selbst-)Stigmatisierung der Patientin führen. Dies gilt für alle medizinischen und therapeutischen Bereiche, aber es hat im psychiatrischen Kontext eine besondere Tragweite. Darüber hinaus sei hier bereits erwähnt, dass die Erfahrungen mit dem Weddinger Modell zeigen, dass Transparenz und aktive Teilhabe von Patientinnen und Patienten eine höhere Fachlichkeit und Sicherheit vom Personal fordern und dass der Raum für Supervision nicht weniger, sondern mehr gegeben ist. Auch kommt es zu deutlichen Zeit- und Krafteinsparungen, wenn Verläufe, Absprachen und Entscheidungen transparent und gemeinsam (sprich: trialogisch und interprofessionell) entwickelt werden.

Das Beispiel der Psychiatrieerfahrenen Dorothea Buck (2000) entspricht nicht mehr den heutigen Gegebenheiten, aber es illustriert sehr deutlich die Gefahren tradierter Denkweisen: »Der Chefarzt kam jeden Morgen mit den Assistenzärzten und der Hausmutter. Er gab uns die Hand und sagte ›Guten Morgen‹, aber er sprach nicht mit uns. Als Schüler von Emil Kraepelin beobachtete er nur unsere Symptome. [...] Tiefer kann ein Mensch nicht entwertet werden, als ihn keines Gespräches für wert oder fähig zu halten.«

Zwischenruf

Der Behandlungsfokus liegt auf den Zielen und Veränderungswünschen der Patientinnen und Patienten, die gemeinsam erarbeitet werden. Diese können eine Symptomreduktion oder -remission explizit oder implizit beinhalten. Aber eine »automatische« Ausrichtung und Beurteilung der Behandlung an Symptomen wird abgelehnt wie auch die generelle Bewertung von Symptomen als rein negative, sinnlose Funktionsverluste.

Ziel der trialogischen Therapieplanung und -ausrichtung im Weddinger Modell (s. Kapitel »Veränderungen der klinischen Praxis und der Stationsstrukturen«) ist es daher:

- den subjektiven Leidensdruck der Patientin zu lindern;
- das interprofessionelle Behandlungskonzept an den Zielen und Erwartungen der Patientin und ihrer Bezugspersonen auszurichten;
- eine sinnvolle Verknüpfung der individuellen inneren und äußeren Ressourcen mit dem Therapieangebot sowie die Ausarbeitung und Stärkung eigener Bewältigungsstrategien und Selbstwirksamkeitserwartungen zu erreichen.

Es ist nur folgerichtig, dass die trialogische Therapieplanung und -ausrichtung in Effektivität und Nachhaltigkeit den rein »vorgeschriebenen« Therapien auf der Station bei Weitem überlegen sind. Diese zu erarbeiten und Patienten zu unterstützen, sie zu verstehen, zu internalisieren und umzusetzen, wird somit zum Hauptauftrag der Behandlung. Eine Erkrankung zu überwinden und vielleicht auch noch – im Sinne eines dynamischen Resilienzprozesses – gestärkt daraus hervorzugehen ist unmittelbar mit Hoffnung verbunden. Insbesondere hier sind Patientinnen und Patienten auf die Unterstützung der Behandelnden angewiesen. Wird von den Behandelnden suggeriert, ein hoffnungsloser Fall zu sein, muss die Resilienz der Patientin sehr hoch sein, um dennoch eine positive Perspektive für sich zu entwickeln!

Zwischenruf

Dies bedeutet allerdings eine Gratwanderung und darf nicht wiederum zu falschen Versprechungen, unrealistischen Behandlungszielen oder Omnipotenzfantasien der Behandelnden führen. Unter Umständen hat das Erwecken falscher Erwartungen eine Spirale der Hoffnungslosigkeit mit Versagensgefühlen sowohl bei den Betroffenen und ihren Bezugspersonen als auch bei den Behandelnden selbst zur Folge.

Die Vermittlung von Zuversicht muss und kann unabhängig davon sein, ob ein Konsens zwischen Behandelnden und Patienten besteht, etwa um welche Erkrankung es sich handelt oder sogar ob es sich überhaupt um eine psychische Erkrankung handelt. Fatal ist es, wenn die Hoffnungsvermittlung von

Behandelnden zugunsten von Krankheitseinsicht und Compliance instrumentalisiert wird (z. B. »Wenn Sie nicht einsehen, dass das, was wir sagen, Ihre einzige Chance ist, wieder gesund zu werden, dann ist Ihnen wirklich nicht zu helfen«).

In der dramatischen Konsequenz können während einer schweren Krankheitsphase Hoffnung und Sinnhaftigkeit eine Frage auf Leben und Tod für den Betreffenden bedeuten, wie das Beispiel von Patricia Deegan zeigt (Amering & Schmolke 2012, S. 124). Bei der Behandlung von Menschen mit schweren und langwierigen Verläufen stellt das Herausarbeiten von Zuversicht aber gerade die größte Herausforderung für die Behandelnden dar: Wie Hoffnung vermitteln, wenn man für den entsprechenden Patienten keine Chance auf Heilung sieht, wie Sinnhaftigkeit erkennen, wenn man keine empfinden kann? Dies kann nur durch einen *Perspektivwechsel* im Sinne von Recovery und durch Individualisierte Krankheits- und Genesungskonzepte gelingen.

Perspektivwechsel in der Behandlung

- Verbesserung oder Heilung wird nicht primär in Bezug auf Symptomreduktion gesehen.
- Der Prozess im Sinne eines dynamischen Lebensverlaufs und eine lebenslange Chance auf Veränderung stehen im Fokus.
- Bei den Behandelnden besteht die Akzeptanz, dass diese Recoveryprozesse eventuell bei dem betroffenen Menschen vorhanden sind, ohne dass sie von den Behandelnden gesehen werden.

Häufig sind Verläufe und Diagnosen, insbesondere bei den Erkrankungen aus dem schizophrenen Formenkreis und schweren affektiven Erkrankungen, für Behandelnde, Patientinnen sowie Bezugspersonen mit einer Aneinanderreihung negativer Vorannahmen verbunden. Hier bietet das Konzept von Recovery und Resilienz Möglichkeiten der Neubewertung. Daher verbinden sowohl Professionelle als auch Patienten und Bezugspersonen mit dem Recoverykonzept vor allem eine Haltung, die Hoffnung bedeutet und vermittelt.

Zwischenruf

Die Recovery- und Resilienzkonzepte sollen nicht zu Schönfärberei, falschen Versprechungen und Vermittlung unrealistischer Erwartungen führen, sondern Hoffnungslosigkeit, Stagnation und Resignation entgegenwirken, was für den Genesungsprozess unverzichtbar ist.

Dass eine psychiatrische stationäre Behandlung häufig gleichbedeutend mit Stigmatisierung, Chronifizierung und Aufgabe der eigenen Persönlichkeit(srechte) erlebt wird, muss verhindert werden. Um dieser Erfahrung entgegenzuwirken, ist insbesondere die Haltung der stationär Behandelnden gefragt, damit eine Kohärenz im Erleben der Patientinnen und Patienten geschaffen werden kann. Kommt es in der ambulanten Behandlung (z. B. im Rahmen einer Integrierten Versorgung) zu einer Krisensituation, die eine stationäre Behandlung erforderlich macht, so wird dies von Patienten, Bezugspersonen und Behandelnden häufig als »Scheitern« oder »Rückschritt« erlebt. Das kann verheerende Auswirkungen auf den weiteren Behandlungsverlauf und den persönlichen Prozess der Patienten haben. Das Weddinger Modell verfolgt konsequent das Anliegen, ein förderliches Zusammenwirken von stationärer und ambulanter Behandlung wie auch der Lebenswelt des Patienten voranzubringen. Vorrangig wird dies durch die Ermöglichung von Behandlerkontinuität bei flexiblem Wechsel zwischen den Behandlungssettings vorangetrieben.

Die historisch bedingte Trennung stationärer und ambulanter Behandlungsräume wird vom Personal sowie von Patientinnen und Patienten häufig als hinderlich erlebt, da sie der flächendeckenden Umsetzung trialogischer und patientenzentrierter Behandlungsansätze oft im Weg steht. Noch immer werden Bezugspersonen und -systeme nicht routinemäßig in den therapeutischen Prozess miteinbezogen, sodass weder deren Ressourcen für die Therapie genutzt noch etwaige Konflikte oder Differenzen in den gegenseitigen Erwartungen und Zielsetzungen bearbeitet werden können. Häufig werden Beziehungskonflikte oder -verluste (»Beziehung« ist hier weit gefasst und nicht dem Begriff Partnerschaft gleichgesetzt), die in einer psychischen Krise oder für die Verschlimmerung bzw. das Wiederaufleben einer psychischen Erkrankung eine entscheidende Rolle spielen, im psychiatrischen Kontext ignoriert.

Sind familiäre oder freundschaftliche Beziehungen nicht mehr oder nur ungenügend vorhanden, sind es oft Einsamkeitsgefühle oder eine fehlende Tagesstruktur, die Menschen (wieder) in die psychiatrische Behandlung führen. Dies zu wissen und zu verstehen ist entscheidend, um realistische Therapieziele gemeinsam zu formulieren, eine wirksame Therapie zu ermöglichen und eine nachhaltige Lösungsstrategie zu erarbeiten. Bleibt dies aus, so kommt es bei vielen Patientinnen und Patienten kurz nach der Entlassung zu erneuten schweren Krisen, die zur unmittelbaren Wiedervorstellung führen können. Dies kann darin begründet sein, dass bei dem Versuch einer stationären Stabilisierung durch die überprotektive Haltung der Behandelnden ein umfassendes Verdrängen der alltäglichen Außenwelt der Patienten gefördert wird. In diesem

Zusammenhang dominieren Sätze wie »Jetzt sind Sie erst mal bei uns, alles andere klärt sich irgendwann« den Aufenthalt. Damit geht nicht nur der Bezug zu den für die Patientinnen vor der Aufnahme relevanten Konflikten verloren, die dann nach der Entlassung wieder auf sie warten, sondern ihnen wird auch die Chance genommen, bei deren Lösung professionelle Unterstützung zu erhalten und selbst Verantwortung zu übernehmen.
Das Weddinger Modell bietet eine ideale Verbindung zwischen dem stationären Bereich und der ambulanten psychiatrischen Behandlung (s. Kapitel »Integrierte Versorgung und Weddinger Modell«) und somit eine geeignete Grundlage für:

- die Implementierung eines Modells zur Integrierten Versorgung,
- Behandlerkontinuität: ein stationäres multiprofessionelles Bezugstherapeutenteam (MBT) = »Hometreatment-Team«,
- eine sinnvolle individuelle Abwägung zwischen ambulanten, teilstationären und vollstationären Behandlungsmöglichkeiten.

Die Öffnung der stationären Therapie nach außen und die Integration der Lebenswelt der Patientin bedeutet nicht, dass eine Station bei Bedarf therapeutisch nicht auch als »Schutz vor dem Außen« genutzt werden kann, im Sinne einer notwendigen Distanzierung von belastenden Lebensstrukturen und Beziehungen. Die Station muss weiterhin auch ein »sicherer Ort« sein können, an dem eine Klärung und Aufarbeitung der Konflikte überhaupt erst möglich wird. Oft stellt die stationäre Aufnahme eine notwendige Entlastung der Patientin dar, die nicht durch therapeutischen Aktionismus zu einer Überforderung werden darf. Die »Außenperspektive« und eine systemische Problemanalyse, in der die Beziehungen und das Umfeld der Patientin fokussiert werden, müssen den Behandlungsablauf konsequent mitbegleiten und -bestimmen. Es kann nur dann eine nachhaltige Stabilisierung erreicht und eine zusätzliche Destabilisierung durch den stationären Aufenthalt in der Lebenswelt der Patientin vermieden werden, wenn der Behandlungsfokus auf dem gemeinsamen, *trialogischen Verstehen der auslösenden Faktoren* und auf dem Erarbeiten von Lösungen und Strategien in diesem komplexen Kontext liegt: Veränderung, Wandel, Dynamik und Komplexität zeichnen die Probleme und Ziele, das Leiden und die Herausforderungen menschlichen Lebens aus (Dörner 2001).

Empowerment

Der Begriff Empowerment (Selbst-Ermächtigung, Selbst-Bemächtigung) taucht im Kontext von Recovery und dem Weddinger Modell häufig auf, denn er bezieht neben dem Wissen über den Umgang mit der Erkrankung und den Hilfesystemen auch Lebensqualität und Hoffnung mit ein. Letztere Dimensionen stellen wesentliche Bestandteile dar, die Recovery überhaupt ermöglichen. Ursprünglich stammt der Begriff Empowerment aus der amerikanischen Sozialarbeit, Bürgerrechts- und Selbsthilfebewegung und zielt zunächst recht allgemein darauf ab, Menschen in marginaler Position zu bestärken, eigene Kräfte zu entwickeln und soziale Ressourcen zu nutzen (Rappaport 1981) und damit die eigenen Lebensumstände zu verbessern. Forschungen zu diesem Thema führten z. B. Resnick und Kollegen (2004, 2005) durch, die zentrale Dimensionen von Recovery aufzeigen sollten. Den Ergebnissen zufolge gehört Empowerment zu den vier wichtigen Dimensionen, deren positiven Einfluss die Forschenden belegen konnten. Demnach sollte in der Arbeit mit alten Menschen, Menschen mit Behinderungen sowie Menschen mit einer psychischen Erkrankung die Erlangung größtmöglicher Selbstständigkeit und Unabhängigkeit im Mittelpunkt der Behandlung stehen. Die daraus gewonnene Autonomie wiederum umgeht entmündigende Betreuung und eine daraus resultierende Resignation seitens der Patienten.

Auf der Ebene der behandelnden Institutionen im klinischen Kontext bedeuten eine solche Selbstständigkeit und Unabhängigkeit vor allem die Etablierung mehr demokratischer Strukturen und den Abbau von Hierarchien für eine größere Mitbestimmung und Partizipation der Betroffenen sowie Maßnahmen zur unterstützenden Vermittlung zwischen Behandelnden, Betroffenen und deren Bezugspersonen. Eine solche Demokratisierung von Strukturen und die Etablierung therapeutischer Verfahrensweisen, die das private und professionelle Umfeld des Patienten mit einbeziehen (z. B. Netzwerkgespräche, s. Kapitel »Bedürfnisangepasste Therapie«), sind zentral im Weddinger Modell verankert. Mit der (Wieder-)Gewinnung von Realitätskontrolle und Selbstbestimmung durch die Unterstützung eines sozialen Netzes steigen die Chancen für eine nachhaltige Bewältigung von Krisen und eine positivere Gestaltung des eigenen Lebens und damit für eine gesteigerte Lebensqualität.

Dem Empowerment- wie auch dem Recovery-Begriff begegnen einige Expertinnen und Experten mit Skepsis, was die Ernsthaftigkeit der Umsetzung in die Realität von Benachteiligten betrifft. Patricia Deegan beispielsweise, die im Jugendalter als schizophren diagnostiziert wurde und heute eine der aktivsten

Vertreterinnen der Recoverybewegung in den USA ist, befürchtet, dass mehr Mitbestimmung und Unabhängigkeit von Patientinnen und Patienten so große Veränderungen in der psychiatrischen Versorgung erfordern, dass diese Veränderungen – wie in anderen Bereichen auch – auf entsprechend große Widerstände treffen. Deegan befürchtet, dass Empowerment und Recovery vielerorts an der Oberfläche verbleiben und über den Status eines Trendbegriffs nicht hinauskommen (vgl. Amering & Schmolke 2007/2012). Eine berechtigte Befürchtung, der das Weddinger Modell mit der realen Umsetzung der Grundsätze des Empowerments entschieden entgegentreten will. Diese Grundsätze beinhalten eine konsequente Änderung der Klinikstrukturen und der Ausrichtung der Behandlung.

Salutogenese

»Wir alle sind terminale Fälle. Aber solange wir einen Atemzug in uns haben, sind wir alle bis zu einem gewissen Grad gesund.« Aaron Antonovsky

Der geistige Vater der salutogenetischen Perspektive ist der amerikanisch-israelische Medizinsoziologe Aaron Antonovsky (1923–1994). Er entwickelte in den 1970er- und 1980er-Jahren das Konzept der Salutogenese, in dem er der Frage, warum Menschen gesund bleiben, den Vorrang vor der Frage nach den Ursachen von Krankheiten und Risikofaktoren gab (Antonovsky 1979). Diese neue Richtung der Fragestellung führt den Behandelnden weg von der pathogenetischen Betrachtungsweise, in deren Zentrum die Symptome, Beschwerden oder Schmerzen der Patientin stehen, und leitet den Blick stattdessen auf die individuellen psychosozialen Aspekte. Das salutogenetische Prinzip der Heilung bzw. des Gesundseins baut auf individuellen Stärken auf, die es wahrzunehmen und zu fördern gilt – ein Anspruch, dem sich das Weddinger Modell in besonderer Weise verschrieben hat, indem die Behandelnden nach den gesunden Anteilen der Patientin fragen, suchen und bestrebt sind, diese zu stärken.

Nach dem Salutogenese-Modell ist Gesundheit kein Zustand, sondern ein Prozess, der von individuellen Grundbedingungen beeinflusst wird (BZgA 2001). Richtungsweisend für Antonovsky war eine Untersuchung, bei der er feststellte, dass eine Gruppe ehemals in einem Konzentrationslager inhaftierter Frauen trotz ihrer traumatischen Erlebnisse eine relativ gute psychische Gesundheit aufwies (Antonovsky u. a. 1971). Diese Beobachtung brachte ihn schließlich zu den salutogenetischen Kernfragen: Wie kann es sein, dass eine Person trotz zahlreicher krankheitserzeugender Bedingungen ihre Gesundheit bewahrt? Wie entsteht oder erhält sich Gesundheit? Welche Faktoren fördern Gesundheit?

Die Antwort auf die Frage, was den Menschen eher gesund hält und weniger krank macht, fasst Antonovsky unter den Begriff »Kohärenzgefühl« (Kohärenz: von lat. cohaerentia: Zusammenhang): »Eine globale Orientierung, die das Ausmaß ausdrückt, in dem jemand ein durchdringendes, überdauerndes und dennoch dynamisches Gefühl des Vertrauens hat, daß erstens die Anforderungen aus der internalen und externalen Umwelt im Verlauf des Lebens strukturiert, vorhersagbar und erklärbar sind, und daß zweitens die Ressourcen verfügbar sind, die nötig sind, um den Anforderungen gerecht zu werden. Und drittens, daß die Anforderungen Herausforderungen sind, die Investitionen und Engagement verdienen« (Antonovsky 1997, S. 36).

Der Autor meint eine Grundhaltung, ein Wahrnehmungsmuster, eine tief verankerte Überzeugung, dass Schwierigkeiten im Leben (z. B. Verlust, Krieg, Krankheit) zu meistern sind und dass die Welt zusammenhängend und sinnvoll erlebt werden kann. Das Vorhandensein dieses Kohärenzgefühls entscheidet seiner Ansicht nach darüber, wie gut ein Mensch in der Lage ist, seine Ressourcen zum Erhalt des Wohlbefindens einzusetzen, und somit im Vergleich zu anderen unter gleichen Bedingungen gesünder ist. Antonovskys Kohärenzbegriff ist, wie das obige Zitat bereits zeigt, aus drei Komponenten subjektiver Empfindungen zusammengesetzt. Ein Bestandteil ist das *Gefühl von Verstehbarkeit* (Sense of Comprehensibility) – die Fähigkeit, die Herausforderungen bzw. Krisen, die sich im Verlauf des Lebens aus der inneren und äußeren Umgebung ergeben, zu verstehen, zu strukturieren und die geordneten Stimuli zu verarbeiten und nicht als willkürliches Chaos zu erleben.

Dieses Gefühl von Verstehbarkeit wird insofern in der Praxis des Weddinger Modells umgesetzt, als dass ein multiprofessionelles Team gemeinsam mit dem Patienten bestrebt ist, das oftmals herrschende Chaos von internen und externen Stimuli zu ordnen. Wenn Patientinnen und Patienten zur Behandlung aufgenommen werden, sind sie oftmals reizüberflutet, durch innere Reize (z. B. eigene Gefühle, Stimmenhören im Rahmen einer Psychose) und äußere Umstände (z. B. Beruf, Familie, Verwahrlosung des Wohnraums) überfordert und können in ihrer akuten Verfassung kaum ein Verstehen der Situation, des Ursprungs des Chaos oder von (Sinn-)Zusammenhängen entwickeln. Jeder Patient kämpft mit anderen Herausforderungen, die für ihn (zuerst einmal) nicht einzuordnen sind. Die Behandlung muss sich demnach auf das individuelle

»Chaos« einlassen können, versuchen, dieses gemeinsam mit dem Patienten in einen sinnhaften Zusammenhang zu bringen, und durch das Erarbeiten von soziobiografischen Bezügen ein Verstehen der Erkrankung ermöglichen.

Der zweite Baustein ist das *Gefühl von Handhabbarkeit* (Sense of Manageability), das auch als eine Art Urvertrauen, Glaube oder Zuversicht beschrieben werden kann, dass Schwierigkeiten überwunden werden können, dass sie als nützliche Erfahrungen wahrgenommen werden, die sich in eine positive Richtung entwickeln können oder deren Konsequenzen zumindest zu ertragen sind. In der Praxis begegnet man häufig Menschen, die ihr Vertrauen, ihre Zuversicht, ihren Glauben verloren haben oder bei denen diese Variablen zumindest durch den Prozess der Erkrankung stark eingeschränkt sind. Dieses Urvertrauen, welches durch unterschiedliche personenabhängige Unterstützungsangebote wieder aufgebaut werden muss und kann, wird im Rahmen des Weddinger Modells durch das MBT gefördert, um ein individuelles Genesungskonzept zu ermöglichen. Durch die enge Zusammenarbeit zwischen Patient und Behandlungsteam soll auf verschiedenen (psychosozialen) Ebenen eine Struktur erarbeitet werden, die letztendlich im Sinne der Handhabbarkeit dazu führt, dass ein Patient auf zukünftige Stimuli vorbereitet ist, also mit ihnen umgehen kann. Dies geschieht insbesondere durch die therapeutische Förderung der Ressourcen des Patienten in seinem Lebensumfeld und auch mit dem Aufbau von Vertrauen in ein stützendes System (Klinik, Ambulante Psychiatrische Pflege, Tagesstätte, Einzelfallhilfe u. a.), welches ein sicheres Auffangnetz bieten kann, wenn sich der gesundheitliche Zustand einmal verschlechtern sollte.

Der dritten Komponente räumt Antonovsky allerdings die meiste Bedeutung ein: dem *Gefühl von Sinnhaftigkeit* (Sense of Meaningfulness), woraus der Mensch seiner Ansicht nach die Motivation bezieht, sich den Anforderungen des Lebens zu stellen und diese als positive Herausforderungen zu betrachten und nicht als Last zu empfinden, der man sich am liebsten entziehen möchte. Voraussetzung dafür ist eine positive Erwartung an das Leben und die Einstellung, dass die gestellten Probleme Sinn ergeben und es sich lohnt, sie zu bewältigen. Jeder Mensch verfolgt im Laufe einer Erkrankung bzw. während des Genesungsprozesses andere, ganz persönliche Ziele und stellt sich individuellen Herausforderungen, durch die unterschiedlichsten Motivatoren angetrieben. Diese Ziele und Motivatoren müssen von Patientin und MBT gemeinsam herausgearbeitet werden, denn Patientinnen und Patienten haben, wenn sie eine Behandlung beginnen, oftmals dieses »Gefühl für Sinnhaftigkeit« verloren, sie sind überfordert mit der Außenwelt und ihrem eigenen inneren Empfinden oder fühlen sich grundsätzlich desorientiert. Um Genesung zu

ermöglichen, ist es daher unumgänglich, sowohl die Erkrankung als auch deren Bewältigung in einen sinnhaften Lebenskontext zu stellen.
Diese Komponente des Kohärenzbegriffs wird im Weddinger Modell gefördert, indem von den Behandelnden aktiv erfragt wird, was für den Patienten sinnstiftend ist, welche individuellen Wünsche und Ziele er für die Zukunft hat und auch, was ihm in der Behandlung Motivation gibt. Zudem werden subjektive Sinn- und Lebenszusammenhänge der Erkrankung und Symptome herausgearbeitet. Die Anforderungen des Lebens sind für jeden Menschen andere und es ist nicht möglich, durch eine klassische starre psychiatrische Behandlung einen Patienten auf ein für ihn sinnvolles individuelles Leben nach dem Klinikaufenthalt vorzubereiten. Abbildung 9, S. 162, zeigt die Vernetzung zwischen Antonovskys Kohärenzbegriff und dem Weddinger Modell schematisch auf.
Mit einem ausgeprägten Kohärenzgefühl ist es demnach möglich, flexibel auf die Anforderungen des Lebens zu reagieren, Ressourcen zu aktivieren und die bestmöglichen Strategien zur Bewältigung zu wählen.

Bedürfnisangepasste Therapie

»Stellen Sie sich vor, das erste therapeutische Treffen mit Menschen in einer Psychose oder einer anderen schweren Krise findet gemeinsam mit der Familie und bei Bereitschaft auch anderen wichtigen Bezugspersonen innerhalb von 24 Stunden statt und dauert so lange, wie es nötig erscheint. Alle wichtigen Professionellen aus der medizinischen Grundversorgung, Psychiatrie und Sozialdiensten, die mit der Familie in Kontakt waren, werden ebenfalls zu demselben Treffen eingeladen. Es geht um einen offenen Austausch von Erfahrungen, Einschätzungen und Vorschlägen aller für das weitere Vorgehen« (Aderhold & Greve 2009, S. 229).
Dieser Gedanke beschreibt den Kern der »integrativen Ansätze«, welche sich in den vergangenen 35 Jahren in Skandinavien entwickelt haben, sehr treffend. Bedürfnisangepasste Modelle setzen sehr nah am Lebenskontext der Patientin an (Amering & Schmolke 2007/2012). Sie beziehen, wie das Zitat von Aderhold und Greve zeigt, das soziale Umfeld der betroffenen Person vom Beginn der Krise an mit ein und fördern einen kontinuierlich bzw. intermittierend stattfindenden Dialog zwischen allen Beteiligten des sozialen Netzwerks. Wie bereits erwähnt, ist dies auch eines der Kernelemente des

ABBILDUNG 9 Vernetzung des Weddinger Modells mit dem Kohärenzbegriff Antonovskys

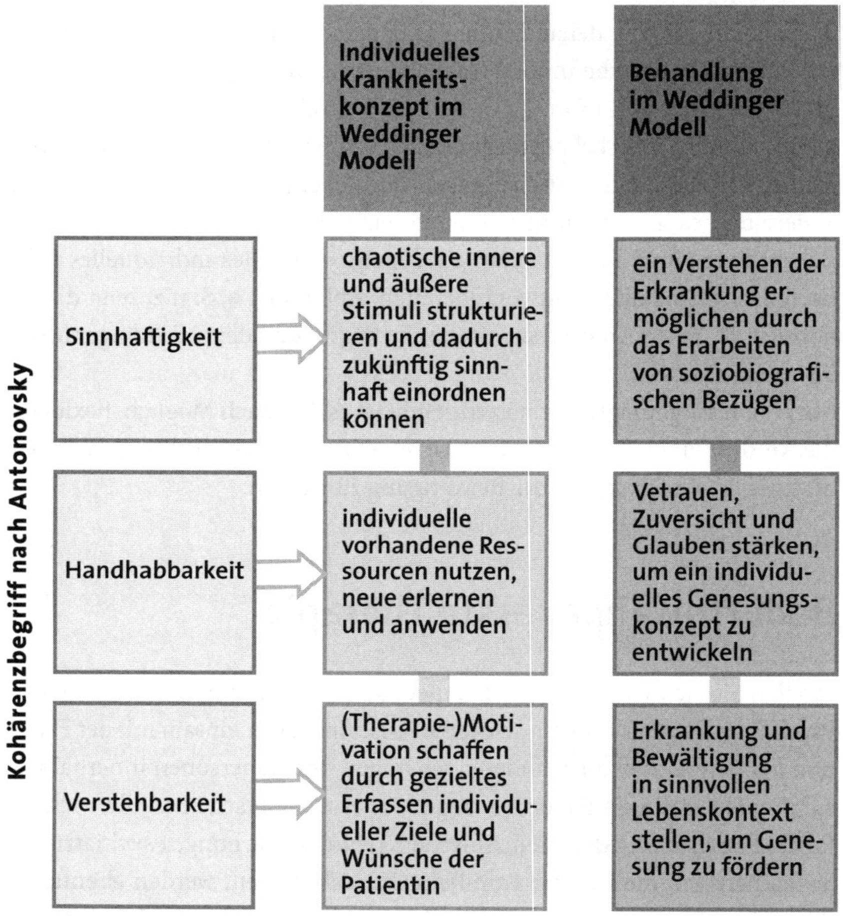

Weddinger Modells. Auch wenn die Umsetzung der schnellen (innerhalb von 24 Stunden) und umfangreichen Hilfe (alle am Hilfesystem Beteiligten), wie es im Zitat gefordert ist, nicht ausnahmslos möglich ist, so finden zumindest von Beginn an gemeinsame Gespräche mit Angehörigen und Bezugspersonen statt. Im weiteren Prozess der Behandlung nach dem Weddinger Modell werden bei konkreten Fragestellungen, insbesondere wenn die Entlassung aus der Klinik ansteht, Netzwerkgespräche genutzt, um die Patientin auch nach dem Krankenhausaufenthalt in von ihr (und ggf. der Familie) gewünschten Bereichen zu unterstützen. Zentral ist hier, wie auch in den integrativen Ansätzen hervorgehoben, ein offener Dialog. Alle Beteiligten werden ermutigt, ihre Gedanken, Einstellungen und Wünsche offen mitzuteilen, um gemeinsame Lösungen und somit langfristig Erleichterung zu erlangen.

Volkmar Aderhold und Kollegen (Aderhold u. a. 2003) betonen außerdem, dass sich Heilung im Menschen nicht losgelöst von sozialer Umgebung vollzieht, sondern durch verinnerlichte Beziehungskontinuität zu Mitmenschen entstehen kann. Dyaden seien nur eingeschränkt entwicklungsfähig, argumentieren die Autoren weiter. Aus diesem Grund seien Psychoseteams und damit auch Netzwerkgespräche wichtig, um »ein weitgehend kohärentes Gesamtkonzept« zu schaffen.

Ein weiteres Prinzip der bedürfnisangepassten Modelle, welches sich im Weddinger Modell wiederfinden lässt, ist die Integration verschiedener Therapieformen (Aderhold & Greve 2009). Die Autoren beschreiben, dass eine psychotherapeutische Intervention zentral ist, betonen jedoch die Wichtigkeit weiterer therapeutischer Angebote. So finden sich auch im Rahmen des Weddinger Modells neben psychotherapeutischer Behandlung Ergo-, Kunst-, Musik- und Sporttherapie als feste und gleichberechtigte Bestandteile des therapeutischen Angebots. Sollte es Bedarf nach weiteren Maßnahmen geben, so werden sie durch das Behandlungsteam vermittelt.

Ein besonderes Augenmerk sollte bei diesem Prozess auf der Autonomie der Patientinnen und Patienten liegen. Im psychotischen Zustand befinden sich Menschen in existenziellen Krisen, und besonders in dieser Zeit kämpfen sie um ihre Autonomie, daher sollten sie auch maßgeblich an der Gestaltung der Gegenwart und Zukunft beteiligt sein (Aderhold u. a. 2003). Dies sollte geschehen, indem die Patientin ihre eigenen Bedürfnisse, auf die sie zugreifen kann, äußert, diese gehört und gemeinsam, mit Unterstützung verschiedenster therapeutischer Angebote, umgesetzt werden. Aufgrund der unvollkommenen Autonomie, die ein Patient in seiner Psychose erlebt, ist er zum einen systemisch in seine Familie integriert, gleichzeitig aber auch distanziert von seinem familiären Umfeld. Dieser ambivalente Zustand führt dazu, dass der Patient (noch) nicht ohne dieses System auskommen kann und das System meist auch (noch) nicht ohne ihn (Aderhold & Greve 2009). Auch aus diesem Grund sind Psychoseteams bzw. Netzwerkgespräche, wie sie im Weddinger Modell vorgesehen sind, von besonderer Bedeutung. Sie helfen durch die intensive und vielseitige Auseinandersetzung mit der Erkrankung allen Beteiligten, ihren Platz im System zu finden und ihn zu evaluieren.

Dieser Umgang mit systemischen Zusammenhängen und interpersonellen Beziehungen findet sich in einer Therapieform wieder, die den

bedürfnisangepassten Modellen ähnelt: in der Systemischen Therapie, welche jene interpersonellen Zusammenhänge als Grundlage für Diagnose und Therapie von seelischen Beschwerden und interpersonellen Konflikten betrachtet. Auf der gleichen Grundannahme basierend haben sich – für nicht therapeutische Felder – Systemische Sozialarbeit, Systemische Organisationsberatung und Systemisches Coaching entwickelt. Der historisch aus der Familientherapie entwickelte Ansatz sieht das familiäre System als Ressource, auf dem aufbauend das einzelne Mitglied sowohl Fähigkeiten und Stärken als auch Verhaltensstörungen entwickeln kann (v. Schlippe & Schweitzer 2009). Zeigt ein Mitglied der Gruppe psychische Verhaltensauffälligkeiten, so wird der Betreffende als Symptomträger für das Gesamtsystem betrachtet. Dies kann sich beispielsweise in typischen Konflikten mit dem Partner oder in immer wiederkehrenden Problemen im Freundes- und Bekanntenkreis zeigen.
Die Weiterentwicklungen der Systemischen Therapie kennen bis heute keine dezidierte Störungslehre. Eine Diagnostik von »Störungen« oder gar »psychischen Krankheiten« und traditionelle Psychopathologie-Konzeptionen werden größtenteils explizit als inadäquat abgelehnt (Ludewig 1987). Dies zeigt die Nähe zu lösungsfokussierten Ansätzen und bildet einen deutlichen Gegensatz zur Grundorientierung der etablierten psychotherapeutischen Versorgung und zum Selbstverständnis des deutschen Gesundheitssystems, das weitgehend störungsorientiert operiert. Soziale und psychische Auffälligkeiten werden in der systemischen Theorie nicht als »krank« bzw. pathologisch, sondern als prinzipiell verstehbare Reaktion auf Probleme oder Anforderungen gesehen, die auch in sich selbst problematisch sein können. Wie bereits zuvor angeführt, wird in der Praxis des Weddinger Modells zwar nicht von Diagnosen ganz abgesehen, es wird jedoch ein gesteigerter Wert auf die Strukturen gelegt, die die Patientin umgeben, und es wird anhand von z. B. Netzwerkgesprächen das gesamte System mit in die Behandlung einbezogen.
Die wichtigste Grundlage der systemischen Arbeit ist eine möglichst präzise Auftragsklärung zwischen Therapeut und Klient. Die eigentliche Behandlung kann beginnen, wenn die Ziele konkretisiert und für beide Seiten akzeptabel sind. Auch dieser Ansatz der Systemischen Therapie ist Bestandteil des Weddinger Modells. So wird in Therapieplanungen und Visiten mit der Patientin besprochen, welchen »Behandlungsauftrag« sie dem Behandlungsteam geben kann bzw. welche Ziele, Erwartungen und Wünsche sie hat. Erst wenn dies geklärt ist, kann aktiv behandelt und vor allem gehandelt werden. Die folgende Übersicht zeigt zentrale Aspekte der Systemischen Therapie und des Weddinger Modells im Rahmen eines Behandlungsauftrags.

Zentrale systemische Aspekte des Weddinger Modells im Rahmen eines Behandlungsauftrags

Aspekte zur Wirklichkeitskonstruktion:
- Problembeschreibung
- Auftragsklärung: Erwartungen der Beteiligten
- Definition von erwünschten und unerwünschten Behandlungsbedingungen
- Zieldefinition

Fragen zur Möglichkeitskonstruktion:
- lösungsorientierte Fragen
- problemorientierte Fragen
- kombinierte Fragen
- zirkuläre Fragen

Sich gegenseitig bedingende Prozesse und Beziehungsmuster werden beschrieben und verdeutlicht.
Die Verdeutlichung von Unterschieden geschieht durch Reframing, also die Umdeutung und Umformulierung des Erlebten, um einen neuen Kontext zu schaffen, in dem Lösungen und Veränderungen möglich werden.

Trialog

»Psychiatrie ist trialogische Psychiatrie – oder sie ist keine Psychiatrie.« Margret Osterfeld, Psychiaterin und Psychiatrieerfahrene (2004, S. 61)

Die Begriff Trialog und das trialogische Arbeiten entwickelten sich aus den Psychoseseminaren heraus, die durch Dorothea Buck und Thomas Bock 1989 in Hamburg ins Leben gerufen wurden und sich inzwischen deutschlandweit sowie in Österreich und in der Schweiz zahlreich etabliert haben (Bombosch u. a. 2004). Spätestens seit dem Weltkongress für Soziale Psychiatrie 1994 (»Abschied von Babylon«) wurde der Trialog nicht nur ein feststehender Begriff, sondern begann als Kommunikationsform mehr und mehr den Weg in das psychiatrische Handeln zu finden (Bock 2004).
Der Trialog bedeutet im Ursprung ein gleichberechtigtes Gespräch der drei Gruppen – Psychoseerfahrenen, Professionellen und Angehörigen – mit dem Ziel, dass diese Konstellation ausgleichend wirkt, Vorurteile entkräftet und

neue Perspektiven öffnet, die einen gemeinsamen Umgang mit Psychosen ermöglichen (Ruppelt u. a. 2012). Auf der Basis eines respektvollen und gleichberechtigten Miteinanders jenseits der klassischen paternalistischen Strukturen und Hierarchien wird ein Erfahrungsaustausch, gegenseitiges Verstehen und Einnehmen anderer Perspektiven ermöglicht. Der Trialog in Form der Psychoseseminare fordert daher folgerichtig die Begegnung an einem »neutralen Ort« und hat somit bisher nur im ambulanten Bereich Anwendung gefunden (Bock u. a. 2012). Der stationäre psychiatrische Bereich kann einige der Qualitätskriterien für den Trialog in Form von Psychoseseminaren (Fricke 2004), insbesondere den »neutralen Ort« und die »Beteiligung aus ureigenstem Interesse« (schließt Professionelle aus, die diese Zeit mit ihrer Arbeitszeit verrechnen können), nicht oder nur teilweise erfüllen. Auch die von Thomas Bock (2004) benannten wirkungsvollen Paradoxien der Psychoseseminare (»Das Geschehen ist absichtslos, aber nicht ohne Wirkung«) sind im stationären Rahmen kaum zu erreichen: Das gilt für den Aspekt der »Therapie ohne Absicht« – im selbstbestimmten, weitgehend absichtslosen Rahmen wird das (Über-sich-selbst-)Sprechen erleichtert – wie für den der »Familientherapie ohne Familie« – die Begegnung von Menschen, die nicht füreinander verantwortlich und voneinander abhängig sind. Die Verständigung mit Fremden als Umweg zum besseren Verständnis des eigenen Angehörigen, eigenen Arztes oder Patienten ist im stationären Kontext kaum möglich.

Der Trialog im stationären Kontext, wie er im Weddinger Modell stattfindet, erfährt also zwangsläufig eine Abwandlung gegenüber dem Psychoseseminar-Trialog. Gleichwohl darf die trialogische Ausrichtung des psychiatrischen Verstehens, Denken und Handelns nicht vor stationären Strukturen haltmachen, da sie sich konzeptionell den individuellen Erfahrungen, Erkenntnissen und Bewertungen der Psychiatrieerfahrenen und Angehörigen öffnet (Bombosch u. a. 2004). Die trialogische Kommunikation unter Einbeziehung von Resilienz und Selbstwirksamkeit bildet die Grundlage einer recoveryorientierten Psychiatrie (Amering 2010). Im Weddinger Modell meint Trialog vor allem die konsequente und aktive Einbeziehung aller für die Patientin wichtigen Bezugspersonen in die Behandlung (insbesondere natürlich Angehörige und Beziehungspartner, aber auch Freunde, Betreuer, Nachbarn, Arbeitskollegen, Arbeitgeber u. a.) wie auch das Einnehmen und die Berücksichtigung ihrer Perspektive durch die Behandelnden. Dazu kommen das Angebot eines geschützten und moderierten Rahmens für Beziehungskonflikte und trialogische Prozessbegleitung von Verlusten, Trennungen, Trauer, Sich-wieder-Begegnen, Neuanfang usw. (s. Tabelle 5). Über diese Aspekte der

TABELLE 5 Unterschiede des ambulanten und stationären Trialogs: Psychoseseminar versus Weddinger Modell (in Anlehnung an Bock 2004)

	Psychoseseminar	**Weddinger Modell**
Teilnehmende	Psychoseerfahrene, Angehörige, Mitarbeitende, Studierende	alle Patienten (diagnoseunabhängig), alle Behandelnden, alle Bezugspersonen (nicht nur familiäre Angehörige)
Rahmen	Gruppe, feste Sitzungen	trialogische Ausrichtung von allen Elementen der stationären Behandlung (Visiten, Therapieplanungen, Gesprächen u. a.)
Inhalt	Erzählen von Geschichten, Austausch subjektiver Erfahrungen	trialogisches Erfahren und Erörtern der unterschiedlichen Perspektiven sowie Wünsche und Ziele in der Behandlung; Integration des Trialogs in die Behandlung
Ziel	Erfahrungsaustausch auf Augenhöhe, »gegenseitige Permanentfortbildung« (Fricke 2004); Empowerment, Selbstbestimmung	Verstehen und Akzeptanz der verschiedenen Perspektiven schaffen mit dem Ziel einer »systemischen« und nachhaltigen Stabilisierung über den stationären Rahmen hinaus
Lernprozess	wechselseitig	wechselseitig
Themen	gemeinsam bestimmt	gemeinsam bestimmt mit Fokus auf die Behandlungsausrichtung
Theoretischer Bezug	offener Diskurs mit verschiedenen Bezügen	offener Diskurs mit Fokus auf die Individualisierung von Krankheits- und Genesungskonzepten
Rollenverteilung	offener Dialog, Begegnung als Experten	offener Dialog, Begegnung als Experten mit Fokus auf den Patienten, da es um seine Behandlung geht und er auch die Intensität und Quantität der Einbeziehung der Trialogpartner bestimmt
Sprache	Ziel: gemeinsame Sprache	Ziel: gemeinsame Sprache
Moderation	möglichst wechselnd, im Trialog	möglichst gleichermaßen, wenn gefordert: professionell
Anonymität	möglich	nicht möglich
Teilnahme	auf eigene Entscheidung, Verantwortung	aktives Anbieten trialogischer Gespräche durch die Behandelnden gegenüber Patient und (bei seinem Einverständnis) Bezugspersonen; freiwillige Teilnahme

trialogischen Kommunikation und Behandlungsausrichtung hinaus geht es auch im stationären Trialog um offene Begegnungen, Erfahrungsaustausch und ein Voneinander-Lernen:

»Es hat lange gedauert, bis die Fachleute als Lernende auf Psychiatrie-Erfahrene und Angehörige zugehen konnten. Psychiatrie kann sich aber nur als empirisch, d. h. als Erfahrungswissenschaft, bezeichnen, wenn sie die Erfahrungen von seelisch leidenden Menschen und ihren Angehörigen gleichberechtigt einbezieht. Wir wollen deshalb zu einer gemeinsamen Sprache finden, die von Patienten, Angehörigen und Therapeuten verstanden wird« (aus der »Hamburger Erklärung zu den Perspektiven einer Trialogischen Psychiatrie« nach dem XIV. Weltkongress für Soziale Psychiatrie 1994, zitiert nach Bombosch u. a. 2004, S. 11).

Synergien

Behandlungsvereinbarung und Krisenplan deuten schon darauf hin: Das Weddinger Modell existiert nicht im luftleeren Raum, sondern ist in ein komplexes Versorgungssystem eingebunden. In diesem Kapitel soll das Weddinger Modell im Zusammenhang mit weiteren innovativen Behandlungsformen betrachtet werden. Dabei werden einerseits gemeinsame Grundlagen und das gemeinsame Ziel einer vielfältigen, bedürfnisangepassten Versorgungsrealität, andererseits aber auch Unterschiede im Einsatzgebiet und in den praktischen Möglichkeiten benannt.

Integrierte Versorgung und Weddinger Modell

Jürgen Gallinat und Christiane Montag

Integrierte Versorgung (IV) ist eine Versorgungsform im Gesundheitswesen, die die Schnittstellen zwischen stationärer, teilstationärer und ambulanter Behandlung (Sektoren) minimiert und verschiedene Fachdisziplinen vernetzt, um die Behandlungsqualität von Patientinnen und Patienten zu verbessern. Das Tätigkeitsfeld einer IV wird in der Regel durch eine vertragliche Vereinbarung (nach § 140a SGB V) zwischen Akteuren im Gesundheitswesen (z. B. niedergelassenen Ärzten, Krankenhäuser) und den gesetzlichen Krankenkassen definiert und bezieht sich typischerweise auf ein bestimmtes Indikationsgebiet (z. B. sektorübergreifende Behandlung von Patienten mit Schizophrenie). Der Umfang von IV-Leistungen reicht vom einfachen Fallmanagement bis hin zu komplexen Versorgungsmodellen die schweregradgestuft und über mehrere Sektoren hinweg Menschen mit schwierigen Erkrankungskonstellationen helfen. Ein wesentliches und wirksames Element vieler komplexer IV-Modelle ist die aufsuchende Behandlung, die am Beispiel der psychotischen Erkrankungen typischerweise die mobilen Gemeindeteams (Assertive Community

Treatment, ACT; Marshall & Lockwood 2011) umfasst, die in diesem Kapitel die Hauptrolle spielen.

Indikation für Integrierte Versorgung

Prinzipiell können Patienten mit jeder Diagnose in eine IV mit aufsuchender Behandlung aufgenommen werden. Ihre wesentlichen Stärken zeigen jedoch die ACT-Teams bei Patientinnen mit sogenannten schweren psychischen Erkrankungen (engl. severe mental illness, SMI). SMI sind charakterisiert durch eine (zeitweilig) ausgeprägte psychische Symptomatik *zusammen* mit einem relevanten und andauernden Funktionsverlust im Sinne eingeschränkter Alltagsfähigkeiten (Delespaul u. a. 2013). Sie bilden 6 – 8 % (1-Jahresprävalenz; Bagelman & Napili 2015) der psychischen Störungen und finden sich am ehesten unter den Schizophrenie-Spektrum-Störungen, schweren affektiven Psychosen und der Borderline-Persönlichkeitsstörung (Delespaul u. a. 2013). Sehr bedeutsam ist ihre hohe Komorbidität (80 % haben drei weitere psychische sowie zwei somatische Erkrankungen) und der hohe soziale Unterstützungsbedarf (v. a. im Hinblick auf Einkommen, Ernährung, Obdachlosigkeit) (Lambert u. a. 2016). Häufig finden sich Verläufe mit Abbruch der ambulanten Behandlung, Exazerbation, unfreiwilliger stationärer Aufnahme und erneutem Behandlungsabbruch (Drehtüreffekt). Der Hauptanteil der psychiatrischen Notfälle, Zwangseinweisungen und Zwangsmaßnahmen betrifft diese Patientengruppe (Lambert u. a. 2017).

ACT und andere Formen der aufsuchenden Behandlung

Die in Deutschland weitgehend fehlenden, aber international verbreiteten aufsuchenden Versorgungsmodelle umfassen sehr verschiedene Varianten mit unterschiedlichen Schwerpunkten und Zielen. Die zum Teil internationalen Bezeichnungen haben nicht immer ein deutsches Äquivalent und die häufig verwendete Bezeichnung »Hometreatment« ist zu pauschal bzw. geht an der Definition der verschiedenen Varianten von aufsuchender Behandlung vorbei. Hier seien die wichtigsten Formen aufgelistet:

Crisis Resolution Teams (CRT; Wheeler u. a. 2015) beschränken sich auf die Zu-Hause-Behandlung in der akuten Phase (irgend)einer psychischen Erkrankung durch ein interdisziplinär zusammengesetztes Team. Eine Variante dieser Behandlungsform ist die Stationsäquivalente Behandlung (StäB), die jedoch im Gegensatz zur ursprünglich konzipierten CRT einige Restriktionen aufweist.

CRT (im Gegensatz zu STÄB) können prinzipiell an jedem Ort (nicht nur zu Hause) und in Notsituationen ohne ein vorheriges Zustimmungsverfahren tätig werden, erreichen somit auch Patienten in prekären Situationen und in krankheitsbedingt hilfeablehnenden Situationen. CRT kann zudem die Besuchsfrequenz bedürfnisangepasst gestalten. Der Nachteil von CRT und STäB ist, dass sie erst einmal nicht gesteuert in einem Behandlungskontext und nicht langfristig unter Wahrung einer Behandlerkontinuität arbeiten.
Mobile Gemeindeteams (Assertive Community Treatment, ACT; Marshall & Lockwood 2011) behandeln langfristig und kontinuierlich typischerweise Patienten mit schweren psychischen Störungen zu Hause durch ein interdisziplinäres Team. Das Verfahren ist sehr bewährt und in vielen Ländern etabliert. Es existieren verschiedene Varianten von ACT wie beispielsweise FACT (Nugter u. a. 2016; Lexén & Svensson 2016) aus den Niederlanden mit zusätzlichem Casemanagement sowie Ressource Group Assertive Community Treatment (RACT; Nordén u. a. 2012) aus Neuseeland mit umfassender Beteiligung von Patienten, Angehörigen und fest angestellten Genesungsbegleitern.
Das in Hamburg entwickelte Therapeutic Assertive Community Treatment (TACT; Lambert u. a. 2015, 2016) hat sich mit Teams bestehend aus Psychoseexperten, zusätzlicher psychotherapeutischer Einzel- und Gruppenbehandlung und einer systematischen Qualitätssicherung auf Psychosenbehandlung spezialisiert und soll hier ausführlich vorgestellt werden.

Integrierte Versorgung – Hamburger Modell

Diese Versorgungsform fokussiert auf Menschen mit schweren Psychosen (mehrfache Episoden und Funktionsverlust) im Einzugsgebiet des Universitätsklinikums Hamburg-Eppendorf (UKE) und hat die Ziele einer möglichst langfristigen Symptomreduktion, einer Verbesserung des Funktionsniveaus, einer höheren Lebensqualität, mehr Teilhabe, einer Reduktion von Krankenhausaufenthalten und Zwangsmaßnahmen sowie einer Vermeidung von Behandlungsabbrüchen. Es handelt sich um ein sogenanntes Managed Care Capitation Modell, in dem verschiedene Akteure in der Versorgung, niedergelassene Ärzte, Hausärztinnen, Psychotherapeutinnen, Klinik und das ACT-Team (vertraglich) aufeinander abgestimmt arbeiten. Die Mehrleistungen in diesem Behandlungsnetz werden über eine patientenbezogene Jahrespauschale finanziert, die mit den Krankenkassen vereinbart worden ist. Dieses Versorgungsmodell deckt sämtliche Behandlungsformen in allen Erkrankungsphasen ab und begleitet die Patienten über Jahre hinweg.

Das ACT-Team ist das Kernelement dieser Versorgungsform und umfasst eine fachärztliche Leitung, Psychologinnen, Krankenpfleger, Sozialpädagoginnen und Genesungsbegleiter (s. Hamburger RECOVER-Modell: Integrierte Versorgung für Psychosen, Manual[4]). Es sind immer zwei Teammitglieder für einen Patienten zuständig, eine davon ist die Bezugstherapeutin. Die anderen Professionen im ACT-Team werden je nach Bedarf hinzugezogen. Alle Teammitglieder sind Psychoseexperten und haben Erfahrung in sämtlichen evidenzbasierten Behandlungsmethoden einschließlich der Pharmakotherapie. Psychotherapeutische Elemente haben einen ebenso hohen Stellenwert in der Behandlung (Therapeutisches Assertive Community Treatment, TACT; Lambert u. a. 2015). Hier stehen beziehungsorientierte Verfahren sowie familientherapeutische Kompetenz im Vordergrund. Soziotherapie ist ein weiterer wesentlicher Bestandteil der Behandlung. Eine hohe Behandlungsqualität wird durch ein günstiges Behandler-Patienten-Verhältnis von 1:15 (zu Behandlungsbeginn) bis 1:25 (bei erreichter Stabilität) gewährleistet. Ganz wesentlich ist die Behandlerkontinuität und das Prinzip, die Kontakte bzw. Behandlung nach der Genesung nicht abzubrechen. Darüber hinaus haben alle Patientinnen eine Notfalltelefonnummer, sodass im Bedarfsfall jederzeit eine telefonische Krisenintervention erfolgen kann (Dies ist ein ganz wesentlicher und hilfreicher Aspekt, obwohl die Häufigkeit der Inanspruchnahme durchaus gering ist). Ab dem Tag danach wird dann die Behandlungsfrequenz deutlich erhöht, um eine stationäre Notfallaufnahme zu vermeiden.
Je seltener ein Patient erkrankt, desto wirtschaftlicher kann mit der pro Kopf zur Verfügung stehenden Summe umgegangen werden. Das Team hat also schon rein wirtschaftlich ein Interesse an einer Genesung der Patienten, was beispielsweise in der stationären Behandlung nicht der Fall ist (mehr belegte Betten bedeuten höhere Wirtschaftlichkeit).
Ein wichtiger Aspekt bei dieser Versorgungsform ist die »no dropout policy«. Die Erfahrung zeigt, dass nicht wenige Patientinnen gerade beim Wiederauftreten von psychotischen Symptomen die Behandlung abbrechen wollen. Dies wäre dann im weiteren Verlauf der typische Weg in die Notaufnahme und die geschlossene Station der Klinik. Daher sind sämtliche Maßnahmen, um das therapeutische Verhältnis zu stärken, von großer Bedeutung.
Neben dem üblichen Aufnahmeprozedere in die integrierte Versorgung (typischerweise direkt von Station nach Beendigung der dortigen Behandlung) ist die ausführliche Behandlungsplanung entscheidend. Dies geschieht zusammen

---

4 https://www.recover-hamburg.de/publikationen/manuale/ (20.03.2023).

mit der Patientin, ihren Bezugspersonen, dem gesetzlichen Betreuer und den ambulanten Behandelnden, sofern vorhanden. Die Behandlungsziele leiten sich aus den Vorstellungen der Patientin ab und integrieren möglichst viele evidenzbasierte Therapieverfahren. Diese Gespräche werden regelmäßig wiederholt, um gemeinsame Ziele zu überprüfen und gegebenenfalls anzupassen.

Obwohl in stabilen Phasen die Patienten zu regelmäßigen ambulanten Terminen mit den Bezugstherapeuten in die Klinik kommen, ist der Hausbesuch das wesentlichste Element in der ACT-Behandlung. Gerade hier sind eine reflektierte professionelle Haltung und hohe Sensibilität von großer Bedeutung. Das ACT-Team sucht die Wohnung der Patientin auf, trifft auf Familienmitglieder und erhält Zugang zu privaten und intimen Bereichen. Ein bestehendes Vertrauensverhältnis, großer gegenseitiger Respekt und Langfristigkeit in der Beziehung sind nicht nur Elemente des Weddinger Modells, sondern auch Voraussetzung für das Gelingen der langfristigen Behandlungsbeziehung. Dies gilt insbesondere auch für die Interaktion des Teams mit dem sozialen Netzwerk der Patientin. Das Team erfährt wichtige Aspekte zu Lebensumständen, Interessenlage und der Versorgungssituation des Patienten. Ungeöffnete Post, ein leerer Kühlschrank oder kritische Unordnung können in der Aufgabenliste weit im Vordergrund stehen, und die Lösung wird auch durch das Team zusammen mit dem Patienten erarbeitet. Ebenso kann trotz ausgeprägter Psychose ein gepflegtes Zuhause und eine geordnete Lebensform bestehen. Diese Einblicke erlauben auch ein tieferes Verständnis z. B. von ungeahnten Stärken der Patientin. Zudem können die Umstände des Zusammenlebens mit Angehörigen und Bezugspersonen besser verstanden bzw. besser in die Behandlung einbezogen werden.

Darüber hinaus ergeben sich durch die Begegnung zu Hause weitere Vorteile, die im stationären Rahmen nicht oder nur viel schwerer erreicht werden können. Die Patientin ist zu Hause in der Gastgeberrolle, was eine gewisse Behutsamkeit im Umgang mit dem Team bewirkt und Behandlungsprozesse vereinfacht. Dies hilft auch, potenzielle Gewalt zu vermeiden. Zudem sind Diskussionen über Verweildauer, geschlossene Türen, Konflikte mit den Mitpatienten sowie nächtliche Störungen bei der aufsuchenden Behandlung überflüssig bzw. nicht existent. Hierdurch ergibt sich auch eine leichtere Umsetzbarkeit von Therapieeinheiten; die Behandlung kann intensiver gestaltet werden, und die Kontinuität in der Beziehungsgestaltung erlaubt die Entfaltung von längerfristigen Entwicklungsprozessen. Darüber hinaus können Krisensituationen, die andernfalls zu einer stationären Aufnahme geführt hätten, in den meisten Fällen durch die Intervention des vertrauten Bezugstherapeutenteams aufgefangen werden.

Das Team kann bei Bedarf auch die Begleitung zum Hausarzt- oder Untersuchungstermin vornehmen. Zentral ist hierbei die wiederholte und regelmäßige Kommunikation zwischen Team und niedergelassenen Ärztinnen bzw. Therapeuten. Das Team ist Hauptansprechpartner und darüber hinaus für andere Behandler telefonisch gut erreichbar.
Bei einem Hausbesuch ist das Team immer zu zweit vor Ort. Dies hat einerseits Sicherheitsgründe, zum anderen ist hierdurch ein hohes Maß an Kompetenz und Wissen in der direkten Behandlung verfügbar, was schnellere und fundiertere Entscheidungen ermöglicht. Die Möglichkeit, sofort handeln zu können, ist ein entscheidender Vorteil der ACT-Behandlung.
Falls es doch zu einer stationären Aufnahme kommt, machen die Bezugstherapeuten des ACT-Teams stets eine ausführliche Übergabe an das behandelnde Stationsteam und sind immer wieder begleitend in den stationären Behandlungskonferenzen anwesend. Dies gewährleistet, dass bisher erfolgreiche Behandlungsstrategien nicht geändert werden und dass bereits bekannte Wünsche, erfolgreiche Strategien oder auch No-Gos der Patientin berücksichtigt werden. Diese intensive Zusammenarbeit beeinflusst stark den Erfolg oder die Schnelligkeit der Genesung. Die stationäre Behandlung kann somit fokussierter erfolgen, während die Patientin den Blick auf ihre Lebensrealität außerhalb der Klinik nicht verliert. Auch das Entlassungsmanagement wird von stationären Behandlern und den Bezugstherapeutinnen des ACT-Teams gemeinsam durchgeführt. So kommt es zu keinem Informationsverlust und Wünsche bzw. Eigenheiten der Patienten werden fortlaufend berücksichtigt.

Einbettung des Weddinger Modells in die Integrierte Versorgung

Tabelle 6 verdeutlicht, dass die Grundprinzipien des Weddinger Modells und diejenigen der Integrierten Versorgung mit ACT eng verwandt sind.
Zusammenfassend ergibt sich sowohl im Hinblick auf grundsätzliche therapeutische Herangehensweisen als auch auf die teambasierte Organisationsstruktur eine hohe Kompatibilität des Weddinger Modells und der Integrierten Versorgung mit ACT-Teams. Diese Synergien könnten in der Zukunft genutzt werden für eine weitere Intensivierung und Ambulantisierung der Behandlung von Patientinnen und Patienten mit schweren psychischen Erkrankungen und für eine Reduktion von Krankenhausbehandlungstagen und Zwangsbehandlungen.

TABELLE 6 Charakteristika von Integrierter Versorgung mit Assertive-Community-Treatment-(ACT)-Team und Weddinger Modell (WM)

Komplexe integrierte Versorgung mit ACT-Team*	**Weddinger Modell**
ACT Teams sind multiprofessionell und bestehen aus Experten für die jeweiligen psychischen Störungen	Interdisziplinäre Kompetenz und Verantwortungsübernahme durch alle Berufsgruppen
Das ACT Team trägt die medizinische Verantwortung	Ähnliche Strukturen im WM; vor allem die Pflege übernimmt mehr therapeutische Aufgaben und definiert den Behandlungsprozess mit
Hohe, settingübergreifende Behandlungs- und Behandlerkontinuität	Hohe Behandlungs- und Behandlerkontinuität im stationären, teilweise auch ambulanten Rahmen
ACT Teams leisten die akute und auch langfristige Behandlung im häuslichen Umfeld	Schwergewicht auf der akuten Behandlung; jedoch auch häufige ambulante Termine auf der Station und gelegentlich aufsuchende Behandlung in der Langzeitbehandlung
ACT soll Krankenhaustage minimieren	Das WM ist prinzipiell darauf ausgerichtet, die Liegedauer in der Klinik gering zu halten
IV** vernetzt die Versorgungstrukturen	Das WM integriert durch (sektorübergreifende) Fortbildungen die Schnittstellen zwischen den Behandlungseinheiten (Station, Tagesstation, PIA***, APP***, Nervenärzte)
Trialogische Verfahrensweise mit Einbezug der Angehörigen und des sozialen Umfelds	Trialogische Verfahrensweise mit Einbezug der Angehörigen und des sozialen Umfelds
Kein Informationsverlust durch integrierte Fallkonferenzen	Teambesprechung mit vergleichbarer Zielsetzung
»No drop out policy«	Das WM versucht, dieses Prinzip anzuwenden; durch den geringen Anteil der aufsuchenden Behandlung ist die Wiederaufnahme des abgebrochenen Kontakts aber schwieriger
Telefonische Erreichbarkeit rund um die Uhr	Angebot an die Patienten, auf der Station jederzeit anrufen zu können
Psychotherapeutische Haltung und frühzeitiger Einsatz von Psychotherapie	Psychotherapeutische Haltung und Förderung des Einsatzes von Psychotherapie insbesondere bei Patienten mit schweren psychischen Erkrankungen
Einschluss von Patienten mit psychotischen Symptomen im Rahmen einer Schizophrenie, bipolaren Störung, Depression oder anderen psychiatrischen Erkrankung	Alle Patienten und Diagnosen

* Beispiel Universitätsklinikum Hamburg-Eppendorf
** IV: Integrierte Versorgung
*** PIA: Psychiatrische Institutsambulanz
**** APP: Ambulante Psychiatrische Pflege

Wirksamkeit der Integrierten Versorgung

ACT im Rahmen einer Integrierten Versorgung ist intensiv auf seine Wirksamkeit untersucht worden. Im Wesentlichen zeigt sich eine Verbesserung des Outcomes und der Zufriedenheit der Patientinnen und Patienten (Lambert u. a. 2015; Marshall & Lockwood 2011). In einer Übersichtsarbeit mit acht kontrollierten und 21 nicht kontrollierten Studien zeigten sich bei dieser Versorgungsform trotz unterschiedlicher Patientenkollektive und Behandlungscharakteristika gegenüber der Regelversorgung signifikante Verbesserungen für die psychische Symptomschwere, das psychosoziale Funktionsniveau, die Lebensqualität, Patientenzufriedenheit und bezüglich des Verbleibs in der Behandlung; zudem war die Belastung der versorgenden Mitarbeitenden geringer (Schöttle u. a. 2013). Diese Ergebnisse bestätigen sich in einer neuen, sehr großen Untersuchung im Rahmen des Hamburger RECOVER-Projekts (Lambert u. a. 2020). Zudem ist das Modell kosteneffizienter als die Regelversorgung, was einen wesentlichen Vorteil darstellt.

Die Behandlung in einem Berliner Modellprojekt zur bedürfnisangepassten Behandlung, welches auch einen ACT-Ansatz für Psychoseerkrankte umfasste, konnte zudem die Zahl und Dauer von Unterbringungen nach PsychKG sowie Fixierungen signifikant reduzieren (Wullschleger u. a. 2018).

Teambasierte Behandlungskonzepte wie ACT zeigen gegenüber nicht teambasierten Modellen, wie Casemanagement, Vorteile hinsichtlich der Reduktion stationärer Behandlungstage und -kosten wie auch im Hinblick auf Behandlungszufriedenheit, Wohnen und Arbeit (Marshall & Lockwood 2011). Ferner konnte die ACT-Behandlung bei Patientinnen und Patienten nach Erstmanifestation einer Schizophrenie Netzwerke wichtiger Bezugspersonen (re-)aktivieren, deren Größe direkten Einfluss auf die klinische Prognose nach 18 Monaten hatte (Tempier u. a. 2012).

Neben diesen vielversprechenden Ergebnissen gibt es einige ältere Arbeiten, die die Unterschiede zwischen Integrierter Versorgung und dem konventionellen Behandlungssystem nicht zeigen (Burns u. a. 1999; Killaspy u. a. 2006). Dies kann u. a. durch unterschiedliche Qualität sowohl der Standardbehandlung als auch der Versorgungsmodelle und durch zu kurze Untersuchungszeiträume bedingt sein (Schöttle u. a. 2013). Neuere Untersuchungen zeigen auch, dass die Integrierte Versorgung bei Menschen mit Psychosen im Adoleszentenalter eine gut umsetzbare und wirksame Behandlungsmethode ist (Karow u. a. 2022).

Soteria und Weddinger Modell

Jürgen Gallinat

Das Konzept der Soteria geht auf Loren Mosher zurück und wurde in Europa zuerst von Luc Ciompi und dann von Holger Hoffmann weiterentwickelt. Heute gibt es im deutschsprachigen Raum sieben laufende Soteria-Projekte (Bern, Zwiefalten, München, Reichenau, Gangelt, Berlin, Mannheim) sowie zahlreiche weitere Stationen mit Soteria-Elementen. Das Konzept bezieht sich auf die Behandlung von schizophren erkrankten Menschen. Die Grundidee der Soteria setzt auf das subjektive Erleben der Kranken mit den dazugehörigen Emotionen. Sie folgt auch den Beobachtungen, dass bei schizophrenen Patientinnen und Patienten selbst nach langjähriger, gravierender Krankheitsentwicklung eine Heilung möglich ist, wenn günstige Umstände vorliegen (Ciompi 2011). Ciompi vermutet hier als Ursache vor allem positive Milieueinflüsse sowie günstige soziokulturelle und familiäre Faktoren. Von großer Bedeutung ist hierbei, dass genetische und pathobiologische Faktoren nicht die einzigen Stellglieder sind und der Krankheitsverlauf eben nicht vorbestimmt und schicksalhaft ist. Dies öffnet die Behandlung für eine Milieutherapie, die durch die Soteria repräsentiert ist.

Das Soteria-Konzept basiert auf der Annahme, dass die klassische Krankenhausbehandlung durch eine entfremdete, unruhige, aufgeregte und teils von Gewalt geprägte Behandlungsatmosphäre in Verbindung mit häufigem Wechsel von Personal und Mitpatienten gekennzeichnet ist. Darüber hinaus besteht das Problem von unübersichtlichen und unwohnlichen Räumlichkeiten sowie ein von Regeln geprägter, uneinfühlsamer und teils autoritärer Umgang mit den Kranken. Diese Situation kann sich in Zeiten von Personalmangel und erhöhter Personalfluktuation weiter verschlechtern. Ciompi (2011) weist darauf hin, dass der hohen Sensibilität von schizophren Erkrankten in der konventionellen Krankenhausumgebung zu wenig Rechnung getragen werden kann. Zudem sieht er im klassischen stationären Rahmen eine Dominanz der Neuroleptikatherapie (s. auch Kapitel »Medikation«), in deren Folge das Wiederaufleben des Selbstwertgefühls schwierig sei.

Der Gegenentwurf hierzu ist die Soteria. Sie ist geprägt durch eine wohnliche, gemeinschaftliche und familiäre Atmosphäre, ein festes, motiviertes Betreuerteam, tragende mitmenschliche Beziehungen, eine Zentrierung der Behandlungsziele auf die Patientenwünsche und eine Ausbalancierung der milieutherapeutischen, psychotherapeutischen und pharmakologischen Behandlungselemente. Idealerweise ist die Größe der Soteria auf sechs bis acht Behandlungsplätze begrenzt. In den letzten Jahren haben sich Konzepte mit einer größeren Anzahl an Behandlungsplätzen etabliert, wie beispielsweise die Soteria im St. Hedwig-Krankenhaus in Berlin mit zwölf Plätzen, die durchaus gute Erfahrungen hierzu berichten. Ciompi und Kollegen (Ciompi & Bernasconi 1986; Ciompi u. a. 1991) formulieren acht grundsätzliche Behandlungsprinzipien der Soteria:

- ein kleines, möglichst normales, transparentes, entspannendes und reizgeschütztes therapeutisches Milieu;
- behutsame und kontinuierliche mitmenschliche Stützung und Begleitung durch die psychotische Krise durch wenige ausgewählte Bezugspersonen;
- konzeptuelle und personelle Kontinuität;
- klare und gleichartige Informationen für Patientinnen, Angehörige und Betreuende hinsichtlich der Erkrankung, ihrer Prognose und Behandlung;
- ständige enge Zusammenarbeit mit Angehörigen und weiteren wichtigen Bezugspersonen;
- Erarbeitung von gemeinsamen konkreten Zielen und Prioritäten auf der Wohn- und Arbeitsachse mit Induktion von realistischen, vorsichtig-positiven Zukunftserwartungen;
- Verwendung von Neuroleptika nur bei anders nicht abzuwendender akuter Selbst- oder Fremdgefährdung, bei fehlenden Anzeichen von Besserung nach vier bis fünf Wochen oder bei anders nicht behebbarer Rückfallgefahr in der Nachbetreuungsphase;
- systematische Nachbetreuung und Rückfallprophylaxe für mindestens zwei Jahre; Beachtung von individuellen Vorbotensymptomen, Belastungssituationen und möglichen Bewältigungsstrategien gemeinsam durch Patienten, Angehörige und Betreuende.

Diese Punkte weisen viele Parallelen und Übereinstimmungen mit dem Weddinger Modell auf, die weiter unten besprochen werden sollen. Es sei betont, dass das Konzept Soteria auf die Behandlung von schizophrenen Patientinnen und Patienten ausgerichtet ist, während das Weddinger Modell in seiner Grundhaltung alle Patientengruppen einschließt.

Die Soteria trägt in ihrem Behandlungskonzept den wechselnden Erfordernissen im Verlauf der Erkrankung Rechnung. Die Behandlung bezieht sich auf die akute Phase, die Aktivierungsphase und die Phase der Wiedereingliederung. Hier finden sich ebenfalls Parallelen in der bedarfsangepassten Behandlung

durch ACT-Teams. In der akuten Phase haben in der Soteria alle Maßnahmen zur Förderung der emotionalen Entspannung die größte Bedeutung. Kernelement ist die behutsame und ruhige Anwesenheit einer betreuenden Person. Die Interaktion kann durch kreative Beschäftigung, aber auch durch schweigendes *Dabeisein* geschehen. Durch die Regulierung von Nähe und Distanz sowie Aktivität und Passivität soll sich die Patientin weder verlassen noch bedrängt fühlen. Tragendes Element ist die authentische zwischenmenschliche Begegnung (Ciompi 2011).
Bei weiterer Stabilisierung der Patientin erfolgt die Aktivierungsphase, in der die Einbeziehung in Gemeinschaftsaktivitäten wie Kochen, Sauberhalten, Einkaufen usw. im Vordergrund steht. Diese Tätigkeiten werden zur Aktivierung sowie Hinwendung zu alltagsrelevanten Dingen im Sinne einer milieutherapeutischen Maßnahme genutzt. Das Selbstversorgerprinzip in der Soteria ist somit ein weiterer Unterschied zur konventionellen Krankenhausbehandlung, in der diese Maßnahmen typischerweise in Servicegesellschaften ausgegliedert worden sind. Hieran schließt sich die Phase der Wendung nach außen mit einer Wiederaufnahme von Kontakten mit der gewohnten Alltagsumgebung an.

Wirkmechanismen der Soteria

Der Begründer des Soteria-Konzepts, Loren Mosher, definiert wesentliche Elemente, die für die Wirksamkeit der Soteria bedeutsam sind (Mosher 2011). Er argumentiert, dass bei einem Wegbrechen von sozialen Netzen das Bereitstellen von Einrichtungen mit einem künstlichen sozialen Netz wie der Soteria vorübergehend sehr nützlich sein kann. Besser sei natürlich die Intervention am Ort der Krise – ein Argument für die aufsuchende Behandlung wie bei der Integrierten Versorgung –, was jedoch aus verschiedenen Gründen oft nicht möglich ist. Generell beschreibt Mosher folgende Ansätze für die Behandlung in der Soteria:

- Definieren und Anerkennen, was geschehen ist;
- Lernen, die bisher unerträglichen Gefühle zu ertragen, die mit dem Geschehenen verbunden sind;
- Herstellen einer langfristigen Perspektive hinsichtlich der Erlebnisse und Erfahrungen, indem sie in die Lebenskontinuität des Individuums und seines sozialen Systems eingefügt werden.

Ein wichtiges Prinzip, welches Mosher hier verfolgt, ist die Suche nach einer möglichen Bedeutung des Erlebten und die Integration in die individuelle

Erlebniswelt. Die Interpretation dieser Geschehnisse ist erst einmal wertfrei und geht nicht von einer negativen Bedeutung aus.
Für Ciompi und sein Soteria-Konzept ist das Verständnis von Schizophrenie geprägt von einer intensiven Berücksichtigung emotionaler Einflüsse. Er vermutet einen unspezifischen emotionalen Spannungspegel, der bei entsprechender Disposition einen Umschlag in einen psychotischen Zustand der Psyche bewirkt. Umgekehrt wird einer systematischen Reduktion des emotionalen Spannungspegels eine heilende Wirkung zugesprochen und diese somit als Wirkelement der Soteria betrachtet (Ciompi 1981). Geeignete Behandlungsmaßnahmen in diesem Sinne seien psycho- und milieutherapeutische Interventionen, wie sie in der Soteria verwirklicht sind. Einzelne Therapieelemente sind dabei weniger bedeutsam als ihre Kombination zu einem nachhaltig spannungslösenden Ganzen. Dies bildet sich in der Umgangsweise, der Atmosphäre und sogar in der Architektur der Soteria ab.
Hoffmann (2011) sieht hier eine Analogie zur Expressed-Emotion-Hypothese, die die spannungsreiche emotionale Interaktion zwischen Patient und sozialer Umgebung als psychosefördernd betrachtet. High Expressed Emotions sind ein ungünstiger Faktor für eine erneute psychotische Episode sowohl bei chronischen Patienten als auch in den ersten Episoden einer Schizophrenie (Linszen u. a. 1997). Die Soteria wäre somit durch die Beförderung von Low Expressed Emotions für die Besserung der Psychose eine günstige Konstellation (Hoffmann 2011).
Die wirksamen Elemente der Behandlung von schizophrenen Patientinnen und Patienten fasst Hoffmann (2011) auf der Basis der Untersuchungen von Gunderson (1980) folgendermaßen zusammen:

- Verteilung der Verantwortlichkeiten und der Entscheidungsbefugnisse;
- Klarheit der Behandlungsprogramme, der Rollen und der Führung;
- ein hohes Maß an Betreuer-Patienten-Interaktion.

Diese Elemente sind in der Soteria im Wesentlichen umgesetzt und vermutlich für die Wirksamkeit von besonderer Bedeutung. Empirische Daten stützen die Vermutung, dass eine klar strukturierte Station die Psychopathologie einer akuten Exazerbation chronisch schizophrener Patientinnen und Patienten in den ersten Behandlungstagen günstig beeinflusst (Cohen & Khan 1990). Dieselbe Untersuchung legt auch nahe, dass die Reizabschirmung in dieser Erkrankungsphase einen positiven Einfluss ausübt, was wiederum mit den Ergebnissen der Expressed-Emotion-Forschung kompatibel ist (Linszen u. a. 1997).

In Metaanalysen finden sich Hinweise auf die Wirksamkeit von sozialem Kompetenztraining hinsichtlich des Erlernens von zusätzlichen Skills, sozialen Fertigkeiten, hinsichtlich Selbstbehauptung und allgemeiner Symptomausprägung (Pfammatter u. a. 2006). Vor diesem Hintergrund kann spekuliert werden, ob der Aufenthalt in einer millieutherapeutischen Umgebung mit einem Fokus auf soziale Interaktion ähnliche Trainingseffekte aufweist und damit ein wirksamer Teil des Soteria-Konzepts ist. In der Soteria am Adoleszentenzentrum für Psychosen des ZI in Mannheim versucht man, die soziale Interaktion der Patienten und Therapeuten untereinander mittels Sensortechnik quantitativ und qualitativ abzubilden (physische Nähe, Bewegung, Mimik, Gestik, Vokalisation u. a.). Hierdurch strebt man an, mögliche Assoziationen zwischen Parametern der sozialen Interaktion und therapeutischen Effekten zu identifizieren (Hirjak u. a. 2022). Ergebnisse dieses Projekts stehen noch aus. Andere Erklärungsansätze der Wirksamkeit von Soteria beziehen sich auf das Konstrukt der sogenannten Selbststörung (self-disturbances) bei Schizophrenie. Diese bezeichnet Änderungen in einer ganz basalen eigenen Wahrnehmung des Selbst in der Welt und meint Störungen im Gefühl der Selbstpräsenz, der körperlichen Integrität und der Bezogenheit zur umgebenden Welt bei Menschen mit Schizophrenie. Nischk und Rusch (2019) vermuten, dass der soziale Kontext, das Paradigma des *Dabeiseins*, und das gemeinsame Handeln in der Soteria diese Selbststörung korrigieren.

Studien zur Wirksamkeit der Soteria

Verschiedene empirische Untersuchungen gehen der Frage nach, ob die Soteria gegenüber konventionellen Behandlungsformen in der Klinik gleichwertig oder überlegen ist. Eine Verlaufsuntersuchung (Matthews u. a. 1979) über zwei Jahre nach Entlassung bei ersterkrankten schizophrenen Patientinnen und Patienten zeigte bei der Soteria-behandelten Patientengruppe eine deutlich geringere Rehospitalisierungsrate als bei den Patienten aus der regulären stationären Behandlung. Hierbei hatten die Patienten in der Soteria mehrheitlich keine neuroleptische Erhaltungsmedikation im Gegensatz zu den konventionell behandelten Patientinnen und Patienten. Zwar war die Behandlungsdauer in der Soteria länger und der Follow-up-Zeitraum für diese Patientengruppe kürzer, aber diese Aspekte erklären die Deutlichkeit im Unterschied des Verlaufes nicht.

Eine andere Untersuchung aus der Soteria Bern beschreibt die Unterschiede dieser Behandlungsform zur klassischen Krankenhausbehandlung. Es wird empirisch gezeigt, dass das Team der Soteria engagierter und partnerschaftlicher arbeitet, die Beziehungen zu Patientinnen und Patienten tragfähiger und praxisbezogener sind und weniger institutionelle Regeln vorgegeben werden (Ciompi u. a. 1993). Nach zwei Jahren war der Outcome der Soteria-behandelten ersterkrankten schizophrenen Patienten auf dem gleichen Niveau wie der der Klinik-behandelten Patienten. Dabei war die Aufenthaltsdauer in der Soteria doppelt so lang, aber eine Behandlung mit Neuroleptika nur ca. halb so häufig wie in der Klinik.

Die Studien legen nahe, dass das besondere Behandlungssetting dieser milieutherapeutischen Variante bei geringerem Einsatz von Medikamenten ein gleich gutes oder sogar besseres Behandlungsergebnis erzielen kann wie die Krankenhausbehandlung (Hoffmann 2011).

Die Ergebnisse einer Reihe von Untersuchungen zur Milieutherapie bei Schizophrenie, deren Elemente den Kern des Soteria-Konzepts bilden, fasst Hoffmann (2011) zusammen. Er kommt auf der Grundlage dieser Vorarbeiten zu dem Schluss, dass Milieutherapie zumindest im Kontext einer medikamentösen oder anderen Behandlung zusätzlich wirksam ist. Dieses Ergebnis findet eine Parallele in der Untersuchung von Herz u. a. (2000), nach der die Kombination aus Pharmakotherapie und psychotherapeutischen/psychosozialen Maßnahmen bei schizophrenen Patientinnen und Patienten der alleinigen Pharmakotherapie überlegen ist. Hinsichtlich der Milieutherapie sind noch weitere Studien erforderlich, um zu untersuchen, ob sie auch ohne begleitende Pharmakotherapie wirksam ist.

Neben den klassischen Konzepten der Soteria findet sich in den letzten Jahren zunehmend der Trend, Stationen mit Soteria-Elementen zu etablieren. Hier kann zudem auf der »Soteria Fidelity Scale« quantifiziert werden, wie viele Soteria-Elemente eine Station besitzt. Nimmt man diese Konzepte bei der Literatursuche auf, so finden sich ebenfalls Hinweise auf einen positiven Effekt dieser Elemente auf aggressives Verhalten gegenüber Personen, Häufigkeit von Fixierungen und die Dauer der stationären Behandlung (Wolf u. a. 2021).

Charakteristika der Soteria-Mitarbeitenden

Über die Eigenschaften und notwendigen Fähigkeiten von Mitarbeitenden einer Soteria sind viele Überlegungen angestellt worden. Mosher und Kollegen vertraten die Hypothese, dass vor allem Ich-Stärke, Robustheit und Intuition ebenso wie Abgrenzungsfähigkeit und eine Ausgewogenheit im Kontrollbedürfnis große Bedeutung haben (Mosher u. a. 1973). Dies ist verständlich, da eine Begleitung

der Patientin durch ihre Krise mit psychotischen Symptomen Fähigkeiten und Eigenschaften dieser Art erforderlich macht. Ein wichtiger Aspekt ist, dass die Patientin häufig eine lange Historie von Ablehnung durch die Umgebung erfahren hat, was wiederum zu einer Verstärkung der Krankheitssymptome führen kann. Die Neutralität und nicht wertende Haltung des Mitarbeiters ist in dieser Konstellation eine Erleichterung für die Patientin. Mosher sieht diese Eigenschaften am ehesten bei Personen, die bisher keine professionelle Erfahrung mit der Psychiatrie gemacht haben (Laienmitarbeitende).
Eine empirische Untersuchung von Hirschfeld u. a. (1977) fand jedoch eher wenig Unterschiede in den Persönlichkeitseigenschaften bei Mitarbeitenden der Soteria, einer Universitätsklinik und einer gemeindepsychiatrischen Einrichtung. Die Soteria-Mitarbeitenden waren jedoch intuitiver und toleranter im Umgang mit ungewöhnlichen Bewusstseinszuständen und richteten ihre Aufmerksamkeit mehr auf die Innenwelt des Patienten als auf seine Außenwelt.

Parallelen zwischen Soteria und Weddinger Modell

Patienten- und ressourcenorientierte Haltung Eine wesentliche Übereinstimmung zwischen Weddinger Modell und Soteria ist die patientenzentrierte Haltung in der Behandlung. Vor allem die Notwendigkeit, realistische und (vorsichtig) optimistische Ziele zu setzen, verbindet beide Konzepte. Hier findet sich auch die Ressourcenorientierung wieder. Der Patient soll sich nicht als defizitär verstehen, sondern das Erlebte als Erfahrung begreifen, ergründen und in sein Leben integrieren. Hieraus entstehen neue Erfahrungen, die auch den Charakter der Bereicherung und des Positiven haben können (Bock 2018).
Trialogische Grundhaltung Die trialogische Vorgehensweise (Gielen u. a. 2012) ist zentraler Bestandteil des Weddinger Modells. Auch in den Beschreibungen und Konzepten der Soteria findet sich dieser Aspekt sehr deutlich wieder. Ciompi betont dies in seinen acht grundsätzlichen Behandlungsprinzipien in Form der ständigen engen Zusammenarbeit mit Angehörigen und weiteren wichtigen Bezugspersonen. Beide Konzepte sehen hier die tragende Rolle der sozialen Umgebung und nutzen deren Einfluss für den therapeutischen Prozess.
Resilienzförderung Der Grundgedanke der Soteria und auch des Weddinger Modells ist die Stärkung der Resilienz. Hier werden entgegen der häufigen Einordnung in die Kategorie Chronizität die einzelnen Patientinnen unter dem Gesichtspunkt betrachtet, dass auch nach jahrzehntelangem Erkrankungsverlauf eine Genesung möglich ist. So wird durch die Haltung und Erwartung des Teams eine wichtige Grundlage für einen Heilungsprozess gelegt.

Authentizität Im Umgang miteinander ist Authentizität der Schlüssel zu einer tragfähigen und organischen sozialen Umgebung mit heilender Wirkung. Diese Forderung an das Team der Soteria wurde bereits durch Mosher (2011) formuliert und bildet eine der Wurzeln des Weddinger Modells. Sie ist für den psychotisch veränderten Menschen eine wichtige Orientierungsmarke. Die Authentizität ist Basis für eine vertrauensvolle therapeutische Beziehung. Sie legt den Grundstein für eine Verlässlichkeit, wo die sonstige soziale Umgebung mit Unverständnis reagiert. Hier liegt auch der Schlüssel für das frühzeitige Aufsuchen professioneller Hilfe im Fall des Wiederauftretens einer psychotischen Episode.

Solidarische Gemeinschaft Nicht zuletzt haben die Soteria und das Weddinger Modell eine Besonderheit, die sie von vielen therapeutischen Konzepten unterscheidet: Es ist die Idee, mit den Patientinnen und Patienten eine gemeinsame Sache zu finden, ein Problem gemeinsam anzugehen und eine solidarische Gemeinschaft zu bilden. Dieser Punkt kann immense Kräfte mobilisieren und bisher empfundene Grenzen überwinden. So werden weitreichende Entwicklungen und Selbstverwirklichung trotz widriger Bedingungen ermöglicht. Dies vermittelt sowohl dem Patienten als auch der Therapeutin eine starke Motivation und Zuversicht.

Individualisierung des Genesungsprozesses Im Weddinger Modell wird der jeweils individuelle Genesungsprozess betont und stellt ein Unterscheidungsmerkmal zur konventionellen Krankenhausbehandlung dar, wo häufig der Hang zur Regelkonformität überwiegt. Die Soteria hat ebenfalls eine deutliche Distanz zu den Regelsystemen einer herkömmlichen Station. Genauer betrachtet ist jedoch der Einfluss des sozialen Milieus in der Soteria ein gewisses Korrektiv, ein Rahmen und gleichzeitig Übungsfeld für die Patientin. In diesem Rahmen ergeben sich automatisch Regeln, die jedoch nicht für sich stehen oder institutionellen Charakter haben, sondern in einem quasi sich selbst erklärenden System leicht nachzuvollziehen sind. Das Weddinger Modell nutzt ähnliche Mechanismen, die die Nähe zur gewohnten sozialen Umgebung fördern. In diesem Setting werden individuelle Bedürfnisse wesentlich einfacher erfüllbar als in einem konventionellen stationären Regelsystem.

Unterschiede zwischen Soteria und Weddinger Modell

Umgang mit Zwang Unterschiede zwischen Soteria und Weddinger Modell bestehen hinsichtlich der Zwangsbehandlung. Das Soteria-Konzept sieht keine Zwangsbehandlung vor. Es kann jedoch angenommen werden, dass diese im Einzelfall letztlich von anderen Institutionen vorgenommen wird, der Patient also in einer anderen Klinik behandelt wird. Hierdurch ist das Prinzip der personellen Kontinuität unterbrochen. Im Rahmen des Weddinger Modells wird nach Versagen aller anderen Maßnahmen ein Zwang nur dann angewendet, wenn eine unmittelbare Selbst- oder Fremdgefährdung besteht. Es gelten aber auch die zuvor beschriebenen Prinzipien, nämlich so wenig wie möglich den Willen des Patienten zu behindern, indem im Vorfeld solche Situationen geregelt werden und beispielsweise die Medikation oder die Art der Maßnahme vorher gemeinsam festgelegt werden. Hierdurch bleibt die personelle Kontinuität gewahrt. Das ermöglicht dann auch die Nachbesprechung des erfolgten Zwangs, die zentral für die weitere tragfähige Beziehung des Patienten zur Therapeutin ist.

Einbeziehung ambulanter Angebote Die Grundprinzipien des Weddinger Modells zielen auf die Einbeziehung des ambulanten Behandlungsrahmens. Es ist ein Wesensbestandteil des Weddinger Modells, eine sektorübergreifende Behandlung zu ermöglichen. So kann der ambulanten Behandlung der weitestgehende Vorzug gegeben werden, um eine stationäre Aufnahme zu vermeiden. Dies unterscheidet das Weddinger Modell vom Soteria-Konzept, welches ursprünglich ganz überwiegend als institutionelle Einrichtung gedacht ist. Es sei jedoch betont, dass Mosher letztlich in seinen Überlegungen der aufsuchenden Behandlung gegenüber einer Einrichtung, auch wenn es sich um eine Soteria handelt, den Vorzug gibt. Er meint, dass der gewohnte soziale Rahmen das beste Setting bietet und nicht durch einen quasi künstlichen, wenn auch sehr gut gedachten Rahmen ersetzbar ist (Mosher 2011). Natürlich sollte bedacht werden, dass nicht selten der gewohnte soziale Rahmen so pathogen ist, dass eine Veränderung des Rahmens zumindest vorübergehend notwendig ist.

Patienten Das Konzept Soteria bezieht sich auf schizophren erkrankte Menschen, ist also nicht für andere Diagnosen vorgesehen. Darüber hinaus ist diese Behandlungsform primär für Erstepisoden oder nur relativ kurz Erkrankte gedacht. Dies ist jedoch in den letzten Jahren nicht mehr ganz zutreffend. Die Praxiserfahrung aus Bern hat gezeigt, dass neben der primären Behandlung von jüngeren ersterkrankten Akutpatienten aus dem schizophrenen Formenkreis auch schizophrene Langzeitpatientinnen, Patienten mit Depression, emotional instabiler und anderen Persönlichkeitsstörungen in das Konzept passen. Diese Entwicklung ist ermutigend, da die oben beschriebenen Wirkmechanismen der Soteria vermutlich auch für ein größeres Spektrum von Diagnosen hilfreich sind.

Haltungsempfehlungen

In diesem Kapitel wird die dem Weddinger Modell innewohnende Grundhaltung zur Gewichtung von medikamentöser und psychotherapeutischer Therapie genauer betrachtet. Es soll deutlich werden, dass auch eine stationäre »Akutbehandlung« eine psychotherapeutische Fokussierung nicht ausschließt und die Einnahme von Medikamenten nicht die Grundvoraussetzung für eine Behandlung darstellt.

Psychotherapie

Christiane Montag

»Meine Ärztin sagt mir seit Jahren: ›Sie müssen erst mal noch Medikamente nehmen – Psychotherapie machen wir später.‹« Eine Psychiatrieerfahrene auf die Frage, ob sie schon einmal eine Psychotherapie gemacht habe

Die Arbeit am und mit dem Weddinger Modell lehrt, dass das theoretisch scheinbar Selbstverständliche keineswegs triviale Gegebenheit ist. Wozu ein Kapitel über eine »Haltung zur Psychotherapie«, wenn die vorangegangenen Kapitel der angestrebten psychotherapeutischen Haltung längst Ausdruck verliehen haben?

Zum Verhältnis von Psychiatrie und Psychotherapie

Die wechselvolle Entwicklung des Verhältnisses von Psychiatrie und Psychotherapie in der Vergangenheit zu beleuchten, würde den Rahmen dieser Betrachtung sprengen (s. hierzu Rüger 2005). Die damit verbundene Frage, welche Rolle Psychotherapie in der psychiatrischen Behandlung spielen kann oder soll, stößt als solche bereits bei vielen jüngeren Kolleginnen und Kollegen auf Unverständnis. Nicht erst seit der Reform der ärztlichen Weiterbildungsordnung wollen viele in ihre berufliche Identität als Psychiater und

Psychotherapeut kein »Entweder-oder« bringen. Dennoch sind alle, die sich der Behandlung von Menschen mit schwereren oder langwierigen psychischen Erkrankungen verpflichtet fühlen, häufig mit einer drastischen Diskrepanz zwischen therapeutischem Ideal und alltäglicher Realität konfrontiert und müssen sich somit letztlich mit den problematischen Folgen der historischen Auffächerung des Fachgebiets zwischen »rein psychotherapeutischen« und »biologistischen« Extrempositionen auseinandersetzen.

Jede patientenorientiert denkende Psychiaterin und Psychotherapeutin bewegt sich dabei flexibel entlang dieses Spektrums und muss dennoch in Kauf nehmen, dass die eigene therapeutische Arbeit Gefahr läuft, aus (richtlinien)psychotherapeutischer Perspektive als kaum existent angesehen und aus biologistischer Richtung auf bloße Beziehungsarbeit zur Erhöhung der medikamentösen Compliance reduziert zu werden. Sicherlich ist diese tradierte Spaltung in der inneren Haltung vieler Kliniker und niedergelassener Therapeuten mittlerweile überwunden. Sie wird aber sowohl durch die organisatorischen Strukturen als auch durch das Vergütungssystem psychiatrischer und psychotherapeutischer Leistungen begünstigt. Die Behandlung schwerer psychischer Störungen wird weder durchgängig in den Ausbildungscurricula für Psychotherapeuten berücksichtigt noch findet der erhöhte Aufwand für die Behandlung von komplexen Störungsbildern (im Sinne von Zeit für vernetztes Arbeiten, Absprachen, flexible Kriseninterventionen u. a.) Niederschlag in der Vergütung ambulanter Therapeutinnen und Therapeuten. Behandlung in Institutsambulanzen schließt häufig die Behandlung mit Richtlinien-Psychotherapie aus.

Folge für die Versorgungsrealität ist, dass für Menschen mit schweren psychischen Erkrankungen hohe Zugangsbarrieren für eine ambulante Psychotherapie bestehen und von einer selektiven Unterversorgung bestimmter Patientengruppen auszugehen ist (Herpertz & Herpertz 2013). Nur ein Bruchteil von Patientinnen und Patienten mit schwereren psychischen Störungen wie Psychosen erhält eine indizierte psychotherapeutische Behandlung (Lambert u. a. 2010), obwohl psychotherapeutische Verfahren von allen Leitlinien für schwere psychische Störungen gefordert werden (z. B. NICE guideline on schizophrenia; http://www.nice.org.uk/CG82) und der Begriff der Psychotherapie in der Psychosebehandlung bereits die Kontaktaufnahme, die Herstellung von Arbeitsbündnis, Motivation und die Erarbeitung von Behandlungszielen umfasst (DGPPN 2019). Diese Exklusion der Gruppe der Schwerkranken (und nebenbei: oft auch sozial Benachteiligten) von einem Behandlungsangebot betrifft vermutlich kein medizinisches Fachgebiet so stark wie das der Psychotherapie.

Psychotherapie im Weddinger Modell

Für die Arbeit im Weddinger Modell bedeutet das: Die beschriebenen Probleme hinsichtlich Verteilungsgerechtigkeit und Finanzierung psychotherapeutischer Leistungen kann das Modell natürlich nicht lösen. Trotzdem halten wir ein multimodales Therapiekonzept für unverzichtbar, welches einerseits die Psychotherapie als einen *Teil der Regelbehandlung* integriert und andererseits von den therapeutischen Teams eine *psychotherapeutische Grundhaltung* fordert (vgl. Forderungen der Deutschen Gesellschaft für Soziale Psychiatrie, www.psychiatrie.de/dgsp). Psychotherapie muss demnach im doppelten Sinne verstanden werden: als Haltung, welche als eine handlungsleitende ethische und theoretische Basis alle anzuwendenden Methoden orchestriert, und als Teil dieses Methodenspektrums selbst. Psychotherapie ist demnach nicht nur ein »Modul« unter verschiedenen Behandlungsverfahren, sondern bedeutet darüber hinaus »eine auf das In-Beziehung-Sein ausgerichtete Einstellung in allen Bereichen der therapeutischen Arbeit« (Streeck & Dümpelmann 2006).

Psychotherapeutische Haltung bedeutet hier eine auf lehrbaren und kommunizierbaren Kenntnissen basierende Orientierung an den Prozessen von Beziehungsaufbau und -entwicklung, dem Verständnis der lebensgeschichtlichen und kontextuellen Bedingtheit einer seelischen Erkrankung, ihrer interaktionellen und Beziehungsaspekte, der adaptiven Dynamik innerhalb der Symptomgestaltung und an dem subjektiven Erleben und Kohärenzbedürfnis des Betroffenen. Gefordert von der Therapeutin sind authentische Präsenz als Interaktionspartnerin, die Reflexion der eigenen emotionalen Beteiligung an der interpersonellen Situation, Anerkennung der Relativität von Arbeitshypothesen und die Bereitschaft zur Selbstkorrektur.

Psychotherapeutische Arbeit mit schwer oder akut erkrankten Patientinnen und Patienten erfordert ein Höchstmaß an Individualisierung und Flexibilität, welches manchmal als Beliebigkeit missdeutet wird. Therapeutischer Rahmen, Haltung und Technik müssen den Spezifika von Symptomatik und interpersoneller Problemkonstellation, von Erkrankungsstadium, akutem Krankheitsbild und individuellen Ressourcen der Betroffenen und Angehörigen angepasst und entsprechend modifiziert werden. Die Anpassungsleistung liegt aufseiten der Therapeuten und umfasst störungsspezifische, individuumsbezogene und longitudinale (längsschnittliche) Adaptationen. Für die Anfangsphase der Behandlung, z. B. bei einem psychotischen Patienten, kann das bedeuten, dass Station und Behandelnde für eine haltgebende, sichere Umgebung sorgen (Winnicott 1965/2006; Heltzel 1995); gegenwärtig nicht symbolisierbare Affekte müssen »contained« (vgl. Ogden 2004), der Handlungsdialog (Klüwer 2001) des Patienten aufgefangen, dann verstanden werden, bis eine Versprachlichung möglich wird und auf verbaler Kommunikation beruhende psychotherapeutische Interventionen nach und nach zum Tragen kommen können. Auch im Verlauf einer psychotherapeutischen Behandlung wird die Therapeutin immer wieder zwischen aktiver, Verantwortung übernehmender und reflexiv-interpretierender Haltung wechseln müssen. Krisen beenden nicht die therapeutische Beziehung zu einem Menschen, der »zu krank geworden« ist, oder zeigen das »Versagen« einer Behandlungsstrategie an, sondern ermöglichen die Neuerfahrung der Konstanz von Beziehung und der gemeinsamen Reflexion (Heltzel 2006).

Zweifel an der »Psychotherapie-Fähigkeit« bestimmter Patientinnen und Patienten müssen auch an der Bereitschaft von Therapeuten, ihre Methode den Bedürfnissen der Patientin anzupassen, gemessen werden. Wichtiger erscheint die Motivation oder die Motivierbarkeit einer Patientin und ihres sozialen Netzwerks, sich auf eine indizierte und bedürfnisangepasste psychotherapeutische Intervention einzulassen. Hier kann das Erleben des Therapeuteninteresses Neugier und Zutrauen von Patienten und Angehörigen fördern, sich mit dem z. B. während einer psychotischen Krise Erlebten auseinanderzusetzen und seelische Bedingtheiten und Beeinflussungsmöglichkeiten zu erkunden. Auf dem Boden einer vertrauensvollen und selbstwertprotektiven therapeutischen Beziehung kann sich eine reflektierende Haltung entwickeln, die problematischen Tendenzen zu Passivierung, Selbststigmatisierung und vermeidendem Coping entgegenwirkt. Zu den basalen Aufgaben psychotherapeutisch orientierter Psychiatrie gehört es ebenfalls, Prozesse von Verlust, Trauer und – oft ungewollter – Neuorientierung zu begleiten. Rein biologisch-edukative Konzepte können unter Umständen entmutigen und bedürfen der Einbettung in ein genesungsorientiertes Gesamtkonzept.

Vielfalt ist notwendig – auch im Hinblick auf therapeutische »Schulen«. Verständnis und Behandlung komplexer psychischer Krankheitsbilder verlangen Interdisziplinarität, ohne dass es zum Eklektizismus kommen sollte. In der Klinik ergänzen sich tiefenpsychologisch, kognitiv-verhaltenstherapeutisch oder systemisch ausgerichtete Therapeutinnen und Therapeuten mit Vertretern kreativer Psychotherapien und übender Verfahren – ohne Anspruch auf Vorherrschaft. Die Integration verschiedener Verfahren erfolgt daher »auf mittlerer Ebene«, d. h. unter »Verwendung von Ansätzen, die Wirkfaktoren oder Prinzipien, also das zwischen abstrakteren Theorien und konkreten Techniken Stehende, betonen« (Caspar u. a. 2008).

Ebenso wie die Arbeit an der Beziehung immer störungsspezifische Aspekte berücksichtigen wird, müssen störungsspezifische Interventionen immer individuell modifiziert werden (z. B. Lempa u. a. 2017). Innerhalb eines multiprofessionellen Behandlerteams gelingt der flexible Rückgriff auf unterschiedliche theoretische und technische psychotherapeutische Ansätze nur unter einem gemeinsamen Verständnis des Patienten und gemeinsamer Strategiefindung. Interprofessionelle Arbeit im Team gewährleistet jedoch die Verständigung über unterschiedlichste theoretische Ansätze hinweg und bietet den Raum, eine gemeinsame, patientenbezogene Sprache zu entwickeln. Gleichzeitig muss jeder Therapiebaustein, sei er psychotherapeutischer, pharmakologischer, komplementär- oder milieutherapeutischer Natur, auf einer gemeinsamen Metaebene hinsichtlich seiner Interaktionen und Auswirkungen auf das Gesamtkonzept geprüft werden. Psychotherapeutische Arbeit in der Psychiatrie stellt somit sehr hohe Anforderungen an Fachkunde und Selbstreflexion der Therapeuten und des Teams. Supervision ist hier eine Conditio sine qua non.

Eine psychotherapeutisch informierte und begründete Indikationsstellung für eine ambulante oder stationäre Psychotherapie ist – unter anderem – Ziel und Qualitätsindikator für eine stationäre Behandlung. Diese Empfehlung erfolgt nicht etwa ausschließlich auf Basis der Diagnose, sondern unter Einbezug aller verfügbaren Informationen über die individuelle Problemsituation, also sowohl über Störungs- als auch Beziehungsaspekte, Ressourcen und Motivationsstadium (Caspar u. a. 2008).

Ist z. B. eine ambulante Psychotherapie indiziert, können die Art des Verfahrens und entsprechende Zugangswege besprochen und gebahnt werden. Angesichts teilweiser langer Wartezeiten sollte die Patientin auf Enttäuschungen vorbereitet und Übergangslösungen müssen gefunden werden. Häufig begleiten die stationären Einzel- oder Gruppentherapeuten dann mit ambulanten Terminen den schwierigen Weg »durch die Institutionen«.

Psychotherapie muss also immer settingübergreifend gedacht werden – die Art und Tiefe der Intervention im stationären Rahmen ist auch der Dauer der Behandlung und einer ambulanten Fortsetzungsmöglichkeit anzupassen. An dieser Stelle besteht aufgrund des Mangels an spezialisierten Therapieplätzen und an die Psychotherapie integrierenden Versorgungsstrukturen großer zukünftiger Regelungsbedarf.

Fazit

Die hier erwähnten Überlegungen bewegen sich zwischen Selbstverständlichkeit und Utopie: Das Weddinger Modell nimmt die lange Tradition derer wieder auf, die versucht haben, psychotherapeutische Konzepte in der Behandlung schwerer und rezidivierender psychischer Störungen umzusetzen (z. B. Alanen 2001; Aderhold u. a. 2003). Dennoch leisten die aktuelle Fragmentierung therapeutischer Systeme und die zunehmende Ökonomisierung des Gesundheitswesens insgesamt noch immer einer »Medikalisierung« der Psychiatrie Vorschub. Gleichzeitig lassen sich aber die insbesondere bei der Behandlung von schweren psychischen Erkrankungen hochvariablen Veränderungsprozesse nicht unabhängig von der Subjektivität der Betroffenen denken. Sie benötigen Kontinuität und Zeit, welche nicht beliebig limitierbar und kaum standardisierbar sind. Das Weddinger Modell kann angesichts dieser Situation einen Beitrag zur Humanisierung der Psychiatrie leisten, indem es konsequent versucht, psychotherapeutisches Denken und psychotherapeutische Kompetenzen stärker in den Teams zu verankern, und die Patientinnen und Patienten in ihrem Anspruch auf eine psychotherapeutisch geleitete, ganzheitliche Behandlung bestärkt. Der Psychotherapie muss das Primat in der Behandlung schwerer psychischer Erkrankungen zuerkannt werden (Bock 2012).

Medikation

Jürgen Gallinat

Das Weddinger Modell arbeitet personen- und ressourcenorientiert, was bedeutet, dass die qualifizierten Therapieangebote sich nach den individuellen Fähigkeiten und Bewältigungsstrategien (Coping Skills) der Patientinnen und Patienten ausrichten und deren Ziele und Bedürfnisse für die Behandlung richtungsweisend sind. Zu den qualifizierten und evidenzbasierten Behandlungsangeboten zählen Medikamente, die von hoher Bedeutung sein können, um auch bei schweren psychischen Erkrankungen ressourcenorientiert arbeiten zu können. Im Weddinger Modell sind folgende Grundsätze wichtig, damit Patientinnen und Patienten Medikamente häufiger als unterstützend wahrnehmen:

- Medikamente sind nicht obligatorisch in einer stationären Behandlung,
- andere Wege und Angebote werden in der Behandlung gleichermaßen gewichtet,
- Medikation wird nur spezifisch eingesetzt sowie
- Behandlungsentscheidungen finden partizipativ statt.

Wirksamkeit

Eine bedeutende Frage in der Behandlung von psychischen Störungen ist der Nutzen von Medikation. Die überwiegende Mehrheit der Publikationen belegt den Nutzen von Medikamenten für Erkrankungen wie Schizophrenie, bipolare Störung, Depression, Angststörungen, Zwangsstörungen u. a. Am Beispiel der Schizophrenie ist die Wirksamkeit von Antipsychotika in der akuten Phase sowie in der Erhaltungstherapie sehr gut belegt. In der Erhaltungstherapie zeigt sich insbesondere eine Reduktion von Rückfällen und Krankenhaustagen sowie eine Verbesserung des sozialen Funktionsniveaus und der Lebensqualität (Ceraso u. a. 2022). Diese Effekte sind in doppelblinden, placebokontrollierten Studien mit einer Dauer von ein bis zwei Jahren gezeigt worden (Davis u. a. 2003), entsprechende Studien, die über den Zeitraum von drei Jahren hinaus untersuchen, fehlen jedoch (Leucht u. a. 2012). Die Empfehlungen zur Langzeitbehandlung stammen daher überwiegend von Absetzstudien bei stabilisierten Patienten. Hier zeigen sich dann verglichen mit der Weiterbehandlung erhöhte Rezidivquoten in 25–55 % der Fälle nach Absetzen der Antipsychotika in den untersuchten Zeiträumen von sechs bis zehn Monaten (Gilbert u. a. 1995; Viguera u. a. 1997). Die Rezidivquoten in diesen Studien waren jedoch niedriger, wenn langsam (über Monate) abgesetzt wurde. Beachtenswert ist, dass länger unmedizierte Patientinnen und Patienten diese Rezidivneigung nicht zeigten (Harrow u. a. 2012; Jablensky & Sartorius 2008), wobei dies nicht von allen Studien gezeigt wird (Leucht u. a. 2012). Zudem ist das Rezidivrisiko nach Absetzen umso höher, je länger zuvor das Antipsychotikum eingenommen wurde (Viguera u. a. 1997). In manchen Studien geht nach dem Absetzen jedoch die Rezidivneigung später wieder auf das Ausmaß des Spontanverlaufs zurück (Gilbert u. a. 1995). Hier besteht die Vermutung, dass Antipsychotika einerseits zwar Rezidive unwahrscheinlicher machen, andererseits aber bei Absetzen zu einer (vorübergehend) erhöhten Rezidivneigung verglichen mit dem Spontanverlauf führen. Manche Autoren stellen daher die bedingungslose Langzeitbehandlung mit Antipsychotika infrage (Moncrieff 2015; Murray u. a. 2016). Die S3-Leitlinie Schizophrenie (2019)

empfiehlt zwar eine langfristige pharmakologische Rezidivprophylaxe, äußert sich aber durchaus zu Reduktions- und Absetzstrategien, wenn entsprechende Gründe vorliegen (z. B. mangelnde Akzeptanz).
Die hierzu bestehende Studienlage verdeutlicht, dass die Perspektive einer quasi lebenslangen Behandlung mit Antipsychotika durchaus infrage gestellt werden kann. Da manche Patienten eine solche Perspektive auch nicht mittragen, ist es notwendig, bei der Behandlungsplanung eine gemeinsame Basis zu finden, die auch einen differenzierten Einsatz von Medikamenten ermöglicht. Hierbei sollte die vieldiskutierte Datenlage zur langfristigen Gabe von Antipsychotika nicht dazu verleiten, die Wirksamkeit der Antipsychotika grundsätzlich infrage zu stellen.
Ein besonderes Augenmerk ist darauf zu richten, für welche Symptomatik genau eine Behandlung mit Antipsychotika bei Schizophrenie eingesetzt werden soll. Am deutlichsten ist der Wirkeffekt bei der Positivsymptomatik. Demgegenüber sind die Effektstärken bei Negativsymptomatik sehr gering (Leucht u. a. 2002) und die bei kognitiven Symptomen sogar fraglich (Keefe u. a. 2007). Interessanterweise ist das Ausmaß der Symptomatik (Psychopathologie) von nur mäßigem Effekt auf die Lebensqualität. Dies deckt sich mit der klinischen Erfahrung, dass Patientinnen und Patienten trotz fortbestehender Positivsymptome über eine gute Lebensqualität berichten. Darüber hinaus unterscheiden sich klassische und neuere Neuroleptika nicht wesentlich im Hinblick auf ihren Einfluss auf die Lebensqualität (Jones u. a. 2006). Betrachtet man beispielsweise die Gruppe der affektiven Störungen, so findet sich hier eine ganz ähnliche Debatte zur Wirksamkeit und Wirkstärke von Antidepressiva (Moncrief 2015b). Die Nationale Versorgungsleitlinie S3 Unipolare Depression sieht daher auch eine alleinige medikamentöse Behandlung als nicht ausreichend an und empfiehlt die Einbettung der Pharmakotherapie in ein therapeutisches Gesamtkonzept (Bundesärztekammer u. a. 2022).
Vor dem Hintergrund der Wirksamkeitsdebatte von Medikamenten sind psychosoziale Behandlungsformen wieder verstärkt in den Fokus gerückt. In einem systematischen Review (Cooper u. a. 2019) wurden die Effekte von verschiedenen psychosozialen Behandlungsformen bei Patienten mit Schizophrenie oder anderen Psychosen, die wenig oder gar keine Neuroleptika einnahmen, verglichen mit Patienten unter üblicher Pharmakotherapie. Der Outcome war gleich oder minimal besser für drei Behandlungsformen, nämlich kognitive Verhaltenstherapie, Need Adapted Treatment und Soteria, verglichen mit den Kontrollgruppen unter üblicher neuroleptischer Behandlung. Der sich hier andeutende Effekt einer Einsparung von Neuroleptika ist für die Soteria

bereits weiter oben ausführlich beschrieben worden. Das ebenfalls von Cooper u. a. beschriebene Need Adapted Treatment aus Finnland setzt auf die Elemente Teamwork, familienzentriertes Arbeiten und basale Psychotherapie. In einer multizentrischen Verlaufsuntersuchung bei ersterkrankten Patienten mit einer funktionellen Psychose wurden die Patienten entweder in der üblichen Weise oder entsprechend dem finnischen Modell behandelt (Lehtinen u. a. 2000). Im Untersuchungszeitraum von zwei Jahren erhielten die Patienten im finnischen Modell nur zu 57 % Neuroleptika, während in der üblichen Behandlung 94 % der Patienten Neuroleptika erhielten. Die Need-adapted-behandelten Patientinnen und Patienten hatten weniger Krankenhaustage, einen günstigeren GAS-Score (reflektiert die Gesamtschwere einer psychischen Störung) und einen statistischen Trend zu weniger Positivsymptomen. Im Hinblick auf die ebenfalls untersuchte kognitive Verhaltenstherapie sind die Ergebnisse aus Cooper u. a. (2019) vielversprechend. Eine weitergehende Analyse unter Einschluss von auch medizierten Patienten zeigt neben einer Reduktion allgemeiner Symptome auch eine Verbesserung des Funktionsniveaus (Guaiana u. a. 2022). Letztere Analyse beruht allerdings auf Studien mit jeweils kleinen Fallzahlen, sodass weitere Forschung abgewartet werden muss.

Insgesamt mehren sich Untersuchungen, die psychosoziale Therapien als Neuroleptika-sparende Interventionen beschreiben. Die Datenlage ist jedoch derzeit zu dünn, um diese Behandlungen sogar als alleinige Therapieformen ohne jegliche Neuroleptikatherapie zu betrachten. Cooper u. a. (2019) betonen, dass weiterer großer Forschungsbedarf für diese Behandlungsformen besteht. Wichtig ist hier, dass die verschiedenen Behandlungsformen als sich ergänzend und nicht als sich gegenseitig ausschließend zu sehen sind. Hierdurch erweitert sich das Behandlungsspektrum und eröffnet die Möglichkeit zur Auswahl und damit zur Individualisierung der Behandlung.

Haltungsempfehlung und praktischer Umgang mit Medikation

Medikamente sind Bestandteil zahlreicher Behandlungskonzepte verschiedener psychischer Störungen. Obwohl die pharmakologische Wirksamkeit von Medikamenten für viele Indikationen nachgewiesen ist (s. oben), handelt es sich naturgemäß um gruppenstatistische Ergebnisse. Dies bedeutet, dass die Wirksamkeit im individuellen Fall abweichend ausfallen kann. Diese individuelle Wirksamkeit ist nicht allein pharmakologisch bedingt, sondern u. a. durch

- die generelle Einstellung der Patientin gegenüber einer Pharmakotherapie (Sibitz u. a. 2005),
- die individuellen Erfahrungen der Patientin mit einer medikamentösen Behandlung,
- die Einstellung des Behandlerteams zur Pharmakotherapie.

Insgesamt scheinen emotionale Faktoren eine beachtliche Rolle in der (pharmakologischen) Therapie von psychischen Störungen zu spielen (Ciompi 2011). So ist beispielsweise eine Pharmakotherapie umso wirksamer, je enthusiastischer die Therapeutin von ihrer Wirksamkeit überzeugt ist und dies der Patientin vermittelt (Kaptchuk 2002). Auch Hoffmann (2011) äußert in seinen Ausführungen über Milieutherapie und Soteria die Überlegung, dass Enthusiasmus und die damit verbundene positive Ausstrahlung der Therapeutin die Therapie unabhängig von der dieser zugrunde liegenden Methode positiv beeinflussen kann. Empirische Evidenz hierfür wird von Herz und Mostert (1990) geliefert. Studien dieser Art machen deutlich, dass allein die Überzeugungen der Behandelnden zur Wirksamkeit einer Therapie den weiteren Krankheitsverlauf wirksam verändern können.
Auch die systematische Verstärkung der Erwartungen einer Patientin durch Informationen über die Krankheit oder ihre Behandlung sowie die unterstützende und beruhigende Haltung der Ärztin verbessern signifikant das Behandlungsergebnis (Di Blasi u. a. 2001). Die Interaktion Arzt-Patient ist auch in weiteren Aspekten bedeutsam. Der Verlauf vieler Erkrankungen entwickelt sich günstiger, wenn den Patienten eine eindeutige Diagnose mitgeteilt wird; wenn versichert wird, dass es zur Gesundung kommen wird; wenn die Gelegenheit zum Dialog besteht sowie Ärztin und Patient eine gemeinsame Meinung zum bestehenden Problem haben (Finkler & Correa 1996). Die Langzeitprognose ist auch davon abhängig, in welchem Maße der Patient glaubt, der Krankheit ausgeliefert und entsprechend hilflos zu sein (Hoffmann 2011).
Eine positive Erwartung an ein Medikament mit einem damit verbundenen Wirkeffekt ist allgemein als Placeboeffekt bekannt. Viele psychologische Faktoren werden als Basis für den Placeboeffekt diskutiert. Es sind u. a. Erwartung, Bedeutung, Hoffnung, Vertrauen und Glaube (Kradin 2011). Der Placeboeffekt kann sehr deutlich bei Angsterkrankungen und affektiven Störungen sein, während er bei Schizophrenie und ADHD geringer ausfällt. Wenn im Gegenzug beispielsweise eine Patientin eine negative Einstellung zur Medikation hat, geht dies eher mit stärkerer psychischer Symptomatik bei subjektiv weniger erlebten Symptomen, mehr Nebenwirkungen, geringerer Krankheitseinsicht

und längerer Aufenthaltsdauer im Krankenhaus einher (s. jedoch Sibitz u. a. 2005).

Generell sollte das Team eine gemeinsame Haltung bezüglich einer Medikation haben. Zweifel an der generellen Wirksamkeit oder Sinnhaftigkeit von Pharmakotherapie – die in einem interdisziplinären Team nicht selten bestehen – sollten nicht in den Besprechungen mit der Patientin thematisiert werden. Vielmehr sollte mit der betroffenen Person diskutiert werden, ob sie eine potenziell wirksame Pharmakotherapie in Anspruch nehmen möchte. Der Grad der Empfehlung richtet sich danach, wie wirksam die Pharmakotherapie eingeschätzt wird. So kann die Empfehlung bei einem aufgrund einer akuten Psychose selbstgefährdenden Patienten sehr eindringlich ausfallen. Im Gegensatz dazu ist beispielsweise die Gabe von antidepressiven Medikamenten bei einer Patientin mit einer langjährigen Non-Response auf die verfügbaren Antidepressiva von geringerer Bedeutung, während Therapiealternativen viel deutlicher in den Vordergrund rücken.

Grundsätzlich sollte maximale Transparenz beim Umgang mit der Medikation angestrebt werden. Eine Aufklärung sollte ausführlich und in entspannter Atmosphäre erfolgen. Die Gründe für die Empfehlung sollten klar dargestellt werden. So können sich einige Symptome vermindern, der Antrieb kann zunehmen, die Klarheit der Gedanken wiederkehren und das In-die-Hand-Nehmen der eigenen Probleme besser werden. Umgekehrt kann eine ungewollte Sedierung eintreten, das Körperempfinden verändert sein und eine Appetitzunahme erfolgen. Außerdem ist es möglich, dass die erste Medikation nicht ausreichend wirkt oder nicht vertragen wird.

Man sollte sich bewusst sein, dass dieses Gespräch entscheidend für die weitere Beziehung zwischen Behandlerin und Patient ist. Die Zeit und Mühe, die hier investiert werden, zahlen sich im Verlauf vielfach wieder aus. Die Zeit, die ein Patient benötigt, um sich für oder gegen eine Medikation zu entscheiden, sollte möglichst nicht begrenzt werden. In vielen Situationen ist es auch nicht notwendig, sofort eine Medikation anzuwenden. Der Prozess der Entscheidung ist sehr wichtig und kann die Einstellung gegenüber dieser Behandlungsform auf lange Zeit bestimmen. Ein Entscheidungsprozess über einen Zeitraum von beispielsweise zwei Wochen ist wenig im Vergleich zu einer mehrjährigen Behandlung oder eben Nichtbehandlung mit einem Medikament. Je ausgeprägter der Druck ist, der hinter der Aufforderung, Medikamente einzunehmen, steht, desto mehr ist der Konsens in Gefahr, der für eine langfristige Behandlung erforderlich ist.

PRAXISBEISPIEL Medikamentenbehandlung

Ein Patient hat eine akute Episode einer Schizophrenie mit deutlichen akustischen Halluzinationen. Er möchte keine Medikamente einnehmen. Das Team bespricht mit ihm die Vorzüge (Reduktion der Halluzinationen) und Nachteile (Nebenwirkungen) einer Medikation. Die Vor- und Nachteile werden klar benannt. Letztlich nimmt der Patient jedoch keine Medikamente ein. Dies wird vom Team akzeptiert mit Blick auf zukünftige Behandlungen des Patienten in der Klinik. Eine Medikation gegen seinen Willen würde die therapeutische Beziehung stören. Die therapeutische Beziehung ist jedoch auf lange Sicht das wichtigste Gut. Eine Medikation kann zu einem späteren Zeitpunkt immer noch möglich werden, dann aber auf der Grundlage einer guten therapeutischen Beziehung und mit dem Einverständnis des Patienten. x

Auch der Zeitpunkt, wann eine Empfehlung zur Medikation ausgesprochen wird, ist relevant. Eine Empfehlung am ersten Tag der Behandlung kann suggerieren, dass eine Medikation immer die entscheidende oder sogar einzige Therapiemöglichkeit ist. Unter diesen Bedingungen ist die richtige Entscheidung aufseiten der Patientin erschwert. Zudem steigt das Vertrauen in eine medikamentöse Behandlung nicht, wenn sie an bestimmte Bedingungen und Vergünstigungen geknüpft wird, beispielsweise die Genehmigung von Ausgängen oder vermehrten Kontaktaufnahmen.

Zwischenruf

Es bedarf genügend Zeit und Raum, eines Gefühls von Schutz, Betreuung und Akzeptanz, um Entscheidungen für eine Langzeitbehandlung mit Medikamenten zu treffen!

Der Entscheidungsprozess ist nicht allein durch die Interaktion von Behandlerin und Patientin geprägt. Viele Informationen kommen aus dem gesamten Team, von anderen Patienten und von Angehörigen. Auch das Internet spielt als Informationsquelle eine entscheidende Rolle, da die Mehrheit der Patientinnen und Patienten zu ihrer Erkrankung und deren Behandlungsmöglichkeiten im Netz recherchiert hat (Schrank u. a. 2010). Die verschiedenen Auskünfte müssen abgeglichen werden, manches ist widersprüchlich und es ergeben sich neue Fragen. Hier ist das Team gefragt, um die Meinungsbildung zu erleichtern.

Zwischenruf

Therapie ist nicht automatisch Pharmakotherapie! Aber wie bei jeder Therapie ist auch bei der Pharmakotherapie der entscheidende Punkt, dass ein Konsens zwischen Patientin und Behandlerin erreicht wird.

Gelegentlich kann es zu Situationen kommen, in denen ein ausführliches Gespräch zum Thema Medikation nicht möglich ist. Sofern von einem Patienten beispielsweise eine akute Fremdgefährdung durch eine psychische Störung ausgeht, sollte eine eindringliche Empfehlung zu Medikamenten auch durchaus entsprechend begründet werden. Hier soll klar kommuniziert werden, dass die Medikamente deswegen gegeben werden, weil gegenwärtig eine Gefahr vom Patienten ausgeht, für sich selbst oder andere. Die spätere Nachbesprechung ist wesentlich hilfreicher, wenn in der Situation Eindeutigkeit und Transparenz bestanden hat.

Zwischenruf

Selbst die problematischsten Verhaltensweisen und Situationen können auf positive Weise verbalisiert werden, und es kann ein Umgang damit gefunden werden, sodass der Patient seine Selbstachtung nicht verliert (Mosher u. a. 1994).

Grundsätze der Pharmakotherapie

- Medikamente sind nicht obligatorisch in einer stationären Behandlung.
- Die Behandlung ist individualisiert. Medikamente sollten nur spezifisch eingesetzt und über den Einsatz sollte partizipativ entschieden werden.
- Medikation kann die eigenen Ressourcen wieder zugänglicher machen und Hilfe zur Selbsthilfe sein. Medikation kann die Autonomie erhalten.
- Der Behandler ist der kompetente Berater, der für die Entscheidung des Patienten die nötigen Informationen und die Expertise liefert. Er tut dies uneigennützig und auf einer partnerschaftlichen Ebene mit dem Patienten.
- Das bekannte pharmakologische Wissen (wirksame Dosis u. a.) wird in jedem Fall vermittelt.
- Der Patient übernimmt auch bezüglich der Pharmakotherapie eigene Verantwortung, indem er die möglichen Nebenwirkungen rückmeldet, sich zur Medikation informiert und Wissen zu Besonderheiten erwirbt (Umgang mit vergessener Einnahme, mögliche Spiegelkontrollen, EKG-Kontrollen, Diät u. a.).
- Grundsätzlich werden subjektive Gründe anerkannt. Dies schließt eigensinnige Annahmen der Patientin ein. So ist die Klage über eine bestimmte

Nebenwirkung des Medikaments, die nach pharmakologischem Ermessen unmöglich erscheint, zu akzeptieren. Es mag eine gemeinsame Diskussion darüber geben, ob diese Nebenwirkung Ausdruck einer gewissen Ablehnung der Pharmakotherapie ist.

- Das soziale Umfeld ist Teil des Prozesses der Entscheidungsfindung.
- Die Medikation ist nicht der Ersatz für das eigene Engagement der Patientin!
- Die Medikation ist nicht der Ersatz für das weitere Engagement von Ärztin, Psychologinnen und Team!
- Die Medikation ist nicht das Ziel der (stationären) Behandlung. Die Medikation soll helfen, die gesteckten Ziele zu erreichen.

Implementierung des Weddinger Modells

Ina Jarchov-Jádi

»Stil ist nichts Endgültiges, sondern beständiger Wandel.« Walter Gropius

Das Weddinger Modell folgt, wie beschrieben, dem Anspruch, durch eine konsequente Veränderung der (professionellen) Haltung und der Anpassung etablierter klinischer Strukturen Individualität, Subjektivität und Authentizität zu gewährleisten. Es baut auf einer Perspektive auf, welche durch die Individualisierung von Therapie und Genesung Recovery ermöglichen und fördern will. Um hierfür eine Grundlage zu schaffen, müssen insbesondere tradierte klinische Strukturen sowie Haltungen in Richtung Transparenz, Partizipation und Interprofessionalität angepasst und beeinflusst werden (vgl. Kapitel »Weddinger Modell: Ein Perspektivwechsel«).
Weil Kliniken mit ihrer Ausrichtung wie »Haltungsfilter« wirken, bedeutet eine konzeptionelle Richtungsbestimmung die Entscheidung, in einer bestimmten Form Einfluss auf Haltung und Struktur zu nehmen (vgl. Jarchov-Jádi 2023). Die Implementierung des Weddinger Modells ist demnach eine solche grundsätzliche Entscheidung. Weil das Konzept die Psychiatrie nicht neu erfindet, sondern aus der Praxis heraus entwickelt, dabei sozialpsychiatrischen Grundsätzen folgt, viele moderne Konzepte verknüpft und integriert (s. Kapitel »Weddinger Modell: Ein Perspektivwechsel«), müssten nahezu alle Kliniken mit einer solchen Ausrichtung über bereits vorhandenes (Erfahrungs-)Wissen verfügen. Dieses und damit das Ausmaß notwendiger Veränderung kann dabei allerdings erheblich divergieren. Von einer »Verbesserung dessen, was wir gerade tun«, bis hin zu einem »Paradigmenwechsel«, also der notwendigen Veränderung einer Grundauffassung, ist alles möglich. Je nachdem muss bei der Implementierung des Konzepts mit unterschiedlicher Veränderungsdynamik gerechnet werden. Daraus entsteht für das Projektmanagement die herausfordernde Notwendigkeit, bei der Projektplanung ein »Kontingenzmodell«, also einen individualisierten Ansatz, zu finden, welcher der Ausgangssituation gerecht wird.
Wie das gelingen kann, soll in diesem Kapitel beschrieben werden. Einfließen werden sowohl Erfahrungen aus diversen Veranstaltungen und Workshops

als auch aus der Psychiatrischen Universitätsklinik der Charité im St. Hedwig-Krankenhaus. Dort wurde das Konzept vor mehr als 13 Jahren entwickelt und implementiert. Dort fest etabliert, befindet sich das Weddinger Modell bis heute in einem anhaltenden Prozess der Weiterentwicklung und ist für die Klinik richtungsbestimmend.

Theoretische Grundlagen und praktische Hinweise

Wie in der Einleitung angedeutet, können sozialpsychiatrisch ausgerichtete Kliniken in ihrer gelebten Organisationskultur und ihren inhaltlichen wie strukturellen Herangehensweisen sehr variieren. Deshalb ist es bei multidimensional ausgerichteten Projekten wie dem Weddinger Modell kaum möglich, Implementierungsstrategien eins zu eins von einer Institution auf eine andere zu übertragen. Für die Praxis bedeutet das, dass die individuellen Realitäten und Besonderheiten der jeweiligen Einrichtungen und deren Umfeld in der Projektgestaltung Berücksichtigung finden müssen. Um dieser anspruchsvollen Aufgabe gerecht zu werden, braucht es eine gute Strategie. Das Projekt- sowie das Veränderungsmanagement haben in diesem Zusammenhang Organisations- und Führungskonzepte entwickelt, deren Theorien in die Projekt- und Prozessplanung »Weddinger Modell« mit einfließen.

Projektmanagement

Das Projektmanagement, aus dem sich später auch das Veränderungsmanagement entwickelt hat, gibt es seit den 1950er-Jahren. Es entstand aus der Notwendigkeit heraus, für die Entwicklung von Waffensystemen und Raumfahrtprogrammen möglichst ökonomische und effiziente Organisationsstrukturen zur Verfügung zu haben. Weil erfolgreich, fand dieser Ansatz bald auch bei anderen Projekten, z. B. Bau- oder IT-Vorhaben, Verwendung. Diese vorwiegend technische Orientierung spiegelte sich in relativ starren Planungsmethoden und Abläufen wider. Laut der Berufsgenossenschaft für Gesundheitsdienst und Wohlfahrtspflege steht das Projektmanagement für »umfassende Organisations- und Führungskonzepte, die es ermöglichen sollen, komplexe Vorhaben termingerecht, kostengünstig und in hoher Qualität durchzuführen.« Dazu gehören Planung, Koordination, Steuerung und Controlling des geplanten Projekts. Es beinhaltet »die methodische Gestaltung von Prozessen und ergänzt die Linienorganisation« (BGW 2007, S. 11). Was heißt, dass das Weisungsrecht, aber auch die Verantwortung innerhalb der hierarchisch aufgebauten Führungsstruktur hier auf die Projektverantwortlichen übertragen wird. Derartige Projekte werden in der Regel »top-down« organisiert.

Projektmanagement im Wandel der Zeit

Mit den Jahren hat sich das Wirkungsfeld des Projektmanagements erheblich erweitert. Es wird nun auch in Bereichen wie Marketing, Umweltschutz und vor allem auch bei umfassenden Veränderungsprozessen in Organisationen eingesetzt. Bei diesen Projekten spielt die *soziale Dynamik* (Akzeptanz, Widerstände, Konflikte usw.) eine wesentlich größere Rolle als bei den zuvor meist technisch orientierten Projekten. Eine reine Top-down-Organisation scheint hier eher ungünstig. Die nunmehr entstandene Unterschiedlichkeit der Projekte machte die Entwicklung von neuen Projektmanagement-Konzepten notwendig. Dierig u. a. (2007, S. 5) prägten in diesem Zusammenhang den Begriff des *Kontingenzmodells* (Wahlmodell), bei dem sich die Auswahl der Projektmanagement-Instrumente an dem Charakter der jeweiligen Konzepte orientiert. Sie beziehen sich hierbei auf die Kontingenztheorie, die ihren Ursprung in der Führungsforschung hat und auf einem situativen, individualisierten Ansatz aufbaut. Genau ein solches Kontingenzmodell braucht das Weddinger Modell.

Was Projekte von Prozessen unterscheidet

Kuster u. a. (2011, S. 5) bezeichnen in ihrer Definition Projekte als »zeitlich begrenzte einmalige Vorhaben«. Im Gegensatz dazu werden Prozesse als ein Verlauf, eine Entwicklung oder ganz allgemein als ein System von Bewegungen beschrieben (vgl. Wikipedia). Gleich den Projekten haben sie (irgendwo) einen Anfang, aber im Unterschied zu ihnen nicht zwingend ein Ende. Während Prozesse eigenständig existieren können, beinhalten Projekte Prozesse und/oder sind Bestandteil davon. Ein Beispiel hierfür ist die projekthafte Konzeption und Einführung von Qualitätsmanagementsystemen, mit denen auch »weiterlaufende Rückkopplungs- und Lernprozesse« installiert werden (Kuster u. a. 2011, S. 5).

Das Ziel als maßgeblicher Aspekt für die Projektkonturierung

Ein weiterer wichtiger, wenn nicht gar maßgeblicher Aspekt für die Konturierung eines Projekts ist dessen Ziel. Aus ihm geht hervor, in welchem Umfeld oder System die Umsetzung erfolgen soll und mit welchen inhaltlichen strukturellen Anforderungen zu rechnen ist. Das Ziel, ein neues Computerprogramm in ein bereits bestehendes Computersystem zu implementieren beispielsweise, weist auf ein relativ einfaches Projekt hin. Das ist so, weil hier die Aufgabenstellungen klar umschrieben werden können und das Projekt in einem homogenen sozialen Kontext stattfindet. Somit ist wahrscheinlich, dass die geplanten Prozesse nahezu routinemäßig abgehandelt werden können. Anders verhält sich das bei der Einführung eines Konzepts wie des Weddinger Modells. Hier beinhaltet die Zielsetzung multidimensionale Veränderungen, welche zudem in einem heterogenen System oder Umfeld vollzogen werden sollen. Deshalb muss mit einer hohen Veränderungsdynamik gerechnet werden. Aus Projektmanagementperspektive zählen solche Projekte zu den *umfangreichen Projekten*.

Während (übergeordnete) Ziele bei einfachen Projekten in der Regel auf direktem Weg erreicht werden können, ist das bei umfangreichen Projekten nahezu unmöglich. Sie benötigen eine schrittweise Planung, welche auf der Definition von Teilzielen aufbaut. Die Planung selbst wie die Begleitung der Prozesse ist hier deutlich anspruchsvoller, langwieriger und ganz wesentlich von system- oder umfeldspezifischen Besonderheiten (Problemen) abhängig. Diese müssen analysiert, bewertet und bei der Projektplanung berücksichtigt werden. Die Möglichkeit, solche Projekte routinemäßig »durchzuziehen«, besteht eher nicht. Weil man sich in solchen Prozessen leicht »verzetteln« kann, ist neben den Teilzielen ein regelhafter Abgleich (Evaluation) mit dem Hauptziel unabdinglich.

Fähigkeit zur Veränderung als Erfolgsfaktor

Jedes Projekt bringt Veränderung mit sich (Kuster u. a. 2011, S. 30). Weil Ausmaß und Komplexität aber sehr unterschiedlich sein können, unterscheidet das moderne Projektmanagement heute zwischen »einfachen Projekten« und »Veränderungs- bzw. Change-Projekten«. Unter Letzteren subsumieren Kuster u. a. alle Projekte, welche »radikale, umfassende und bereichsübergreifende Veränderungen der eigenen Organisation zum Ziel haben« (S. 30).

Veränderungsprojekte werden wegen ihrer hohen Dynamik und den damit verbundenen Herausforderungen oft eher skeptisch betrachtet und wirken abschreckend. Weil wir aber in einer Zeit ständig zunehmender Veränderungsgeschwindigkeit leben und Prozesse immer komplexer werden, sind Organisationen und Betriebe mehr oder weniger dazu gezwungen, ihre Steuerungsinstrumente an diese Entwicklung anzupassen. Die Fähigkeit zur Veränderung (Wandlungsorientierung) zählt mittlerweile zu *den* Erfolgsfaktoren von Unternehmen.

Das Weddinger Modell aus der Projektperspektive

Wie in der Einleitung angedeutet, braucht das Weddinger Modell als multidimensional ausgerichtetes Projekt mit hoher sozialer Dynamik eine individualisierte Herangehensweise, also ein *Kontingenzmodell*. Darin muss sowohl der »Charakter« des Konzepts als auch die Ist-Situation der Klinik Berücksichtigung finden. Es gibt Determinanten, welche für den konzeptionellen Aufbau von Bedeutung sind:

Das Weddinger Modell ist ein sozial anspruchsvolles Modell: Es kann nicht top-down organisiert werden, weil diese Form der Projektorganisation einem zu starren Ablaufplan folgt und den »Faktor Mensch« im Veränderungsprozess nur wenig berücksichtigt.

Das Weddinger Modell ist Projekt und Prozess in einem: Während eine Haltungsveränderung, hier im Sinne eines Perspektivwechsels, in einem vorgegebenen Zeitraum nicht denkbar ist, lassen sich Veränderungen von Rahmenbedingungen sehr gut zeitlich begrenzen. Daraus ergibt sich die von Kuster u. a. (2011) beschriebene Situation, dass ein Projekt (Implementierung des Konzepts) Bestandteil eines Prozesses (Veränderung der Haltung) werden kann. Ziel ist es, den von den Autoren beschriebenen Lern- und Rücklaufprozess einzuleiten, welcher bezogen auf das Weddinger Modell fortlaufend evaluiert und supervidiert werden muss. Das heißt, dass bei der Implementierung des Weddinger Modells auch Ressourcen für den Zeitraum nach Einführung bereitgehalten werden müssen (s. Abbildung 10).

Das Weddinger Modell beinhaltet projektrelevante Merkmale (Teilziele), die auf einen Paradigmenwechsel hinauslaufen können: Deshalb muss im Projekt- und Prozessverlauf immer wieder mit viel Veränderungsdynamik und Reibungswärme gerechnet werden. Teilziele wie »Veränderung tradierter Strukturen«, »ganzheitliche partizipative Ausrichtung«, »Abflachung der Hierarchien«, »maximale Transparenz«, »trialogischer Ansatz«, »interprofessioneller

ABBILDUNG 10 Das Weddinger Modell – Projekt und Prozess in einem

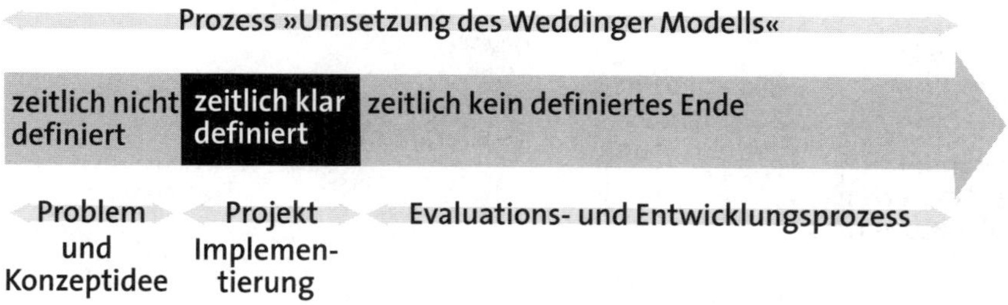

Ansatz«, »kontinuierliche Evaluation und Weiterbildung« und nicht zuletzt ein »Perspektivwechsel in der stationären psychiatrische Behandlung« bedeuten in der Summe in der Regel einen Paradigmenwechsel (s. Abbildung 11, S. 206). Es gibt Teilziele, deren Umsetzung leichtfällt, weil sie auf (Erfahrungs-)Wissen aufgebaut werden kann. Bei anderen, bei denen Neuland betreten wird, muss hingegen mit erheblichen Vorbehalten gerechnet werden.

Das Weddinger Modell will durch die Anpassung von Strukturen und Haltung Recovery fördern: Hierzu müssen Barrieren identifiziert und abgebaut werden (vgl. UN-BRK: https://www.institut-fuer-menschenrechte.de/fileadmin/Redaktion/PDF/DB_Menschenrechtsschutz/CRPD/CRPD_Konvention_und_Fakultativprotokoll.pdf); Kapitel »Der psychiatrische Raum: authentisch, kreativ und ›normal‹«). Die Teilziele definieren sich über abzuschaffende Barrieren. Je weniger es im Vorfeld davon gibt, je mehr geeignete Strukturen sowie eine förderliche Haltung innerhalb des Systems (und darüber hinaus) bereits vorhanden sind, umso weniger Veränderungsdynamik ist wahrscheinlich.

Zwischenruf

Die Ausgangssituation von Einrichtungen und somit auch die zu bewältigenden Probleme/Teilziele können erheblich variieren. Folglich bedeutet die Einführung des Konzepts für einige Kliniken »nur« einen Anpassungsprozess, für andere hingegen einen Paradigmenwechsel. Je ehrlicher die Analyse einer implementierwilligen Institution ausfällt, umso wahrscheinlicher ihr Erfolg.

Bei der Implementierung des Weddinger Modells erfolgt der Einstieg in den Veränderungsprozess zunächst durch die Anpassung der Strukturen. Diese Vorgehensweise bietet sich an, weil veränderte Rahmenbedingungen zwangsläufig Auswirkungen auf die Haltung haben (vgl. Jarchov-Jádi 2023). Damit wird bewusst ein Kreislauf gegenseitiger Einflussnahme von Struktur auf

ABBILDUNG 11 Projektrelevante Merkmale des Weddinger Modells

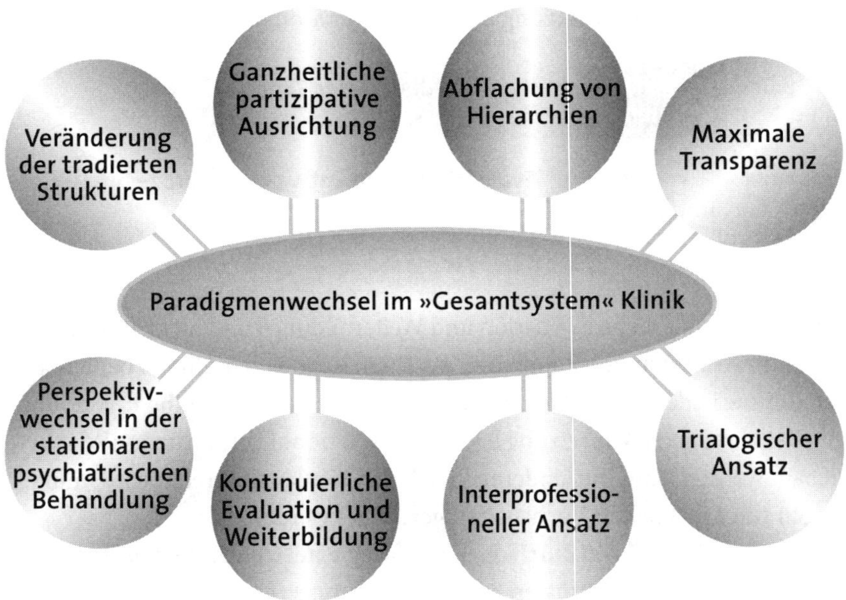

Haltung und umgekehrt eingeleitet, der für die Etablierung des Konzepts essenziell ist (vgl. Kapitel »Weddinger Modell«, Abbildung 1, S. 32).

BEISPIEL Das Nicht-Vor-und-Nachbesprechen von Visiten beeinflusst und verändert die Form der Kommunikation und Interaktion deshalb, weil die Professionellen ihre Eindrücke, Ideen, Schlüsse und Entscheidungen vor und mit den Patientinnen besprechen, diskutieren und verhandeln müssen. Diese veränderte »Augenhöhe« (nicht »über«, sondern »gegenüber« der Patientin) bewirkt eine andere Bewusstheit über die Wirkung des Gesagten. Die Bedürfnisse und Meinungen der Betroffenen (hier bei der Behandlungsplanung) bei Anordnungen außer Acht zu lassen, wird dadurch erheblich schwieriger. Es entsteht eine andere Form der Bezogenheit, welche früher oder später auch Einfluss auf die Haltung nimmt. Auf diesem Weg kann die »Barriere« professioneller Distanz einer »inklusiven« professionellen Nähe weichen. Dadurch wird eine Beziehungsgestaltung angebahnt, welche neugierig macht und das Interesse an der »Ganzheit« des Lebens der Patientinnen verstärken kann. Das Lebensumfeld der Patientinnen wiederum wird dadurch relevanter und kann von der »klinischen Welt« nicht mehr ohne Weiteres abgespalten werden. Die Barriere zwischen dem Innen der Klinik und dem Außen (Lebensumfeld der Patientin) wird abgebaut. Die beginnende Bereitschaft des multiprofessionellen Teams, das »Außen« der Betroffenen mehr in die Behandlung mit einzubeziehen, kann wiederum strukturbezogen zur Folge haben, dass zu allen Visiten, so der Patient das zulässt, wichtige Menschen aus dessen Umfeld teilnehmen können (s. Kapitel »Veränderungen der klinischen Praxis und der Stationsstrukturen«). x

Zwischenruf

Die Implementierung des Weddinger Modells als »Projekt« bedeutet aufgrund der anschließenden Evaluation und Weiterentwicklung den Beginn eines Prozesses auf unbestimmte Zeit. Dieses Detail ist für Projektverantwortliche und Autorisierende deshalb maßgeblich, weil auch nach der Einführung des Konzepts hierfür weitere Ressourcen zur Verfügung gestellt werden müssen.

Wissenswertes zur Planung und Umsetzung von »Veränderungen«

»Der Faktor ›Mensch‹ ist wesentlicher Bestandteil aller Veränderungsprozesse und gleichzeitig der kritische Erfolgsfaktor.« K. C. Vollrath (1999)

Die meisten Menschen stehen Veränderungen kritisch gegenüber. Skepsis in Bezug auf die Notwendigkeit oder Sinnhaftigkeit sowie diffuse, aber auch ganz konkrete Ängste, mit der Veränderung nicht zurechtzukommen, können dabei eine Rolle spielen. Die Sorge hinsichtlich Überforderung, des Verlusts von Kontrolle oder liebgewonnener Routinen und Gewohnheiten, aber auch der Infragestellung der eigenen »Wahrheit«, des eigenen Wissens sind weitere mögliche Gründe für eine abwehrende Haltung. Daraus kann passiver oder aktiver Widerstand gegenüber dem Veränderungsvorhaben entstehen, der dessen Erfolg ernsthaft gefährden kann. Projektverantwortliche sollten deshalb für Projekte mit hoher Veränderungsdynamik nach Möglichkeit Erfahrung mitbringen, in jedem Fall aber Fachwissen sowie organisatorisches und (system)psychologisches Geschick. Bezogen auf das notwendige Know-how liefern die Grundsätze des Changemanagements wertvolle Informationen. Dieses setzt sich explizit mit Fragen und Problemen auseinander, welche mit Veränderungen in einem Unternehmen einhergehen können, und bietet Lösungsansätze (vgl. Beyer o. J., S. 4). Abbildung 12, S. 208 zeigt die vier grundlegenden Schritte des Changemanagements, darunter die entsprechenden Phasen des Projektmanagements.

ABBILDUNG 12 Vier Schritte von Changemanagement und Projektmanagement

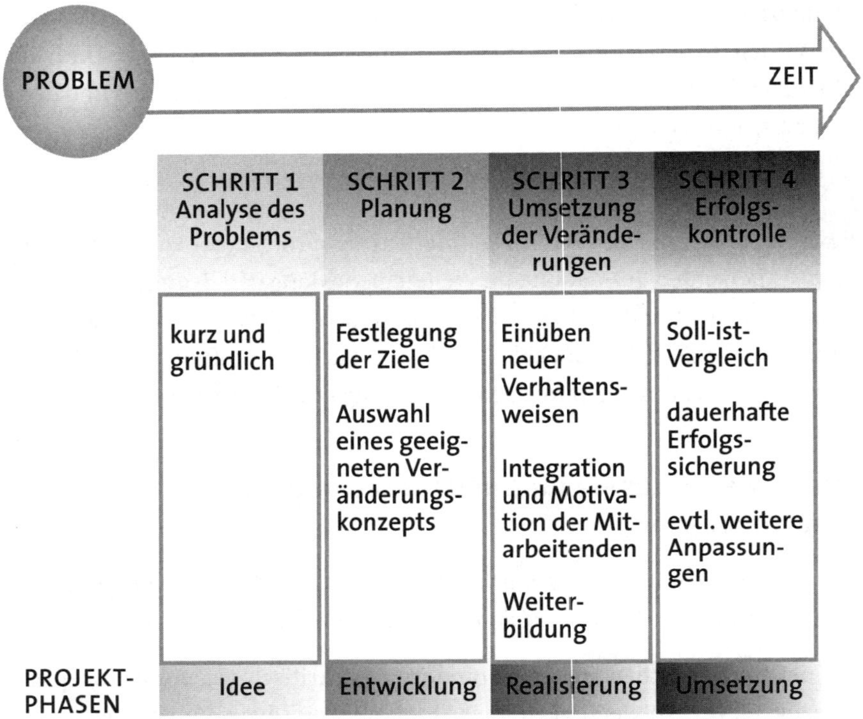

Im Changemanagement steht der »Faktor Mensch als Erfolgsfaktor« im Mittelpunkt der Betrachtung. Dies resultiert aus der Erfahrung, dass Strukturen sowie Prozesse in Unternehmen sich nur dann nachhaltig verändern oder anpassen lassen, wenn die Mitarbeitenden dazu bereit sind, diese mitzutragen und umzusetzen. Dazu müssen sie »mit ins Boot« geholt werden, was je nach Veränderungsvorhaben nicht ganz einfach ist. Besondere Risiken bei Change-Projekten sehen Dierig u. a. (2007, S. 20) vor allem in Widerständen, Konflikten und fehlender Unterstützung durch das Topmanagement. Dies liegt daran, dass nur wenige Menschen bevorstehende Veränderungen ohne Vorbehalte akzeptieren oder darin eine Chance sehen. Beyer (o.J., S. 5) unterscheidet vor allem drei Arten von Widerständen:

Rationaler Widerstand – logische Argumente gegen den Wandel: Rationale Widerstände lassen sich durch nachvollziehbare Argumente in einer konstruktiven Diskussion relativ leicht entkräften und sind deshalb eher unbedenklich. Es lohnt sich, sich Zeit dafür zu nehmen und für einen angemessenen

Rahmen zu sorgen. Es ist wichtig, zu verinnerlichen, dass dieser Diskurs kein lästiges Übel darstellt, sondern einen wichtigen Teil inhaltlicher Annäherung bedeutet.

BEISPIEL WEDDINGER MODELL In unserer Klinik, aber auch bei Workshops und im Erfahrungsaustausch mit anderen Kliniken tauchen folgende Argumente häufiger auf:
»Mehr oder weniger setzen wir das doch schon um.« – »Das ist nichts Neues, das kennen wir schon aus den Achtzigerjahren.« – »Wir machen bereits eine gute Psychiatrie, wozu also Veränderung und ein neues Modell?« – »Das ist ja nett, aber zu zeitaufwendig.« – »Dafür haben wir nicht genug Personal.« – »Dazu brauchen wir erst mal die richtige Haltung.«
Die Antwort könnte lauten: »Genau, euer Wissen und die Tatsache, dass wir ganz vieles bereits praktizieren, bildet die Grundlage, auf der dieses Modell aufbaut. Das Weddinger Modell erfindet nichts neu, sondern nutzt eure Expertise und versucht, Voraussetzungen zu schaffen, um euer Wissenspotenzial bestmöglich zusammenzuführen und in der Praxis einheitlich, verbindlich und somit noch erfolgreicher umzusetzen. Weil es auf interprofessioneller Zusammenarbeit aufbaut, nutzt es eure Ressourcen optimal.« **x**

Emotionaler Widerstand – mehr oder weniger konkrete Befürchtungen und Ängste vor dem Wandel: Eine Schwierigkeit besteht darin, dass sich emotionale Widerstände nicht durch logische Argumente entkräften lassen. Subjektive, nicht rational erklärbare Gefühle stehen hier im Vordergrund, in der Regel die Angst, mit den Veränderungen nicht zurechtzukommen (vgl. Beyer o.J., S. 5). Es ist wichtig, die Sorgen der Mitarbeitenden nicht zu übergehen und ihnen die Möglichkeit zu geben, diese zu thematisieren. Dazu ist ein angstfreies, unterstützendes Klima erforderlich, es muss Raum für Diskussionen gegeben werden. In einer wohlwollenden und respektvollen Atmosphäre können durch eine partizipative Herangehensweise gemeinsame Lösungen erarbeitet und Ängste abgebaut werden.

BEISPIEL WEDDINGER MODELL Hier wurden die Gründe für den Widerstand nicht direkt formuliert. In Diskussionen wurde aber deutlich, dass die Vertreter einer Profession die fachliche Einmischung durch andere Berufsgruppen befürchteten und deren Kompetenz infrage stellten. Im Gegenzug kam die Sorge auf, in Bezug auf die eigene Expertise zu sehr in den Fokus zu geraten und sich dieser Aufgabe nicht gewachsen zu fühlen. Berufsgruppenübergreifend gab es unkonkrete Vorbehalte gegenüber der direkten Einbeziehung von Patienten

und Angehörigen in die Therapieplanung und gegenüber der geplanten Teilhabe und Transparenz.
In den vielen persönlichen Gesprächen, den Arbeitsgruppen und in unterschiedlichen Foren ermunterten wir die Kolleginnen und Kollegen, Vorbehalte offen auszusprechen und befürchtete Probleme konkret zu benennen. Wohlwollende und wertschätzende Diskussionsangebote mit ernst gemeintem Interesse und dem Angebot oder auch der Bitte, sich an den Problemlösungsprozessen zu beteiligen, ermöglichten eine aktive Teilhabe und Einflussnahme. Zudem war es uns wichtig, zu betonen, dass Veränderungen stets evaluiert und gegebenenfalls nachgebessert oder auch rückgängig gemacht werden können, wenn sich der gewünschte Effekt nicht einstellt oder wiederkehrende Situationen der Überforderung entstehen. x

Politischer Widerstand – Verlust von Einfluss und Macht: Politischer Widerstand wird meist nicht offen vorgebracht, was den Umgang damit erschwert. Zudem kann Machterhaltungswille zu irrationalen Handlungsweisen führen, die dem Unternehmen schaden (vgl. Beyer o. J., S. 5). Die politisch motivierten Widerstände sind allerdings, wie bereits beschrieben, nicht zu unterschätzen. Da sie vorrangig im Führungskader entstehen, haben die Protagonisten ihrerseits Macht und Privilegien, was eine konstruktive Einflussnahme erheblich erschweren kann. Wirkungsvolle Interventionen können hier, je nach Ausmaß, nur von der Führungsspitze ausgehend erfolgen.

BEISPIEL WEDDINGER MODELL Im System des Weddinger Modells bestimmen Transparenz, Partizipation und Teilhabe die Form des Miteinanders, und das interprofessionell, patientenbezogen sowie im Umgang mit dem sozialen Umfeld der Patienten. Dadurch kommt es zu einer Abflachung der Hierarchien; Mitarbeitende, die diesen Weg der geteilten Verantwortung nicht mitgehen wollen, werden auf Dauer in so einer Struktur nicht glücklich. Es kann zu Widerständen kommen, welche je nach Hierarchie ein anderes Gesicht haben können. In der Basis vermutlich noch mehr oder weniger laut vernehmbar, kann es gerade in den höheren Hierarchieebenen zu einer fast subtilen Form des Widerstands kommen. Hier wird in großer Runde häufig geschwiegen (man denkt sich seinen Teil), schafft aber im eigenen Verantwortungsbereich Fakten, in denen die geforderten Veränderungen nicht zugelassen, nicht unterstützt oder gar sabotiert werden. Diese Form des Widerstands kann nur top-down angegangen werden. Deshalb ist es bei so komplexen Konzepten essenziell, dass die Führungsebene bedingungslos hinter dem Projekt steht und notfalls aktiv die Umsetzung der vereinbarten Veränderungen einfordert.

Dabei wird sie (auch in der heutigen Zeit) nicht davor zurückschrecken, dass sich an dieser Stelle gegebenenfalls Wege auch trennen können. x

Systemimmanente Gründe, welche zu Widerständen führen können, sind nach Beyer (o. J., S. 5):

- fehlendes Problembewusstsein,
- mangelnde Kommunikation,
- fehlendes Vertrauen in die Führungskräfte,
- keine aktive Beteiligung der Mitarbeitenden an den Veränderungen,
- Angst der Mitarbeitenden vor zusätzlicher Arbeit,
- Angst vor persönlicher Disqualifizierung,
- Zielkonflikte.

Akzeptanz durch Beteiligung

Aktive und passive Widerstände können den Erfolg eines Projekts gefährden. Deshalb brauchen sie bei der Projektplanung sowie im weiteren Verlauf besondere Aufmerksamkeit. Je früher wir die Kolleginnen und Kollegen bei der Planung des Veränderungsprozesses mit einbeziehen, je weniger überraschend Veränderungen erfolgen, umso geringer wird der Widerstand ausfallen. Dies können wir erreichen, indem wir

- offen über die Gründe und Ziele der Veränderungen informieren;
- motivierende Anreize setzen;
- aktive Teilhabe am Prozess ermöglichen;
- durch Weiterbildung methodisch/fachlich und persönlich qualifizieren;
- Mitarbeitende, die von Veränderungen betroffen sind und Nachteile befürchten, ernst nehmen, einbeziehen und unterstützen (vgl. Beyer o. J., S. 6).

Veränderungsprojekte, die wie das Weddinger Modell die Mitarbeiterschaft einer ganzen Klinik betreffen, ermöglichen es leider nicht, jeden Mitarbeiter und jede Mitarbeiterin direkt in die Planung des Veränderungsprozesses mit einzubeziehen. Strukturen, welche partizipativ ausgerichtet sind, gewährleisten jedoch neben einer direkten auch eine kontinuierliche indirekte Beteiligung. Unter Nutzung des Both-Directions-Ansatzes (Beyer o.J., S. 7) baut das Weddinger Modell bei der Implementierung wie bei der Umsetzung auf Strukturen auf, welche einen konsequenten interprofessionellen Diskurs einfordern. Diese Herangehensweise ermöglicht eine größtmögliche Transparenz, Beteiligung und gegenseitige Einflussnahme bei einer optimalen Nutzung der vorhandenen Kompetenzen und Ressourcen.

Zum Verständnis: Der »Top-down-Ansatz« setzt die Veränderung hierarchisch von oben nach unten durch. Hier gibt es zwar meist eine hohe fachliche Kompetenz, aber wenig Erfahrung in Bezug auf die Realitäten an der Basis. Der »Bottom-up-Ansatz« gestaltet den Veränderungsprozess ausgehend von der untersten Hierarchieebene. Hier ist es also genau umgekehrt. Die Basis weiß zwar, welche Veränderungen besonders notwendig sind, schöpft aber die Potenziale nicht voll aus, häufig fehlen ihr fachliche sowie methodische Kenntnisse. Der Both-Directions-Ansatz (»bottom-up and top-down«) ist eine Kombination aus diesen beiden Vorgehensweisen, wobei deren jeweilige positive Seiten zum Tragen kommen und die negativen sich gegenseitig aufheben (vgl. Beyer o.J., S. 8; s. Abbildung 13).

Zwischenruf

Ohne Probleme keine Veränderung – keine Veränderung ohne Probleme! Denn warum etwas verändern, wenn gefühlt alles okay ist? Mit der Entscheidung, Probleme anzugehen, also etwas zu verändern, entstehen nicht selten neue Probleme. Egal wie sinnvoll, wichtig und richtig, die meisten Menschen mögen keine Veränderungen und empfinden sie als Zumutung. Verantwortliche müssen deshalb mit unterschiedlich motivierten Widerständen rechnen, welche dementsprechend individuelle Herangehensweisen brauchen. Hierfür sind Know-how, psychologisches Geschick sowie eine systemsensible, auf Transparenz und Partizipation aufbauende Herangehensweise notwendig. In seltenen Fällen, meistens bei den politisch motivierten Widerständen, kann eine »Top-down-Ansage« notwendig werden. Deshalb sind eine einvernehmliche Haltung und ein klares Auftreten der Führung unverzichtbar.

Tipps für Projektverantwortliche und Initiatoren

»Kaum verloren wir das Ziel aus den Augen, verdoppelten sich unsere Anstrengungen« (Mark Twain)

Wenn die Implementierung des Weddinger Modells gelingen soll, ist Projekterfahrung sicherlich hilfreich. Fast wichtiger ist, dass die Projektverantwortlichen von dem Projekt überzeugt sind und voll und ganz dahinterstehen können. Die Aufgabe ist anspruchsvoll und gleicht sinnbildlich dem Versuch, ein Kreuzfahrtschiff voll aufgeregter Passagiere sicher und ohne Meuterei durch unbekanntes Gewässer zu manövrieren. Weil häufig nicht absehbar ist, was als Nächstes passiert, verlangt dies viel Besonnenheit, Kreativität, Sachverstand,

ABBILDUNG 13 Both-Directions-Ansatz

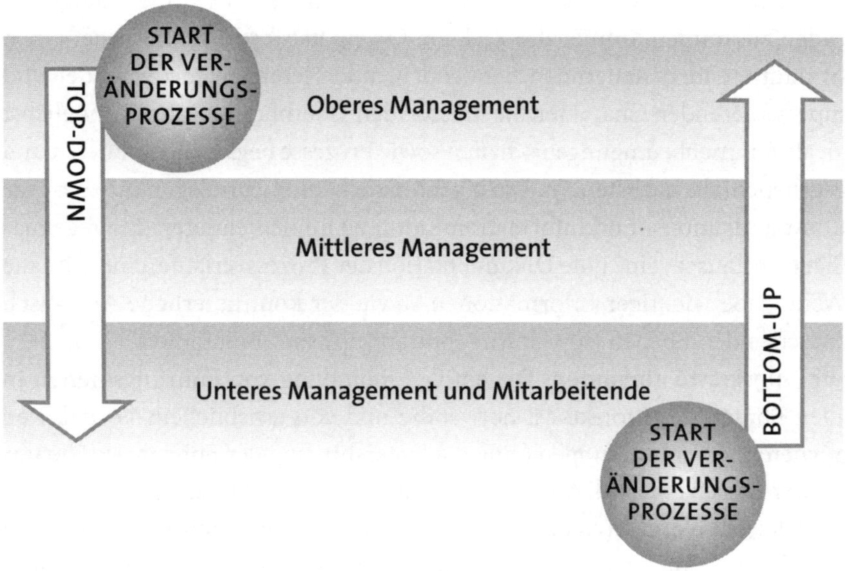

Durchhaltevermögen und vor allem die Fähigkeit, das eigentliche Ziel nicht aus den Augen zu verlieren. »Transparenz, Partizipation und Teilhabe« ist das Mantra, das auch in schwierigen Zeiten zu einer konstruktiven Lösung führen kann. Auf diesem Weg können Verantwortung geteilt, vorhandene Fähigkeiten genutzt und Entscheidungen gemeinsam getroffen werden. Für die Projektverantwortlichen heißt das,

- Diskussionen über Fragen der Umsetzung auf Augenhöhe zu führen,
- über die Regeln der Umsetzung und über sonstige Verbindlichkeiten zu verhandeln sowie
- Verantwortung auf Mitarbeitende zu übertragen.

Je mehr Kolleginnen und Kollegen bereits in der Implementierungsphase durch verschiedene Aufgaben eingebunden werden und sich an der Lösung von Problemen beteiligen können, umso mehr Personen gibt es, auf die sich Projektverantwortliche bei der »Scharfschaltung« des Konzepts, nach der Implementierungsphase, verlassen können. Weil sich die Kolleginnen und Kollegen bei der Gestaltung mit einbringen konnten, hatten sie die Möglichkeit einer individuellen Aneignung und sind als Multiplikatoren unersetzbar. Neben der entscheidenden Transparenz, Partizipation und Teilhabe können folgende Hinweise für Projektverantwortliche hilfreich sein:

»Strippen ziehen«: Projektleitungen haben eine Art »Strippenzieherfunktion«, die sie manchmal eher im Hintergrund bleiben lässt. Bei ihnen laufen die Fäden zusammen. Immer das Ziel vor Augen, hat ihre Funktion eher einen strukturierenden, steuernden, beratenden, moderierenden, mediierenden und supervidierenden Charakter. Sie müssen den Überblick bewahren, möglichst ideale Rahmenbedingungen schaffen sowie Prozesse begleiten, evaluieren und gegebenenfalls nachsteuern. Dazu gehört auch, die Grundlagen für eine gute Kommunikations- und Informationskultur zu implementieren. Ein regelmäßiger Austausch, eine gute Dokumentation der Prozessverläufe, eine zeitnahe Weitergabe wichtiger Informationen sowie der kontinuierliche Austausch zwischen den Ebenen (top-down – bottom-up) sind Bestandteil.
Führungskräfte einbinden: Die aktive Einbindung von Führungskräften in allen Phasen des Projekts ist notwendig und von erheblichem Vorteil, weil gravierende Veränderungen ohne die Unterstützung der Führungskräfte nur schwer umsetzbar sind. Auch die Projektleitung braucht das »Commitment« ihrer jeweils Vorgesetzten. Zeigt die Führungsspitze Ambivalenz oder sind sich die Führungsspitzen der verschiedenen Berufsgruppen untereinander nicht einig, setzt sich dies »nach unten« fort, sorgt für Spaltung und Verunsicherung in den verschiedenen Hierarchieebenen und kann dadurch ein Projekt erheblich gefährden. Daher sollten Akteure, die in einer Organisation ein Projekt in Angriff nehmen, keine Zeit und Mühe scheuen, Widerstände und Vorbehalte in den Führungsebenen im Vorfeld weitgehend auszuräumen. Steht die oberste Führungsebene hinter dem Projekt, muss sie gegebenenfalls top-down unterstützen; steht sie nicht dahinter, ist das ziemlich wahrscheinlich ein grundsätzliches Ausschlusskriterium für die Umsetzung des Projekts.
Interprofessionalität ermöglichen: Weil das Weddinger Modell einen konsequent interprofessionell ausgerichteten Ansatz verfolgt, muss sich dieser bereits bei der Gestaltung der Projektstrukturen wiederfinden. Deshalb waren bei der Zusammensetzung der Hauptarbeitsgruppe oder auch Steuerungsrunde, welche in unserem Fall ein Jahr lang die Implementierung des Weddinger Modells vorbereitet hat, alle Berufsgruppen und Hierarchien proportional zur Verteilung in der Klinik vertreten. Weil der klinische Alltag arbeitsintensiv ist und eine Teilnahme der Priorisierung »Arbeit« zum Opfer fallen kann, hilft es, wenn die obere Führungsebene, in unserem Fall Chefarzt und Pflegedirektion, die Anwesenheit und Teilnahme jedes einzelnen (berufenen) Arbeitsgruppenmitglieds in der Wichtigkeit unterstreicht und einfordert. Wir haben die Erfahrung gemacht, dass die häufige Präsenz der »Chefetage« sehr hilfreich ist und eine starke Signalwirkung hat.

Gute Moderation sicherstellen: Eine gute Moderation ist nicht nur für eine effiziente Arbeit, sondern auch für die Inspiration, Kreativität und den Erhalt der Motivation der Teilnehmenden wichtig. Somit ist sie für den erfolgreichen Verlauf eines Projekts von nicht zu unterschätzender Bedeutung. Moderation ist eine Methode, die das Gespräch zwischen Menschen und Gruppen ergebnisreich gestalten soll und der Lösung von Problemen dient. Das Moderieren kann erlernt werden. Dabei ist methodisches Wissen wichtig, spielt aber gegenüber Geschicklichkeit und Erfahrung eher eine untergeordnete Rolle. Obwohl eine ganze Reihe von professionellen Moderationstechniken bekannt sind (Haberzettl & Birkhahn 2012; Schilling 2004; Hirt 1995), stößt die Moderation in der Praxis häufig auf Schwierigkeiten, die ihren Erfolg fraglich werden lassen. Nicht selten verhindern klassische Gruppenrituale eine erfolgreiche Anwendung der Techniken. So kann es durchaus herausfordernd werden, »notorische Vielredner« oder »Alleinunterhalter« konstruktiv zu stoppen und einzubinden. Moderatoren können solchen Schwierigkeiten begegnen, indem sie:

- den Teilnehmenden ihre eigene Verantwortung gegenüber der Gruppe deutlich machen;
- der Moderatorenrolle einen ernst zu nehmenden Stellenwert einräumen;
- die gemeinsame Arbeit visualisieren (vgl. Böhm & Legewie 1999, S. 3 f.).

Das ermöglicht:

- Besprechungen und Arbeitssitzungen effizient zu gestalten;
- den Teilnehmenden Mitwirkung zu ermöglichen;
- für wichtige Probleme genügend Zeit zu gewinnen;
- Problemlösungspotenziale zu bündeln;
- Motivation, Kreativität und Arbeitszufriedenheit zu erhalten und zu erhöhen (vgl. ebd., S. 1).

Die Verantwortung für das Erreichen der Arbeitsgruppenziele kann nicht allein von den Moderatorinnen übernommen werden. Sie liegt letztlich bei den Arbeitsgruppenteilnehmenden. Die Aufgabe der Moderation ist es, bei folgenden Aspekten Hilfestellung zu geben:

- Konzentration auf die inhaltliche Arbeit;
- lösungsorientierte, hierarchieübergreifende Beteiligung von Betroffenen und Entscheidenden;
- Schaffung von Transparenz in Bezug auf erarbeitete Lösungswege und -schritte (vgl. MHW Synapse-Web UG).

Um effizient arbeiten zu können, ist eine Moderation von Gruppen bereits ab vier bis fünf Personen sinnvoll, bei Gruppen über acht Teilnehmenden ist sie unerlässlich. Bei sehr großen Gruppen sollte zudem mit einem Co-Moderator gearbeitet werden (vgl. Böhm & Legewie 1999, S. 3).

Gefundenen Lösungen Verbindlichkeit geben: Unsere Erfahrungen haben gezeigt, dass aufgrund der Vielfalt der zu diskutierenden Probleme mit den Arbeitsgruppenmitgliedern eine Einigung darüber erzielt werden sollte, einmal getroffene Lösungen als verbindlich gelten zu lassen und sie zu einem späteren Zeitpunkt nur in Ausnahmefällen erneut zu diskutieren. Für die Moderatorinnen der Arbeitsgruppen war das Durchsetzen dieses Grundsatzes nicht immer ganz einfach, kann doch bei einem zu stringenten Durchgreifen bei »späten Zweiflern« der Eindruck der Bevormundung entstehen. Aus diesem Grund sollte man sich für strittige Fragen ausreichend Zeit bei der Konsensbildung nehmen. Hilfreich ist ein in der Gruppe vorab abgestimmtes Prozedere, das protokollarisch festgehalten wird und auf das notfalls verwiesen werden kann.

Für gute Protokolle sorgen: Grundsätzlich gilt, dass Ergebnisse und wesentliche Diskussionsinhalte von Arbeitsgruppen und wichtigen Gesprächen möglichst sachlich, präzise und vollständig dokumentiert werden sollten. Gute Protokolle sind eine wichtige Arbeitsgrundlage. Sie bilden den Projektverlauf ab, schaffen Verbindlichkeit und erleichtern eine effektive Kommunikation und Informationsweitergabe. Müller (1997) weist darauf hin, dass eine gute Protokollführung eine oft unterschätzte Leistung ist. Letztendlich legt der Protokollführer fest, was für wichtig oder für unwichtig gehalten wird. Qualitativ ungenügende Protokolle können dazu führen, dass wichtige Ergebnisse und Entscheidungen fehlerhaft wiedergegeben werden oder verloren gehen. Aus diesem Grund halten wir es für wichtig (ungeachtet der häufig zu beobachtenden Unbeliebtheit des Protokollschreibens), Personen auszuwählen und zu motivieren, die dazu in der Lage sind, den Verlauf der Sitzungen richtig zu erfassen und die Ergebnisse in angemessener Weise wiederzugeben.

Gestaltung der Projektphasen

Projekte sind, wie bereits beschrieben, zeitlich begrenzt und folgen innerhalb dieses Zeitraums, unabhängig von ihrer Komplexität und Dauer, einem bestimmten »Projektlebenszyklus« (Schabereiter 2009, S. 8). Dieser gliedert sich

in Projektphasen, die die Entwicklung von der Projektidee bis zum Projektabschluss darstellen. Die Anzahl dieser Projektphasen und auch der Grad des Formalismus, mit dem sie abgewickelt werden, sind »von Art, Umfang, Risiko und Bedeutung eines Projektes sowie auch von der gewünschten Einflussnahme des Auftraggebers abhängig« (Kuster u. a. 2011, S. 19).
Die Bezeichnungen der Phasen haben eher eine sekundäre Bedeutung. Entscheidend ist vielmehr, »den Werdegang einer Lösung in überschaubare Teiletappen zu gliedern« (Kuster u. a. 2011, S. 17) und »das Risiko einer Fehlentscheidung durch gezielte Gliederung der Arbeitspakete in einzelne Planungs- und Realisierungsetappen mit dazwischen geschalteten Entscheidungssitzungen« zu reduzieren (S. 19). Es wird so ein »abgestufter Planungs-, Entscheidungs- und Konkretisierungsprozess mit vordefinierten Marschhalten (Meilensteinen) bzw. Korrekturpunkten ermöglicht« (S. 17). Als Meilensteine werden definierte Punkte bezeichnet, an denen im Rahmen eines Projekts der Abschluss von Einzelaktivitäten überprüft wird. Meilensteine werden in der Regel bei allen größeren Projekten angewendet (vgl. Lackes u. a. 2014).
Diesen Grundsätzen folgend, haben wir für das Weddinger Modell ein modifiziertes Phasenmodell (s. Abbildung 14, S. 218, vgl. auch Abbildung 12, S. 208) entwickelt, welches Projektmanagement-Phasen mit Changemanagement-Phasen verbindet und somit den Aspekt des »Wandels« mit berücksichtigt. Im Folgenden werden beide Phasenbezeichnungen in den Überschriften genannt, zuerst jeweils die Bezeichnung aus dem Projektmanagement.

Erste Phase: Idee und Analyse

In dieser ersten Phase, auch »Initialisierungsphase« genannt, entsteht für ein bestehendes Problem eine Idee zu einer Lösung, aus der nach einer Analyse ein Projekt werden kann. Wie strukturiert diese erste Phase verläuft, hängt u. a. davon ab, ob es bereits einen konkreten Auftrag zur Lösung des Problems gibt oder ob es sich um einen eigeninitiativen Entschluss handelt.

BEISPIEL WEDDINGER MODELL Der Ursprung dessen, was heute das Weddinger Modell ist, ist der Unzufriedenheit von L. Mahler geschuldet, die zum damaligen Zeitpunkt Assistenzärztin in einer gerontopsychiatrischen Tagesklinik war.
Problem: Ihre Unzufriedenheit galt vor allem den zeitintensiven, ineffizienten »Therapieplanungssitzungen«, bei denen mit hohem Personalaufwand arztdominiert Therapieentscheidungen getroffen wurden, welche diagnosefokussiert

ABBILDUNG 14 Phasenmodell: Projektmanagement- (weiß) und Changemanagement-Phasen (grau)

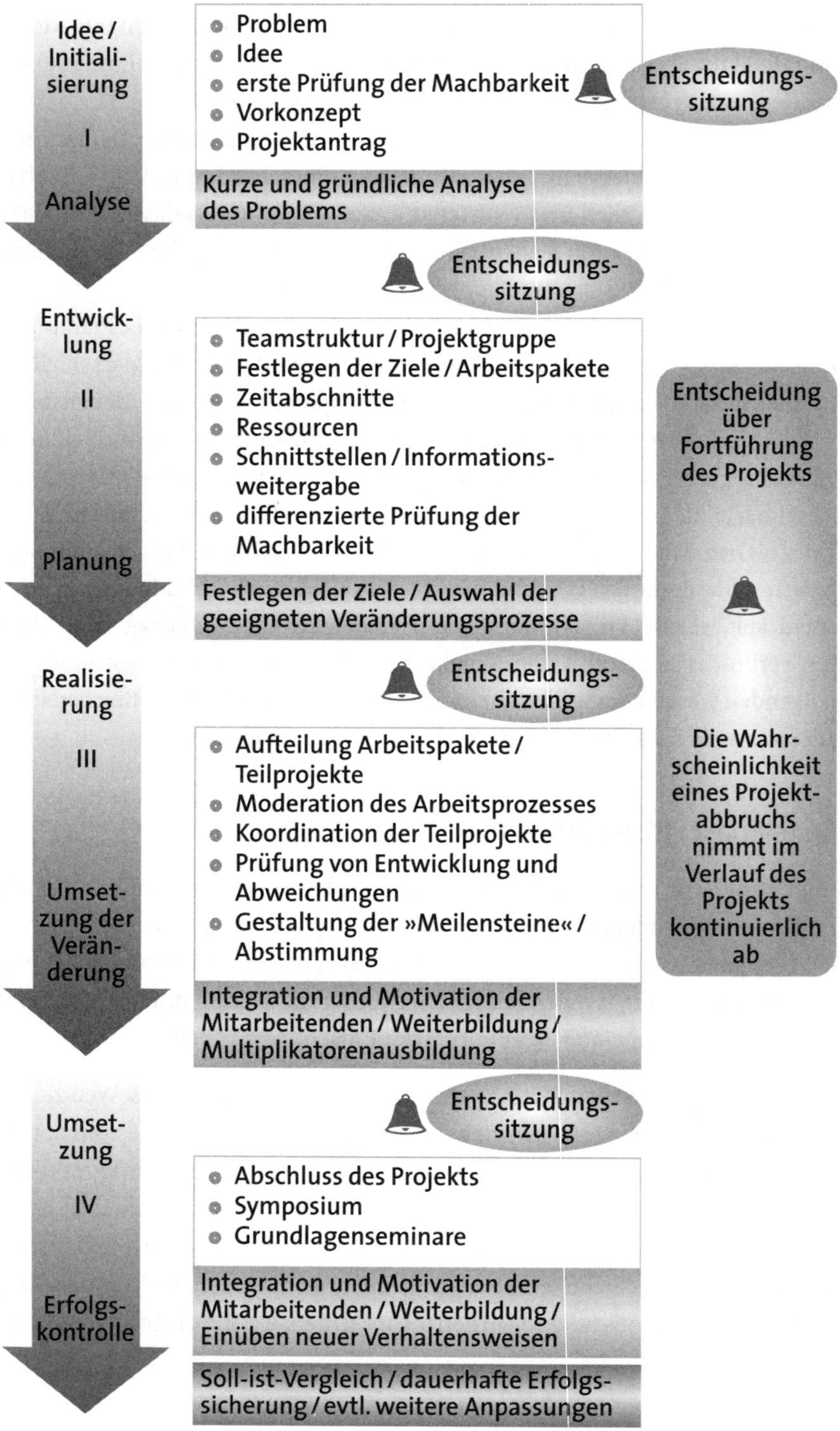

nur wenig Bezug zu den betroffenen Patientinnen hatten und dadurch von diesen häufig auch nicht mitgetragen wurden.

Idee: Zur Lösung des »Problems« richtete sie die Therapiebesprechung trialogisch aus und beteiligte die anderen Berufsgruppen gleichwertig an dem nun gemeinsamen Prozess. In der Praxis bedeutete das für alle Teammitglieder u. a., zum Moderator einer Teambesprechung werden zu können. Für die nicht geübten Berufsgruppen war dieses Vorhaben zunächst befremdlich, und es brauchte einige Überredungskunst und ein angstfreies Klima, um die Kolleginnen und Kollegen zumindest zu einem Versuch zu motivieren – es also einfach mal auszuprobieren.

Erste Prüfung der Machbarkeit (Analyse): Das Team ließ sich darauf ein und traute sich nach anfänglichem Zögern zunehmend mehr zu. Die Resonanz sowohl der Patienten als auch der Angehörigen war überzeugend. Die Mitarbeitenden selbst veränderten ihre Haltung gegenüber den Patientinnen und Patienten spürbar und erlebten sich selbst in ihrer Expertise aufgewertet.

Verbündete: Dieses positive Ergebnis ermunterte Mahler, »die Idee« konzeptionell weiterzudenken. In der Folge versuchte sie, in unserer Klinik möglichst viele Kolleginnen und Kollegen aller Berufsgruppen und Hierarchien von ihrer Idee zu überzeugen. Dabei spielte die Pflege sowohl in ihrer Funktion als auch als größte Berufsgruppe eine wesentliche Rolle. Ende 2009 gelang es ihr, die Pflegedirektorin mit ins Boot zu bekommen.

Das Vorkonzept (Projektidee): Bei dem Versuch, ein Implementierungskonzept zu entwickeln, welches unter Berücksichtigung der Begebenheiten einen interprofessionell getragenen patientenzentrierten Behandlungsansatz in der gesamten Klinik ermöglicht, wurde deutlich, dass das mit den vorherrschenden hierarchischen Strukturen nicht möglich ist. Inwieweit eine Veränderung der Struktur zugunsten einer Abflachung der Hierarchie auf Akzeptanz stoßen würde, brauchte eine erste »Grobeinschätzung« bzw. Machbarkeitsanalyse. Hier räumten wir dem Konzept auf der Grundlage der bestehenden Voraussetzungen und unserer Erfahrungen zwar eine Chance ein, klar war aber auch, dass das Projekt nur mit einer aktiven Teilhabe der Zielgruppen zu bewältigen sein würde.

Erneute Prüfung der Machbarkeit: Auf der Basis der Beantwortung einiger wesentlicher Fragen (s. unten: Fragen zur Machbarkeit) entstand das Vorkonzept zum späteren Weddinger Modell. Manche Fragen, wie »Ist es der richtige Zeitpunkt?« und »Ist das Bedürfnis nach Veränderung ausreichend?«, konnten wir nur spekulativ beantworten. Sie blieben als »Risiko« während des gesamten Projekts letztlich offen.

Projekt: Unter der Bedingung einer wissenschaftlichen Begleitung wurde der Projektvorschlag im Januar 2010 vom Chefarzt der Klinik befürwortet. Mit seiner Unterstützung erfolgte kurze Zeit später die Genehmigung durch die Geschäftsführung und es folgte der offizielle Projektantrag, ebenfalls noch im Januar 2010 (s. Tabelle 7).
Zeitschiene: Wie in Abbildung 15 ersichtlich, wurde im Vorkonzept eine erste »Zeitschiene« für die Umsetzung des Projekts vorgeschlagen. Wie sich bei der differenzierten Zeitplanung in der Realisierungsphase herausstellte, war diese, obwohl wir sie für großzügig hielten, recht ambitioniert. Dass wir die Implementierung dennoch innerhalb dieses Zeitraums durchführen konnten, war zum einen einem stringenten Projektmanagement geschuldet, zum anderen aber auch dem glücklichen Umstand, dass es zu keinen größeren Komplikationen gekommen ist. **x**

TABELLE 7 Von der Idee bis zum Projektantrag – Beispiel Weddinger Modell

Zeit	**Projektschritt**
2009	»Ideenvorlauf« und Pilotphase auf der gerontopsychiatrischen Tagesklinik
November 2009	Kontaktaufnahme zur Pflegedirektion
Dezember 2009	Vorkonzept: Projektdefinition – Projektbeschreibung – Maßnahmendefinition – Zeitschiene
Januar 2010	Vorstellung des Projekts beim Chefarzt – Erweiterung der Projektleitungsgruppe im Bereich Forschung
Januar 2010	Vorstellung des Vorkonzepts bei der Geschäftsführung – Genehmigung – Projektantrag

ABBILDUNG 15 Zeitschiene Vorkonzept des Weddinger Modells

2009	2010											
Nov.	Jan.	Feb.	März	April	Mai	Juni	Juli	August	Sept.	Okt.	Nov.	Dez.
Initialisierungsphase		Entwicklungsphase		Realisierungsphase							Umsetzungsphase	

Die Frage nach der Machbarkeit

In dieser kreativen, aber auch fragilen ersten Projektphase gibt es eine Menge offener Fragen, die sich vorrangig mit dem Thema der Machbarkeit auseinandersetzen. Zunächst beziehen sich die Fragen auf die *Lösung des Problems* und in der Folge auf die *Realisierbarkeit der Idee*. Zwischen Problem und Lösung wird dann ein Prozess mit mehreren Problemlösungszyklen durchlaufen (s. Abbildung 16, S. 222), dessen Ablauf Gerlach (vgl. 2003, S. 7 ff.) wie folgt beschreibt:

1. Zielsuche:

   a. Durch eine *Situationsanalyse* machen wir uns mit der Ausgangssituation sowie der Aufgabenstellung vertraut und schaffen die Basis für die Formulierung konkreter Ziele.

   b. Bei der *Formulierung der Ziele* fassen wir systematisch unsere Absichten zusammen und legen diese der Lösungssuche zugrunde.

2. Lösungssuche:

   a. Während der *Synthese* durchlaufen wir, auf der Situationsanalyse aufbauend, einen konstruktiven, kreativen Prozess, in dem Zielformulierungen und Lösungsvarianten erarbeitet werden, die dem Konkretisierungsniveau der jeweils zu bearbeitenden Phase entsprechen.

   b. Durch eine *weitere Analyse* prüfen wir, ob das Lösungskonzept den gestellten Anforderungen entspricht oder wesentliche Schwachstellen aufweist.

3. Entscheidung:

   a. Für die *Bewertung* nehmen wir nun eine systematische Gegenüberstellung der für tauglich befundenen Lösungsvarianten vor.

   b. Unsere *Entscheidung* bauen wir auf den Bewertungsergebnissen auf und legen dann die weiteren zu bearbeitenden Lösungsvarianten fest.

Zwischenruf

Aus der Projektperspektive war »die Idee« zum späteren Weddinger Modell nicht unproblematisch, weil sie mit wesentlichen Veränderungen innerhalb des Systems einhergehen sollte. Deshalb musste mit Widerständen sowohl in der Führungsebene als auch in der Mitarbeiterschaft gerechnet werden. Das machte und macht eine Prüfung der Realisierbarkeit zwingend notwendig!

ABBILDUNG 16 Problemlösungszyklus

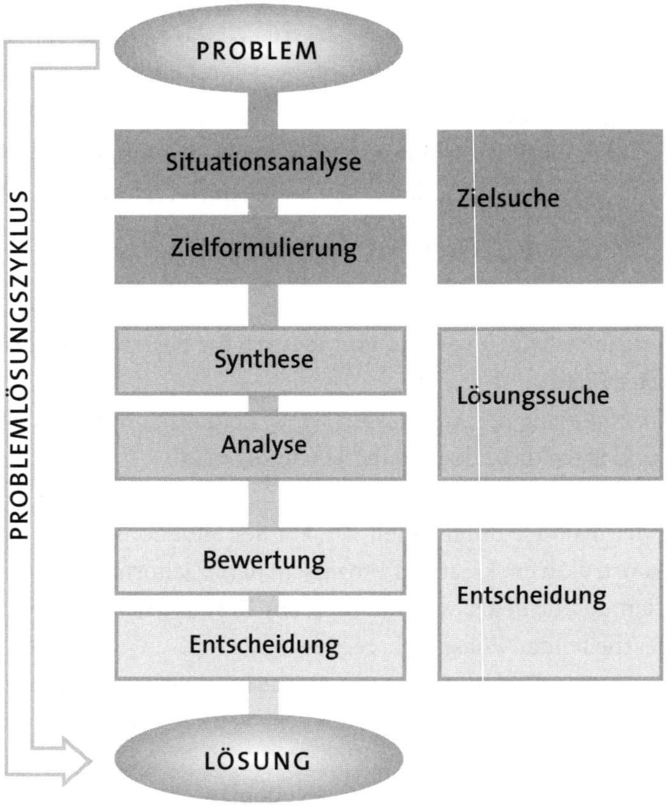

Fragen zur Machbarkeit des Weddinger Modells

Fragen zu den Rahmenbedingungen:

- Ist im Blick auf die Tradition und auf die Unternehmenskultur die Implementierung des Modells generell denkbar?
- Ist das aktuelle Leitbild mit dem Modell kompatibel oder besteht die Chance zu einer Leitbildanpassung?
- Besteht eine Chance, die Führungsverantwortlichen für das Modell zu gewinnen, und ist mit ihrer nachhaltigen Unterstützung und Verantwortungsübernahme zu rechnen?
- Ist der Umfang des Bedürfnisses nach Veränderung oder Neuerung ausreichend, um das Konzept zu tragen?

- Lassen die strukturellen Rahmenbedingungen den Vernetzungsgedanken des Modells ansatzweise zu?
- Stehen Aufwand und Benefit in einem annehmbaren Verhältnis?
- Wie groß ist die Risikobereitschaft bei den Verantwortungsträgern, wo liegen deren Verantwortlichkeiten und mit welchen Vorbehalten ist zu rechnen?

Fragen zur inhaltlichen Umsetzung:
- Gibt es ausreichend Mitarbeitende, die inhaltlich das Modell tragen können, und sind sie sowohl von ihrer Grundhaltung als auch ihrer Expertise in der Lage, dieses Konzept langfristig als »Multiplikatoren« zu begleiten?
- Ist eine konsequente interprofessionelle Zusammenarbeit perspektivisch denkbar?
- Ist eine Abflachung der Hierarchien generell vorstellbar?
- Wie sind die Erfahrungen mit innovativen Prozessen? Gibt es eine realistische Chance, ein so komplexes Modell umzusetzen und zu begleiten?
- Ist es der richtige Zeitpunkt, oder bedarf es noch eines längeren Vorlaufs?

Fragen zu Ressourcen und Aufwand:
- Sind die notwendigen Ressourcen vorhanden oder mobilisierbar sowie nutzbar?
- In welchem Zeitraum ist das Projekt umsetzbar?
- Wie hoch ist der Kostenaufwand?

Mögliche Ergebnisse nach einer Auswertung der Machbarkeit:
1. Die Probleme sind so gravierend, dass eine weitere Umsetzung des Projekts perspektivisch unrealistisch erscheint. Damit wäre das Projekt beendet.
2. Die Probleme sind zu diesem Zeitpunkt noch gravierend, können perspektivisch aber bewältigt werden und lassen die Umsetzung des Projekts zu einem späteren Zeitpunkt zu.
3. Die Probleme sind überschaubar, es bedarf aber einer gründlichen Vorbereitung. Entsprechende Zeitpuffer müssen bei der Projektplanung berücksichtigt werden, die Laufzeit des Projekts muss entsprechend veranschlagt werden.
4. Es gibt keine wesentlichen Probleme, ein komplikationsloser Projektverlauf ist wahrscheinlich, die Projektlaufzeit ist entsprechend kurz.

BEISPIEL WEDDINGER MODELL Beeinflusst durch die positiven Erfahrungen in der gerontopsychiatrischen Tagesklinik waren wir überzeugt, dass eine Umsetzung in der ganzen Klinik relativ unproblematisch sein würde, also: Ergebnis 4

(s. oben). Diese Einschätzung mussten wir nach der Machbarkeitsanalyse und der Erstellung des Vorkonzepts in Ergebnis 3 (s. oben) korrigieren. Dies stellte das Projekt zwar nicht infrage, war aber ein wichtiger Hinweis für die Projektvorbereitung sowie -planung. Sowohl die Maßnahmenplanung als auch die Zeitschiene standen unter diesem Eindruck. x

Die »Projekt-Autorisierenden« entscheiden über den Erfolg

Für den Erfolg von Projekten ist es eher unwesentlich, woher der Anstoß kommt. Wichtig ist vielmehr, dass er von den Stellen aufgenommen und akzeptiert wird, die auch für die Zuteilung der erforderlichen Mittel (personeller, finanzieller, organisatorischer Art) zuständig und autorisiert sind, eine Projektvereinbarung zu erteilen (vgl. Kuster u. a. 2011, S. 19). Um die notwendige Akzeptanz an den entscheidenden Stellen zu erreichen, sollte bei der Projektbeschreibung und dem Projektantrag die Perspektive der »Entscheider« berücksichtigt werden. Beispielsweise stellte sich die Frage, inwieweit das Konzept mit der Unternehmenskultur übereinstimmt und welche Auswirkungen es auf das Unternehmensumfeld haben könnte.
Entscheidungsträger werden häufig mit einer Flut von Projektanträgen und Ideen konfrontiert. Manchmal lehnen sie Projekte nur deshalb ab, weil die Beschreibung unstrukturiert, unkonkret sowie weitschweifig ist und zu viele Fragen offenlässt. Je schlüssiger die Argumentation und je mehr die Interessen und Verpflichtungen der Entscheidenden berücksichtigt werden, desto wahrscheinlicher ist die Akzeptanz an den entsprechenden Stellen (s. oben: Fragen zur Machbarkeit des Weddinger Modells; s. Abbildung 17).
Die meisten Unternehmen haben für die Beantragung von Projekten standardisierte Dokumente mit einer festgelegten Gliederung; sollte dies nicht der Fall sein, schlagen wir für einen Projekttyp wie das Weddinger Modell folgende Gliederung vor[5]:

Hinweise zur Antragstellung von Projekten

1. Angaben zum Antragsteller
2. Angaben zum beantragten Projekt

- Projekttitel
- Projektort

5 vgl. https://sozialministerium.baden-wuerttemberg.de/fileadmin/redaktion/m-sm/intern/downloads/Downloads_B%C3%BCrgerengagement/Mittendrin_Ausfuellhilfe_Projektantrag.pdf (23.03.2023).

- Projektbeginn und Projektlaufzeit
- Zielgruppe
- Konzeptbeschreibung, Projektidee und -inhalt
  a. Darstellung mit aussagekräftigen inhaltlichen Schwerpunkten
  b. Rahmenbedingungen und Ziel des Projekts
  c. Verdeutlichung der innovativen Aspekte
  d. Beteiligung der Zielgruppe an der Projektentwicklung?
  e. Angestrebte Veränderungen bei der Zielgruppe
- Durchführung (Zeitplan, Methode und Aktivitäten)
- Konkret beschriebene Projektziele
- Notwendige Qualifizierungsmaßnahmen
- Innovative Aspekte, die Außenwirkung haben könnten
- Kooperationspartner, Anbindung an bestehende Strukturen

3. Kosten und Finanzierungsplanung

ABBILDUNG 17 Beispiele für entscheidungsrelevante Parameter der Entscheidungsträger

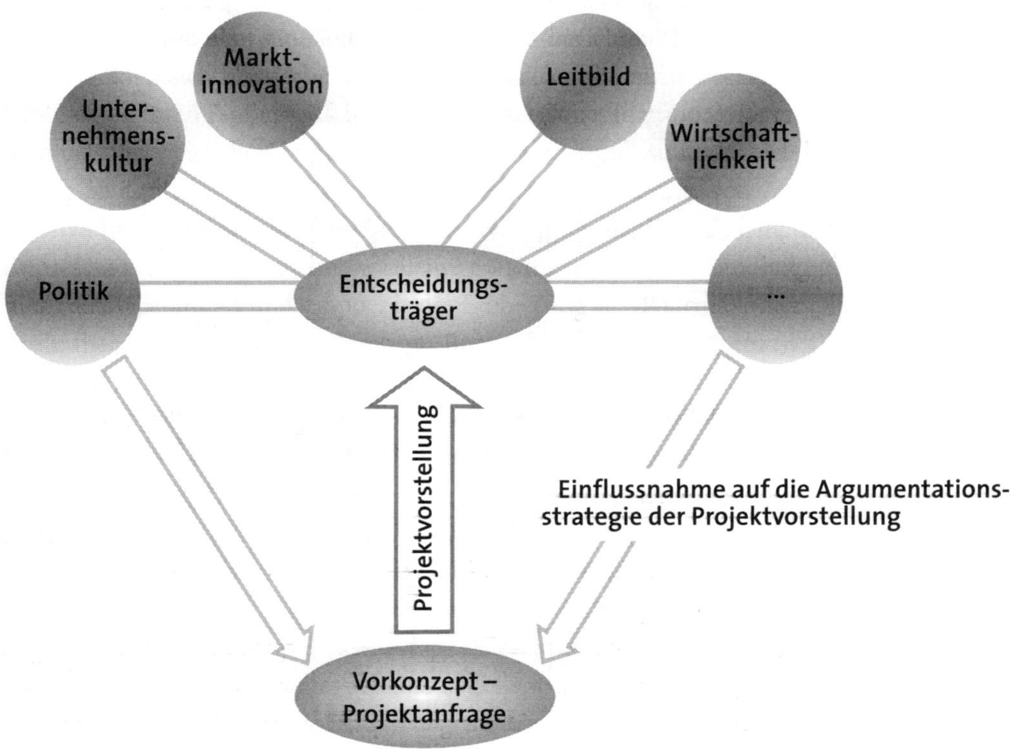

Mit der Genehmigung des Projektantrags konnte die Initialisierungsphase abgeschlossen werden. Die einzelnen Schritte werden in Abbildung 18 noch einmal zusammengefasst.

ABBILDUNG 18 Vom Problem zur Projektvereinbarung – Entwicklungsstufen innerhalb der Initialisierungsphase

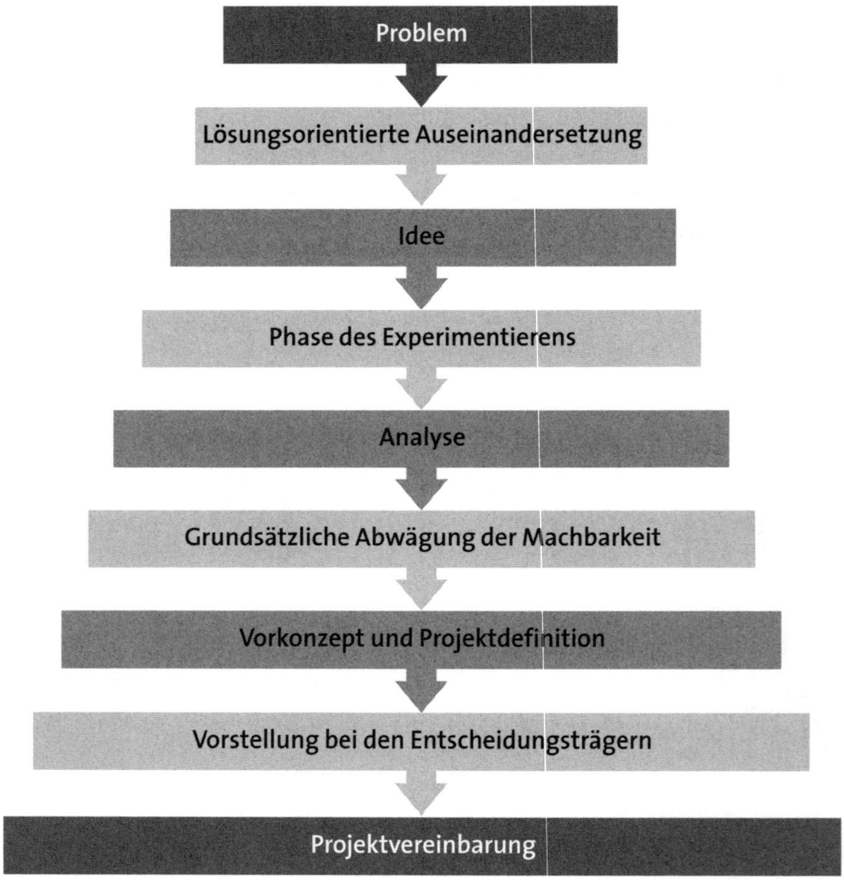

Zweite Phase: Entwicklung und Planung

Die zweite Phase widmet sich der Entwicklung und Planung des Projekts und ist deshalb von zentraler Bedeutung. Komplex und zeitintensiv, stellt sie die Weichen für den weiteren Verlauf. Aufbauend auf der ersten Machbarkeitsanalyse werden hier die nächsten Teilziele definiert und unter Berücksichtigung möglicher Probleme die geeigneten Veränderungsprozesse ausgewählt. Ein weiterer Fokus liegt auf der Projektorganisation, der Planung von Abläufen, Terminen, Ressourcen, Methoden usw. Um diese Vielzahl an Aufgaben zufriedenstellend bewältigen zu können, braucht es eine Arbeitsgruppe mit möglichst vielen engagierten Mitstreitenden. Bestenfalls spiegelt sie in der Zusammensetzung die Realität der Klinik wider. Das heißt, dass sich alle Berufsgruppen (inkl. Genesungsbegleiterinnen und Angehörigenpeers!) sowie Hierarchien mit einer dementsprechend angepassten mengenmäßigen Verteilung in der Arbeitsgruppe wiederfinden und vertreten sehen (s. Abbildung 21, S. 233).

Entscheidung für die richtige Projektvariante

Aufbauend auf dem Rahmenkonzept (in unserem Fall dem Vorkonzept) müssen in Bezug auf die Projektplanung zunächst verschiedene Lösungsvarianten diskutiert und bewertet werden. Das Ergebnis ist die Entscheidung für eine der Lösungsvarianten, woraus das Konzept für die spätere Detailplanung und die Realisierung erstellt wird. Dieses sollten nach Kuster u. a. (2011, S. 22) folgende Aufgaben beinhalten:

- Rahmenplan für die nachfolgenden Phasen erstellen;
- Tätigkeiten durch Delegation von Aufgaben parallelisieren, Einsparpotenziale ermitteln;
- Teilprojekte definieren;
- Notwendige Investitionen ermitteln und formulieren.

Die Autoren empfehlen, einzelne Aspekte des Gesamtkonzepts in Form von Teilprojekten gesondert zu bearbeiten. Deren Ergebnisse (Teillösungen) sollten so weit konkretisiert werden, dass sie möglichst reibungslos in das Gesamtkonzept zurückgeführt und integriert werden können. Weil die Teilprojekte ihrerseits, je nach Aufgabenstellung, recht umfangreich sein können, müssen auch sie in ihren Abläufen gut strukturiert sein. Hierfür schlagen wir als Orientierung eine reduzierte Variante des Phasenkonzepts vor (s. Abbildung 19, S. 228).

ABBILDUNG 19 Vier-Stufen-Schema zur Planung der Teilprojekte

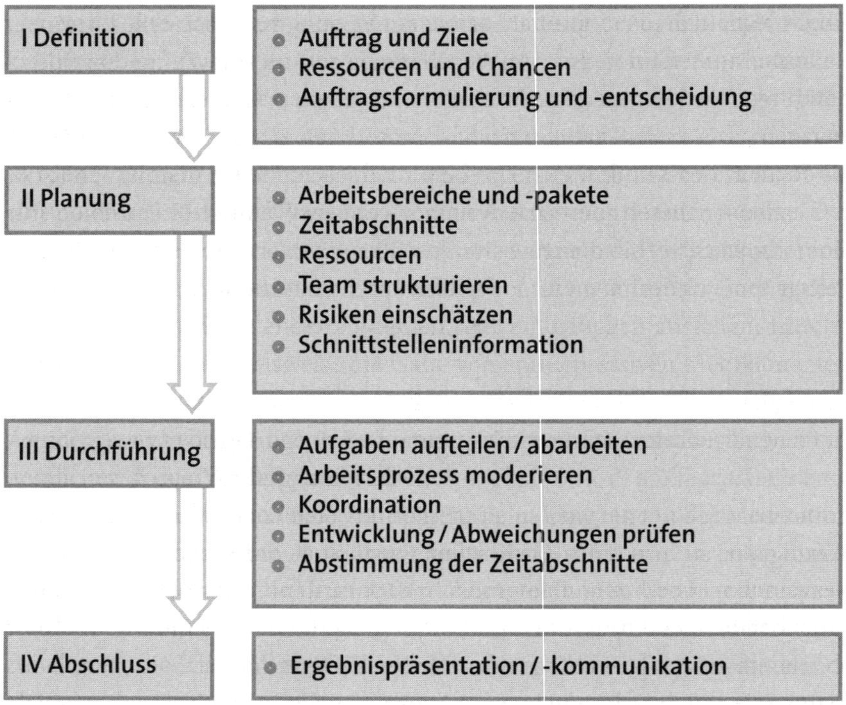

Zwischenruf

Bereits in dieser Projektphase muss darüber nachgedacht und festgelegt werden, wie der Transfer des Konzepts in die Realität der Klinik und dessen fortlaufende Begleitung nach der Implementierung aussehen sollen. Für die Gestaltung dieses fragilen Prozesses, dessen Vollzug die Veränderung einleitet, braucht es ein maßgeschneidertes Schulungs- und Einführungskonzept. Dieses muss notwendigerweise von der Führungsebene, gut abgestimmt, mitgetragen werden.

Nachhaltigkeit schaffen

Um durch größtmögliche Akzeptanz die Grundlage für Nachhaltigkeit zu schaffen, müssen die Mitarbeitenden an die Inhalte des Konzepts herangeführt und damit vertraut gemacht werden.

BEISPIEL WEDDINGER MODELL Weil das Konzept, wie L. Mahler in Vorträgen häufig anmerkt, auf dem »kleinen Einmaleins« der Sozialpsychiatrie aufbaut, gibt es vieles, was den Mitarbeitenden, vor allem den »alten Hasen«, bekannt vorkommen wird. Deshalb nicht selten die Bemerkung: »Das ist ja nichts Neues!« Wenn dem so ist, umso besser! Denn je mehr (Erfahrungs-)Wissen in einem System bereits vorhanden ist, umso geringer ist die drohende Veränderung und umso höher das Commitment der Mitarbeitenden. **x**

Zwischenruf

Bei so komplexen Konzepten wie dem Weddinger Modell lohnt es sich, sehr kleinteilig zu arbeiten und innerhalb der Hauptarbeitsgruppe jedes Detail durchzugehen, abzustimmen, zu diskutieren, wenn notwendig zu verhandeln und gegebenenfalls zu modifizieren. Das Ergebnis muss ein tragfähiger, verbindlicher konzeptioneller Konsens sein, der nur in Ausnahmen nachverhandelt werden kann.

Sich ein Konzept aneignen

Das intensive Durcharbeiten und Modifizieren eines Konzepts ermöglicht dessen Aneignung. Durch den individuellen Schliff werden die Konturen des Konzepts schärfer und es wird mit seiner Bedeutung für und seinen Auswirkungen auf das System klarer. Aus diesem Grund ist eine erneute Prüfung der Machbarkeit zu diesem Zeitpunkt sehr zu empfehlen. Die Fragestellungen können in diesem Fall wie folgt aussehen:

Fragen zur erneuten Prüfung der Machbarkeit:

- Welche Zusammenhänge und Mechanismen führen zu qualitativen Einbußen im Sinne der Problemstellung des Weddinger Modells? Sind die geplanten Interventionen schlüssig und realisierbar?
- Welche klinischen Bereiche sollen in das Weddinger Modell miteingeschlossen werden, und wo stößt das Konzept an seine Grenzen?
- Haben wir tatsächlich die Ursachen der Probleme im Blick oder nur die Symptome, und welche sind das?
- Stoßen die Problemdefinition und die Notwendigkeit der Intervention auf Akzeptanz bei den Mitarbeitenden und ist der Bedarf nach Veränderung ausreichend, um das Konzept langfristig zu tragen?
- Was ist nötig, um die gewünschten Resultate zu erzielen, und sind die Bedarfe realistisch?

- Gibt es grundsätzlich alternative Lösungsansätze für die formulierten Probleme und wie realistisch sind diese in Bezug auf ihre Machbarkeit?
- Welche Strategien sind sinnvoll, welche Varianten gibt es, wie sieht es mit dem Know-how in der Einrichtung aus oder braucht man gegebenenfalls Unterstützung von außen?
- Welche Risiken birgt das Projekt und der Folgeprozess, bis zu welchem Punkt sind sie tragbar und wie können sie gegebenenfalls minimiert werden?
- Wie könnte eine Begleitforschung für das Weddinger Modell aussehen, stößt diese auf Akzeptanz und können die nötigen Ressourcen akquiriert werden?
- Muss es eine Angleichung der Dokumentation geben und ist dies möglich?

Umgang mit Diskrepanzen

Innerhalb dieses Evaluationsprozesses kann es zu Diskrepanzen zwischen den Vorgaben des Rahmenkonzepts und der Einschätzung der »Expertengruppe« (Steuerungsrunde) kommen. Wenn diese gravierend und die Argumente schlüssig sind, muss das Konzept gegebenenfalls erneut modifiziert werden.
Diese Projektphase wird bereits durch Grundsätze des Changemanagements bestimmt, welche durch einen Kreislauf aus Information, Motivation, Beteiligung und Weiterbildung passiven wie aktiven Widerstand möglichst einzudämmen versuchen (s. Abbildung 20).

BEISPIEL WEDDINGER MODELL

Information: Weshalb konzeptionelle Veränderungen in der Klinik notwendig erscheinen und wie die Lösung aussehen könnte, wurde bereits während der Entstehung des Weddinger Modells transparent in der Klinik thematisiert. Um die Idee inhaltlich fundiert platzieren zu können, neugierig zu machen und zum Nachdenken anzuregen, nutzten wir alle Möglichkeiten für einen offenen Diskurs. Dazu gehörte der direkte Austausch mit Kolleginnen und Kollegen sowie die Diskussion in vorhandenen Foren (Abteilungskonferenzen, Leitungsrunden, Teamsitzungen u. a.). Ziel war es, bereits in dieser Phase möglichst viele Mitstreitende zu gewinnen, aber auch ein Gefühl dafür zu bekommen, mit wie viel und welchen Widerständen zu rechnen ist.
Motivation: Die persönliche Ansprache, der direkte Kontakt zu möglichst vielen Mitarbeitenden aller Berufsgruppen und Hierarchieebenen, das Aufzeigen

ABBILDUNG 20 Die Mitarbeiterin von Anfang an einbeziehen – eine Prävention gegen passiven und aktiven Widerstand

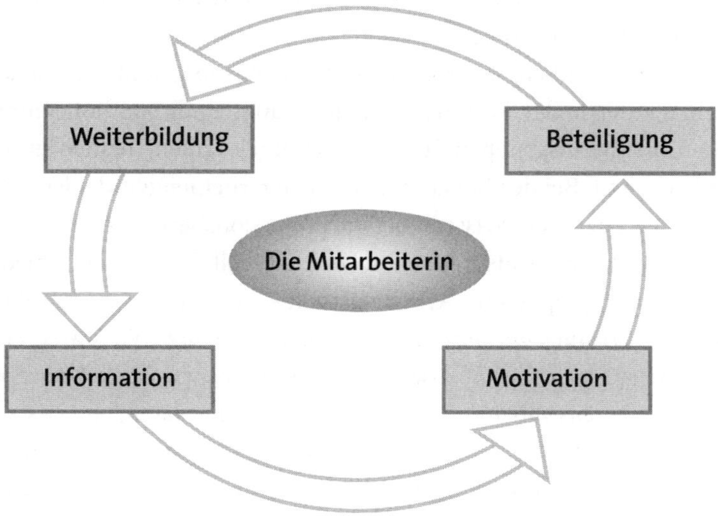

von bereits Vorhandenem sowie das Herausarbeiten perspektivischer Vorteile und Entwicklungschancen erwiesen sich als besonders hilfreich und wirkungsvoll. Wichtig war es auch, auf bereits vorhandene Ressourcen und Expertise explizit hinzuweisen und den damit relativ geringen Veränderungsaufwand und das Einsparen von Ressourcen zu verdeutlichen.

Beteiligung: Der Einbindung aller Berufsgruppen und aller Hierarchieebenen war es vermutlich zu verdanken, dass wir das Weddinger Modell relativ komplikationslos implementieren konnten. Die zentrale Steuerung des Projekts lief über eine Hauptarbeitsgruppe, welche in ihrer prozentualen Zusammensetzung der Mitstreitenden in etwa die Verteilung innerhalb der Klinik und auf den Stationen widerspiegelte (s. Abbildung 21). In diesem Fall waren es neun Personen aus der Pflege, drei Personen aus der Psychologie und jeweils zwei Personen der Therapeutischen Dienste und der Ärzte. Nicht vertreten waren Genesungsbegleiterinnen, weil es sie zu diesem Zeitpunkt in unserer Klinik bedauerlicherweise noch nicht gab. Auch wären zum heutigen Zeitpunkt im Rahmen unseres mittlerweile interprofessionellen Führungsansatzes Therapeutische Dienste und Psychologie in der Projektleitung und -steuerung mitvertreten. Durch die Teilarbeitsgruppen war es uns möglich, noch weitere Mitarbeitende vor allem aus der Basis an der differenzierten Ausgestaltung des Projekts zu beteiligen. Der Both-Direktions-Ansatz unterstreicht den partizipativen Ansatz des Projekts und macht erfahrbar, wie wichtig und effizient Beteiligung ist. Der Wechsel aus bottom-up und top-down ermöglicht einen regen Austausch von »Erfahrungs-«Wissen, welches zielorientiert genutzt, enorme Potenziale aufweist.

Weiterbildung: Um auf einer gemeinsamen Wissensgrundlage aufbauen zu können, wurden in der Startphase der Steuerungsrunde von Kolleginnen und Kollegen aller Berufsgruppen Kurzvorträge zu relevanten Themen ausgearbeitet und gehalten. Bei der Bedarfserhebung der Themen wurde deutlich, dass sich das differenziertere Wissen über die professionsbezogenen Kompetenzen der jeweils anderen Berufsgruppen in Grenzen hielt. Deshalb entschieden wir, dass jede Berufsgruppe ihre Arbeit vorstellt – in dem, *was sie tut*, aber auch in dem, *was sie aufgrund ihrer Ausbildung tun könnte.* Wir waren erstaunt, wie viele berufsspezifische sozialpsychiatrisch ausgerichtete Konzepte und Verfahren es bereits gab und zum Teil in Anwendung waren, ohne dass jeweils andere Berufsgruppen etwas davon wussten. Noch viel erschrockener waren wir darüber, wie viele vorhandene Ressourcen wir nicht nutzten. Dieser so entstandene differenzierte Überblick über vorhandenes Wissen ermöglichte es uns, viele Aspekte bei der Ausdifferenzierung des Konzepts zu integrieren (z. B. Bezugspflege, Aufnahme-Assessment Sozialarbeit). **x**

Zwischenruf

Die Erfahrung hat gezeigt, dass das Einleiten von Veränderung durch einen zyklisch verlaufenden Ansatz von Information, Motivation, Beteiligung und Weiterbildung sowie die Anwendung des Both-Directions-Ansatzes in dem strukturellen Aufbau eines Projekts Widerstände bereits während der Projektphase abzubauen hilft. Das erhöht die Chancen für einen verhältnismäßig reibungslosen Start erheblich.

Vom Arbeitspaket zum Teilprojekt

Um sehr komplexe Projekte möglichst effizient managen zu können, lohnt es sich, in der Entwicklungs- oder auch Planungsphase »Arbeitspakete« zu definieren. Daraus resultieren in der nächsten Phase die Teilprojekte, welche in Form von untergeordneten Arbeitsgruppen parallelgeschaltet werden können. Das ermöglicht es in einem relativ engen Zeitfenster, bereits vorhandene Strukturen ressourcensparend und effizient zu nutzen (s. Abbildung 21).

ABBILDUNG 21 Organigramm der Projektplanung des Weddinger Modells

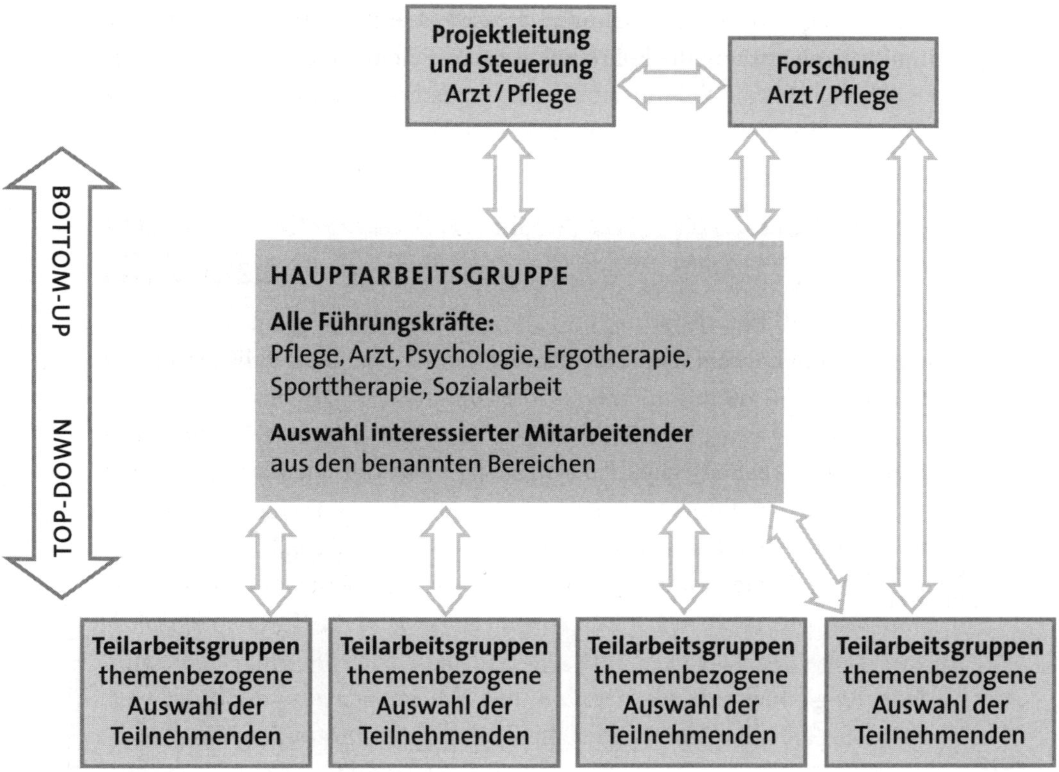

BEISPIEL WEDDINGER MODELL Aus den Arbeitspaketen heraus entstanden neben der Steuerungsrunde »Weddinger Modell« vorerst fünf weitere Unterarbeitsgruppen. Ihre Themenschwerpunkte waren die Anpassung von Strukturen, Gestaltung von Schulungen, Entwicklung eines Grundlagen-Workshops, Anpassung der Dokumentation und wissenschaftliche Begleitung. Dabei entpuppte sich das Teilprojekt »Wissenschaftliche Begleitung« als am aufwendigsten. Da die wissenschaftliche Begleitung des Projekts eine Voraussetzung für dessen Implementierung war, hatte diese Arbeitsgruppe eine besondere Priorität. Wie sich herausstellte, war es dann auch das Teilprojekt, dessen Aufwand wir anfänglich in seinem Umfang deutlich unterschätzt hatten (s. Kapitel »Ergebnisse der wissenschaftlichen Begleitstudien«). Eine weitere Korrektur musste für die AG Schulungen erfolgen. Diese Teil-Arbeitsgruppe war vorerst sowohl für die Gestaltung von Grundlagen-Seminaren als auch eines trialogisch ausgerichteten Symposiums zuständig. Das stellte sich schnell als zu komplex heraus, sodass eine weitere Teil-Arbeitsgruppe »Symposium« ins Leben gerufen wurde. Auch hier war der zeitliche Aufwand deutlich höher, als vorerst angenommen. Rückblickend waren die Zeitmargen für das Gesamtprojekt sowie für die Teilprojekte sehr knapp bemessen. Dass wir den Zeitplan dennoch einhalten konnten, war einfach Glück. Hier würden wir in Zukunft deutlich großzügiger planen. **x**

Zwischenruf

Die Möglichkeit, mit einem Projekt zu scheitern, ist in den ersten beiden Projektphasen, Initialisierung und Entwicklung/Planung am wahrscheinlichsten. In den anschließenden Phasen nimmt das Risiko erheblich ab (s. Abbildung 14, S. 218).

ABBILDUNG 22 Zeitschiene Projektplanung Weddinger Modell

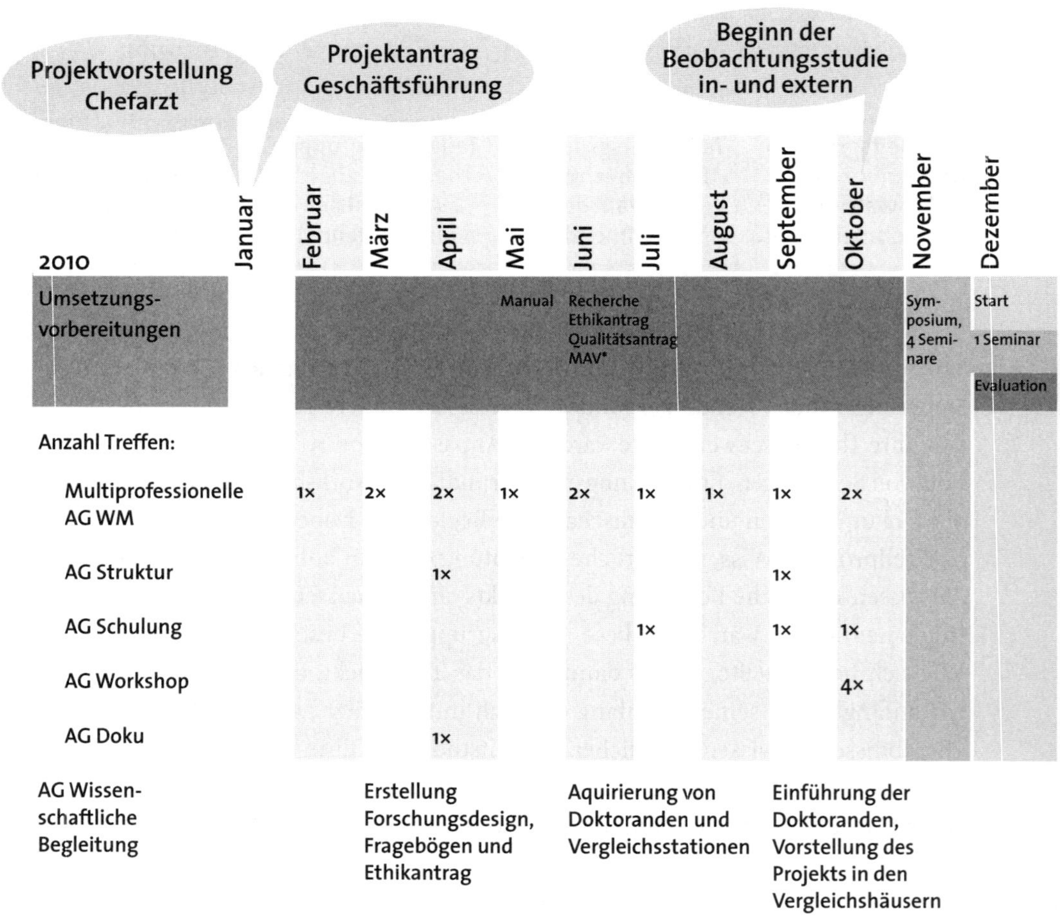

* MAV: Mitarbeitervertretung

Dritte Phase: Realisierung und Umsetzung der Veränderungen

Für Kuster u. a. (2011, S. 22) realisiert sich hier bereits die »Lösung« des ursprünglichen »Problems«. Ihrer Meinung nach beginnt dieser Prozess aber nicht erst in dieser Phase, sondern kann zu Teilen bereits Bestandteil der vorgeschalteten Planungsphase sein. Aus der Perspektive des Projektmanagements betrachtet, bezieht sich diese dritte Phase auf die Realisierung der vorbereiteten Maßnahmen, welche dann durch die Umsetzung in der vierten Phase den Abschluss des Projekts bedeuten. Im Changemanagement dagegen beginnt hier bereits die Umsetzung der geplanten Veränderung, die sich dann prozesshaft über den Abschluss des Projekts hinaus fortsetzt. Das wird so gesehen, weil die indirekte sowie direkte Beteiligung der Mitarbeitenden, sei es durch die kontinuierliche Transparenz bezüglich der Projektentwicklung, themenbezogene Fortbildungen, die Mitarbeit in den Teil-Arbeitsgruppen oder die Ausbildung der späteren Multiplikatoren, bereits den Beginn eines Wandlungsprozesses darstellt.

BEISPIEL WEDDINGER MODELL Nach unserer Planung sollte mit dem Abschluss der Teilprojekte »Symposium« und »Schulungen« der Startschuss für die Umsetzung des Weddinger Modells gegeben werden. Beide Arbeitsgruppen hatten den Auftrag, ihre Veranstaltungen möglichst »werbewirksam« zu gestalten. Sie sollten zum einen informieren, neugierig machen, zur Diskussion anregen und »Pro Weddinger Modell«-Impulse setzen. Unserer Meinung nach war das Gelingen beider Veranstaltungen essenziell für einen guten Start.

Auftaktsymposium: Die Planung und Umsetzung des Auftaktsymposiums »Patientenzentriertes Arbeiten – Zufriedenheit und Resilienz im Trialog« war ein wichtiges Teilprojekt des Gesamtprojekts »Implementierung des Weddinger Modells«. Wichtig deshalb, weil der Umsetzungsprozess durch eine informative und impulsgebende Veranstaltung mit themenbezogenen Vorträgen und Diskussionen öffentlichkeitswirksam eingeleitet werden sollte. Im Fokus standen neben den Mitarbeitenden auch die Vernetzungspartner aus den komplementären Bereichen sowie Angehörige und im Besonderen auch Betroffene, um für das Konzept zu interessieren und zu begeistern. Somit mussten die Vortragsthemen, die Wahl der Referentinnen, die Zusammensetzung der Teilnehmenden und somit die Dramaturgie des Ablaufs inhaltlich und strukturell diesem Ziel entsprechen (s. Abbildung 23, S. 236).

Grundlagenseminare: Eine besonders wichtige Bedeutung hatte die Gestaltung der interprofessionell ausgerichteten Grundlagenseminare. Die vorherige

ABBILDUNG 23 Gestaltungsgrundsätze des Symposiums

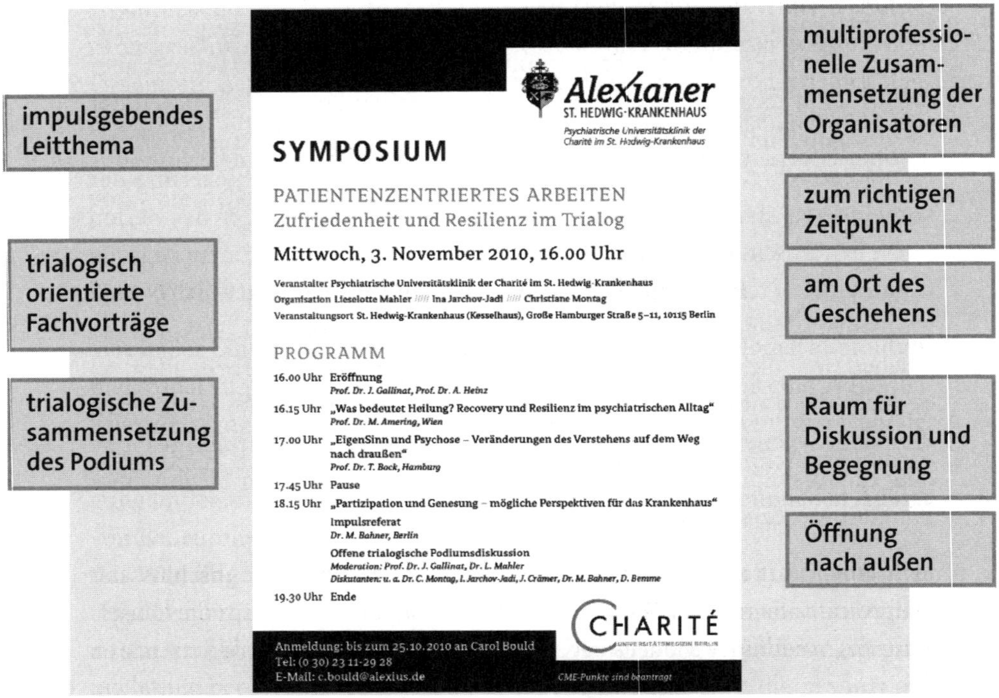

Bezeichnung »Schulung« war deshalb nicht haltbar, weil sie mit mangelndem Fachwissen assoziiert wurde. Der Begriff »Seminar« schien hier geeigneter. Damit sollte verdeutlicht werden, dass die Veranstaltungen auf Interaktion, also auf einen (Experten-)Austausch, und nicht auf Belehrung setzen. Die Referenten der Seminare rekrutierten wir ausnahmslos berufsgruppenübergreifend aus der Steuerungsrunde und den Teil-Arbeitsgruppen (s. Abbildung 24). x

Mitarbeiterseminare als Mittel zur Integration und Motivation

Die Gestaltung der Seminare (Schulungen) ermöglicht es, den Charakter des Projekts bereits im Kleinen zu vermitteln. Handelt es sich beispielsweise um ein Projekt, welches auf interprofessionelle Zusammenarbeit setzt, sollten auch die Seminare dementsprechend gestaltet werden. Ziel ist es, (möglichst sensibel) einen einheitlichen Wissensstand zu schaffen, die Beweggründe für die Etablierung pointiert darzustellen und theoretisch sowie praktisch die

ABBILDUNG 24 Grundlagenseminar Weddinger Modell

Theoretische Grundlagen

Einführungsblock 9:00 – 10:00 Uhr (40 Pers.)

Einleitung
Beweggründe zur Etablierung des »Weddinger Modells« L. Mahler
20 Min.

Chronifizierung und psychiatrische Behandlung
C. Montag
20 Min.

Theoretische Grundlagen: Vorstellung psychiatrischer Konzepte
I. Jarchov-Jadi
20 Min.

15 Min. Pause

Erklärung des Modells

10:15 – 11:45 Uhr

»Das Weddinger Modell« und seine Umsetzung im klinischen Alltag
L. Mahler / I. Jarchov-Jadi / C. Montag / A. Gervink
Information, Diskussion, Umsetzungsplanung

11:45–12:30 Uhr Mittagspause

Praktische Übungen

12:30 – 14:30 Uhr Workshop (13 Pers.)	12:30 – 14:30 Uhr Workshop (13 Pers.)	12:30 – 14:30 Uhr Workshop (– 14 Pers.)
Die patienten-orientierte Therapie-planung in der praktischen Umsetzung	**Die patienten-orientierte Therapie-planung in der praktischen Umsetzung**	**Die patienten-orientierte Therapie-planung in der praktischen Umsetzung**

14:45–15:00 Uhr Pause

Abschluss-diskussion

15:00–16:00 Uhr (40 Pers.)

Abschlussdiskussion
Moderation

Umsetzung zu vermitteln. Viel Raum für Diskussion, vor allem am Ende der Veranstaltung, ist ein wichtiger Bestandteil. Neben der Beantwortung von offenen Fragen sollte es vor allem auch ausreichend Zeit für kritische Auseinandersetzung geben. Hierin besteht eine gute Möglichkeit, die Verteilung von Akzeptanz und Widerstand sowohl inhaltlich als auch in der Ausprägung zu erfassen und einzuschätzen. Um eine ganze Organisation (z. B. Klinik) »auf Linie« bringen zu können, sollten möglichst alle Mitarbeitenden, aus allen Bereichen, Berufsgruppen und Hierarchieebenen in einer ausgewogenen Durchmischung, an einem der Grundlagenseminare (Schulungen) teilgenommen haben (s. Tabelle 8).

TABELLE 8 Grundlagenseminare: prozentuale Teilnahme der Mitarbeitenden

Berufsgruppen	**Potenzielle Gesamtzahl PUK SHK**	**Teilgenommen PUK SHK**	**%**	**Abteilung Tiergarten**	**Teilnehmende insgesamt**
Chefarzt/-ärztin	1	1	100 %		1
Oberärzte/-ärztinnen	6	6	100 %	1	7
Assistenzärzte/-ärztinnen	23	20	87 %	2	22
PDL	2	1	100 %	1	2
Pflege	83	77	93,4 %	10	87
Leitender Psychologe/L. Psychologin	1	1	100 %	1	2
Psychologinnen	7	6	85,7 %	2	9
Psychologinnen in Ausbildung	20	8	40 %		8
Leitung therapeutische Dienste	1	1	100 %		1
Sozialarbeit	9	9	100 %	2	9
Ergo- und Kunsttherapie	11	11	100 %		11
Physio- und Sporttherapie	2	2	100 %		2
Musiktherapie	1	1	100 %		1
Arzthelferinnen / Sekretärinnen	6	4	66,7 %		4
Mitarbeitervertretung				1	1
Seelsorge	2	2	100 %	2	2
Krankenpflegeschule				2	2
	175	157	89,7 %	17	174

PUK SHK: Psychiatrische Universitätsklinik der Charité im St. Hedwig-Krankenhaus

BEISPIEL WEDDINGER MODELL Ausgehend von 175 Mitarbeitenden wurde die Gruppengröße auf maximal vierzig Teilnehmende pro Seminar festgelegt. Innerhalb eines Monates wurden vier ganztägige Veranstaltungen angeboten. Optional gab es im folgenden Monat noch einen zusätzlichen Termin für Mitarbeitende, die krankheits- oder urlaubsbedingt nicht teilnehmen konnten. Auf diese Weise konnten 90 % der 175 Mitarbeitenden an den Seminaren teilnehmen. Zusätzlich gab es noch 17 »Gäste« aus einer anderen Klinik, der Krankenpflegeschule und der Mitarbeitervertretung.

Am Ende jedes Seminars wurden standardisierte Evaluationsbögen der Berliner Ärztekammer ausgegeben. Der Rücklauf betrug 62 %. Der »Gesamteindruck« der Veranstaltung bekam eine Bewertung von 1,5 bei einer Bewertungsskala von 1 bis 6. Bezogen auf den »Informationsgrad«, die »klinische Relevanz« sowie den Erkenntnisgewinn sprechen die Zahlen für bereits vorhandenes Wissen. Bei »Raum für Diskussion und Erfahrungsaustausch« bestand der Wunsch nach »noch mehr Zeit« (s. Tabelle 9). ✖

TABELLE 9 Auswertung der Evaluationsbögen zu den Grundlagenseminaren Weddinger Modell

	Übersicht – Bewertung nach Schulnoten	1	2	3	4	5	6	keine Angabe	gesamt
	Technische Organisation	67	26	2	0	1	0	1	97
	Auswahl der Themen	63	27	5	0	1	0	1	97
Präsentation*	Auswahl der Referentinnen	74	19	3	0	1	0	0	97
Präsentation*	Präsentation der Vorträge	50	36	9	1	1	0	0	97
Präsentation*	Einhaltung des Zeitrahmens	67	26	1	1	2	0	0	97
Wissen*	Informationsgehalt	57	35	4	0	1	0	0	97
Wissen*	Klinische Relevanz	57	28	5	2	1	0	4	97
Wissen*	Eigener Erkenntnisgewinn	37	39	16	3	1	0	1	97
Austausch*	Möglichkeiten zur Diskussion mit den Referentinnen	59	32	3	1	1	0	1	97
Austausch*	Möglichkeiten zum Erfahrungsaustausch mit Kollegen	52	34	8	1	1	0	1	97
	Wurde in den Vorträgen die Firmen-Produktneutralität gewahrt?	87	5	0	0	0	0	5	97
	Gesamteindruck	60	20	14	1	1	0	1	97

(Evaluationsbogen der Ärztekammer Berlin)

* Aussagekräftige Abweichungen von der Bestnote

Vierte Phase: Umsetzung und Erfolgskontrolle

Aus der Projektmanagement-Perspektive ist dies das »Finale«. Jetzt werden alle vorbereiteten Maßnahmen der vorangegangenen Phasen (Idee, Entwicklung, Realisierung) umgesetzt, und das Projekt findet seinen Abschluss. Es folgt lediglich noch eine abschließende Evaluation, bei der die Ergebnisse retrospektiv ausgewertet werden. Im Changemanagement wird in dieser Phase (Erfolgskontrolle) lediglich fortgeschrieben, was in der dritten Phase (Umsetzung der Veränderung) bereits begonnen wurde, nämlich möglichst viele Mitarbeitende in den Veränderungsprozess zu integrieren, zu motivieren, weiterzubilden und neue Verhaltensweisen einzuüben. Erfolgskontrolle meint hier einen Soll-ist-Vergleich, der über den Abschluss des Projekts hinaus prozesshaft auf unbestimmte Zeit fortgesetzt werden muss. Das Ziel ist eine langfristig angelegte Erfolgssicherung und damit eine Nachhaltigkeit der Veränderung. In dieser kann es erneut zu einer Anpassung von Maßnahmen kommen, die jetzt aber über den eigentlichen Projektabschluss hinausgehen (vgl. Abbildungen 12 und 14, S. 208 und 218).

Nur »einfache Projekte« sind ohne Risiko

Vergleicht man die Projekttypen, können nach Auffassung von Kuster u. a. (2011) nur einfache Projekte ohne großes Risiko als Ganzes eingeführt werden. Bei komplexen Projekten, die schwer kalkulierbar sind, halten die Autoren eine »schlagartige« Einführung nicht für sinnvoll. Sie empfehlen ein stufenweises Vorgehen und machen den weiteren Verlauf von den ersten Erfahrungen nach der Umsetzung abhängig (vgl. S. 23).

Zwischenruf

Bei der Umsetzung des Weddinger Modells haben wir bewusst von einer stufenweisen Einführung (z. B. über Pilot-Stationen oder -bereiche) abgesehen, weil es nicht zu dem ganzheitlichen Ansatz des Konzepts passt. Die Gestaltung der Projektphasen bis hin zu den Seminaren war von Anfang an konsequent auf das ganze System ausgerichtet und versuchte bereits zu diesem Zeitpunkt eine Einbindung möglichst vieler Mitarbeitender. Eine stufenweise Einführung hätte zur Folge, dass ein durch gemeinsame Vorbereitungen begonnener Weg nicht gemeinsam fortgesetzt würde. Die Gefahr ist eine Spaltung innerhalb der Klinik, bei der sich ein Teil der Mitarbeitenden wieder in das alte System zurückzieht, während die anderen in der Entwicklung voranschreiten. Ungewollte

Konkurrenzen, Bewertungen, Frontenbildungen und somit Konflikte könnten die Folge sein und eine erfolgreiche Entwicklung des Modells eher verhindern als unterstützen. In der Außendarstellung, aber vor allem für Betroffene, Angehörige sowie für Mitarbeitende, die rotieren oder aushelfen und daher mit verschiedenen Bereichen in Kontakt kommen, wären unterschiedliche Grundhaltungen zudem verwirrend und schwer begründbar. Das stünde im Widerspruch zum Ansinnen des Weddinger Modells.

Erfahrungsvorsprung, eine »heikle« Diskrepanz zwischen Projektteam und Zielgruppe

Kuster u. a. (2011) halten diese Phase der Veränderung deshalb für »heikel«, weil es zwischen dem Projektteam und den Mitarbeitenden unbemerkt zu einer Diskrepanz im Umgang mit den Neuerungen und Veränderungen kommen kann. Das liegt daran, dass die bereits am Projekt Beteiligten über einen Erfahrungsvorsprung verfügen, weil sie sich schon länger mit den notwendigen Veränderungen auseinandersetzen. Dadurch entsteht die Gefahr, dass sie nicht mehr wahrnehmen, wie einschneidend die Veränderungen für die übrigen Beteiligten sind. Diese »Ungleichzeitigkeit der Systeme« erfordert viel Wachsamkeit und eine gute Zusammenarbeit der Führungspersonen.

BEISPIEL WEDDINGER MODELL Während die an der Entwicklung beteiligten Mitarbeitenden von Umsetzung und Machbarkeit des Weddinger Modells überzeugt waren, hatten andere Kolleginnen zum Teil erhebliche Zweifel. Aber auch innerhalb der Klinik gab es je nach Bereich unterschiedliche Ausgangssituationen und Entwicklungsgeschwindigkeiten, die eine lineare Entwicklung nicht zuließen. Der partizipative Ansatz, der bei der Prozessgestaltung nach der Implementierung bis heute beibehalten wird, ermöglicht einen konsequenten Austausch von Erfahrungen und das gemeinsame Entwickeln von Strategien sowie gegenseitige Unterstützung. Dies betrifft nicht nur die Interaktion der Mitarbeitenden untereinander, sondern geht auch über die Grenzen der Bereiche sowie der Klinik hinaus. Dadurch entsteht eine geteilte, gemeinsame Verantwortung, welche es ermöglicht, sich mit dem »großen Ganzen« zu identifizieren. Es ist der Boden für die Entwicklung einer gemeinsamen Haltung, eines Wir-Gefühls. **x**

Kein Erfolg ohne Befähigung

Eine erfolgreiche Anwendung von Konzepten in der Praxis hängt im Wesentlichen davon ab, wie gut der »Know-how-Transfer« gelingt. Das heißt, ob es gelingt, die Multiplikatoren und Mitarbeitenden ausreichend zu informieren und zu schulen (vgl. Kuster u. a. 2011, S. 23).

BEISPIEL WEDDINGER MODELL Um das Projekt erfolgreich in die alltägliche Praxis überleiten zu können, wurden neben dem Symposium und den Grundlagenseminaren *berufsgruppenübergreifende Multiplikatoren-Tandems* gebildet, welche die Stationen supervidierend begleiten sollten. Ihre Aufgabe war es, in der Startphase beobachtend an den Therapieplanungen und -besprechungen teilzunehmen und Ansprechpartnerinnen zu sein, wenn es zu Unsicherheiten bei der Umsetzung des Weddinger Modells kommen sollte. Zudem flankierten und unterstützten sie das Forschungsteam der Begleitstudie. Zu Beginn wurden diese Tandems durch Mitarbeitende der Steuerungsrunde gestellt, im folgenden Prozess kamen jedoch weitere geeignete Mitarbeitende dazu, welche in diese Aufgabe eingebunden werden konnten. Zusätzlich stellte jede Berufsgruppe Mentorinnen und Mentoren, deren Aufgabe es war, neue Mitarbeitende in das Weddinger Modell einzuweisen. Dies betraf auch Hospitanten und Praktikanten.

Der Abschluss des Projekts »Implementierung des Weddinger Modells« wurde durch das oben erwähnte Symposium eingeleitet und mit der Durchführung der Grundlagenseminare beendet. In einer letzten Sitzung der Steuerungsrunde wurde der Projektverlauf abschließend evaluiert und bewertet. Hier einige Ergebnisse:

Der Projektplan erwies sich als gut strukturiert und konnte zeitlich wie inhaltlich eingehalten werden. Allerdings waren die Zeitslots, besonders der Teilprojekte, auch wenn sie eingehalten werden konnten, zu eng bemessen.

Die interprofessionelle sowie hierarchieübergreifende Zusammensetzung der Arbeitsgruppen hat sich sehr bewährt. Bereits zu diesem frühen Zeitpunkt wurden positive Auswirkungen auf die interprofessionelle Kommunikation innerhalb der Klinik deutlich.

Das trialogisch ausgerichtete Symposium wurde von den Zielgruppen gut angenommen und erfüllte den Zweck der Impulsgabe nach innen wie nach außen vollumfänglich.

Die Grundlagenseminare hatten einen besonders positiven Effekt. Neben der Vermittlung theoretischer und praktischer Grundlagen entstanden durch die heterogene Durchmischung der Seminargruppen Kontakte und Diskussionen zwischen Bereichen, Berufsgruppen und Hierarchien, die im klinischen Alltag in dieser Form bisher nicht stattgefunden hatten. Erstaunlicherweise fanden die *Workshops* besonderen Anklang. Hier wurde die *Therapieplanungsrunde im Rollenspiel* durch die Kolleginnen und Kollegen geübt. Insbesondere die »Betroffenen« konnten sehr eindrücklich beschreiben, zu welchem Zeitpunkt sie sich mit ihren Bedürfnissen gesehen fühlten und wann sie das Gefühl hatten, dass das Team über ihre Köpfe hinweg kommunizierte und entschied. Der Lernerfolg war hier besonders groß. Der inhaltlich sehr *komprimierte theoretische Teil* am Vormittag war vor allem für die »ungeübten« Berufsgruppen herausfordernd. Damit die Konzentration aufrechterhalten werden konnte, durften die *Kurzvorträge* inhaltlich nicht überladen sein, brauchten einen praktischen Bezug und durften die Zeitvorgaben nicht überschreiten (s. auch Tabelle 9: Auswertung der Evaluationsbögen zu den Grundlagenseminaren Weddinger Modell, S. 239). Bei der abschließenden Auswertungsrunde hätten sich die meisten Mitarbeitenden mehr Zeit für Austausch und Diskussion gewünscht. Weil dieser Diskurs Auskunft über den Grad der Akzeptanz sowie über Inhalt und Ausmaß von Bedenken gibt, ist er für den weiteren Prozess bedeutend und richtungsweisend. Ergebnis: Eine definitiv ablehnende Grundhaltung konnte nur vereinzelt wahrgenommen werden. Die meisten Bedenken gab es bei der konsequenten Einbindung der Patientinnen und deren sozialem Umfeld in Entscheidungsprozesse wie etwa die Behandlungsplanung, man war aber bereit, es auszuprobieren. Somit stand der »Scharfschaltung« des Konzepts zum geplanten Zeitpunkt nichts mehr im Weg. x

Prozessbegleitung nach der Implementierung

In der Prozessbegleitung nach der Implementierung muss das bereits begonnene Prinzip von Transparenz (Information), Motivation, Beteiligung (Partizipation) und Weiterbildung fortgesetzt werden (s. Abbildung 20, S. 231). Abbildung 25 (S. 244) zeigt, welche Instrumente und Themenschwerpunkte bei der Implementierung und dem prozessualen Verlauf des Weddinger Modells erarbeitet wurden, aktuell umgesetzt werden sowie für die Zukunft geplant sind. Dabei wird deutlich, dass neben den monatlichen Evaluationsrunden (Information, Motivation und Beteiligung) vor allem der Bereich Fort- und

Weiterbildung eine zentrale Rolle spielt. Um die Effekte des Weddinger Modells auch perspektivisch abbilden zu können und transparent zu machen, haben wir uns zudem für eine wissenschaftliche Begleitung bis auf Weiteres entschieden.

ABBILDUNG 25 Zeitplan zur Implementierung und Prozessbegleitung des Weddinger Modells

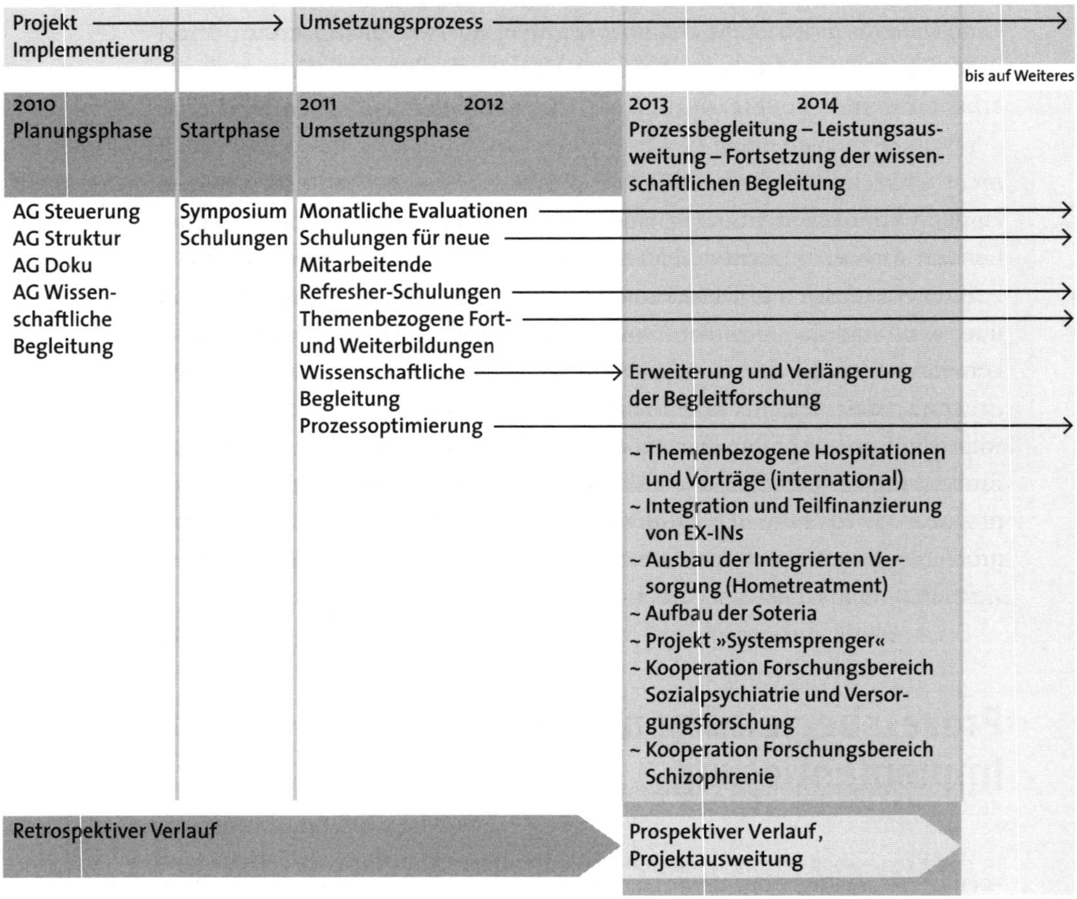

Der Stand der Dinge – Transparenz durch regelhafte Evaluation

Natürlich können regelhafte Evaluationsrunden und wissenschaftliche Evaluationen allein den Bedarf an Prozessbegleitung nicht abdecken, zumal nur eine begrenzte Anzahl der Mitarbeitenden daran teilnehmen kann. Es sind aber »Expertinnenzusammenkünfte«, welche es ermöglichen, den Prozess zu kontrollieren, Abweichungen und Erfolge festzustellen, Bedarfe zu ermitteln, notwendige Maßnahmen einzuleiten sowie den Verlauf transparent gegenüber der Organisation zu kommunizieren. Sie sind für einen erfolgreichen Prozessverlauf unverzichtbar.

BEISPIEL WEDDINGER MODELL Bei uns (Psychiatrische Universitätsklinik der Charité im St. Hedwig-Krankenhaus) wurden die Evaluationsrunden vorerst von den beiden Projektleiterinnen organisiert, moderiert und protokolliert. Die Teilnahme ist freiwillig, die Teilnehmenden können wechseln, allerdings sollten nach Möglichkeit alle Bereiche, Berufsgruppen sowie Hierarchien vertreten sein. Eine gute Protokollführung ist unabdinglich, weil auf deren Grundlage die prozessuale Entwicklung verfolgt, bewertet und Themen fokussiert werden können, welche besonderer Aufmerksamkeit bedürfen. Eine Auswertung von 27 Evaluationsprotokollen, die über einen Zeitraum von vier Jahren verfasst und unter dem Aspekt der interprofessionellen Zusammenarbeit ausgewertet wurden, zeigte, dass mit einer Ausnahme immer mindestens drei Berufsgruppen vertreten waren und in den Berufsgruppen Ärzteschaft und Pflege zudem immer mindestens zwei Hierarchien. Auch hat die Anzahl der Teilnehmenden trotz Freiwilligkeit im Verlauf der Jahre nicht abgenommen. Das lässt den Schluss zu, dass das Weddinger Modell von den Professionen gleichermaßen angenommen wird, der interprofessionelle Austausch gesucht wird und das Interesse nicht schwindet. Die Ergebnisse der Evaluationsrunden werden zum einen durch die Protokolle, aber auch von den jeweiligen Verantwortlichen in die verschiedenen Foren getragen und dort zur Diskussion gestellt. Die Ergebnisse kehren in die Evaluationsrunde zurück und führen gegebenenfalls zu neuen *Teilprojekten,* diesmal innerhalb des *prozessualen Verlaufs der Umsetzung und Weiterentwicklung.* **x**

Fort- und Weiterbildung als fester Bestandteil von Wissenstransfer und Qualitätssicherung

Eine ebenso wichtige Rolle bei der Begleitung von Veränderungsprozessen spielt das Thema Fort- und Weiterbildung. Modifizierte Themenangebote sowie Grundlagenseminare für neue Mitarbeitende und Refresherangebote für »Erfahrene« sind sehr zu empfehlen.

BEISPIEL WEDDINGER MODELL Durch die Umsetzung des Weddinger Modells werden die einzelnen Berufsgruppen in ihrer Expertise ernst genommen und dadurch vermehrt gefordert. Daraus erwächst, so unsere Erfahrung, der Wunsch nach mehr und vor allem spezifischer Fort- und Weiterbildung. Es braucht also ein Angebot, welches dem Bedarf entspricht.
Unsere Fort- und Weiterbildungsangebote wurden sowohl in Form von interprofessionell ausgerichteten internen Klinik-Fortbildungen als auch in unserem Institut für Fort- und Weiterbildung themenbezogen modifiziert. Ganz wesentlich und nicht verzichtbar ist das Angebot regelmäßiger Basisseminare für neue Mitarbeitende sowie Mitarbeitende, welche dieses als »Refreshing« nutzen wollen. Auch die regelhafte Veranstaltung von Symposien zu bestimmten Themen, wie z. B. »Teilhabe«, ist ein guter Weg, um zum einen im Austausch mit dem Außen zu bleiben und zum anderen um haltungsbildend, nach innen wirkend gewisse Themen zu vertiefen. x

Ein Konzept beginnt zu wirken

Nach fünf Monaten

Die Implementierung der neuen Strukturen und inhaltlichen Verbindlichkeiten bringt unweigerlich Bewegung in das »System«. Bereits fünf Monate nach Einführung des Weddinger Modells konnten in der Psychiatrischen Universitätsklinik der Charité im St. Hedwig-Krankenhaus folgende Effekte beobachtet werden:

- eine deutliche verbesserte Kommunikation zwischen den Berufsgruppen;
- Patienten und Angehörige reagieren auf die Veränderungen zum Teil erstaunt, aber durchweg positiv;
- die Bereitschaft aller Berufsgruppen, die eigene Arbeit kritisch zu reflektieren und zu diskutieren, nimmt deutlich zu;

- es werden vermehrt supervidierende Interventionen eingefordert;
- die Ausbildungssituation der Psychologinnen in Ausbildung hat sich durch die Zuordnung zu den MBTs deutlich verbessert;
- gezieltere Fortbildungswünsche zur Verbesserung der eigenen Professionalität sind generell, aber vor allem in der Berufsgruppe der Pflege zu verzeichnen;
- positive Rückmeldungen aus dem komplementären Bereich (wohlwollende Kommunikation, Kooperationsbereitschaft, Aufgeschlossenheit).

Nach 14 Monaten

Eine weitere größere Auswertung der Evaluationsprotokolle fand 14 Monate nach Umsetzung statt (s. Abbildung 26). Anhand des Balkendiagramms wird deutlich, dass die strukturelle Umsetzung des Weddinger Modells zu Beginn der Evaluationsrunden den meisten Raum einnahm, dann aber nach drei Monaten kaum noch Thema war. Stattdessen traten inhaltliche Themen in den Vordergrund. Hier ging es vorrangig um den Wunsch nach »Befähigung« durch gezielte Fortbildungen. Sechs Monate nach Einführung des Weddinger Modells kam es zu einer plötzlichen Verschlechterung der Stimmung innerhalb der Teams. Der Grund war eine saisonale Verschlechterung der Rahmenbedingungen (Überbelegung, Krankheitswelle und viele schwerkranke Patientinnen und Patienten).

ABBILDUNG 26 Auswertung der Evaluationsrunden nach Einführung des Weddinger Modells

STRUKTURELLE UMSETZUNG

Dez. 10	Jan. 11	März 11	April 11	Juni 11	Aug. 11	Sept. 11	Okt. 11	Dez. 11	Jan. 12	Feb. 12
Umstrukturierung			Implementierung ist vollzogen							

INHALTLICHE QUALITÄT IN BEZUG AUF DIE TEAMS

Dez. 10	Jan. 11	März 11	April 11	Juni 11	Aug. 11	Sept. 11	Okt. 11	Dez. 11	Jan. 12	Feb. 12
wird noch zurückgestellt			Schwerpunktthema: Professionalisierung durch Fortbildung							

ÄUSSERE RAHMENBEDINGUNGEN

Dez. 10	Jan. 11	März 11	April 11	Juni 11	Aug. 11	Sept. 11	Okt. 11	Dez. 11	Jan. 12	Feb. 12
stehen nicht im Fokus						sind dominant				

STIMMUNG IN DEN TEAMS

Dez. 10	Jan. 11	März 11	April 11	Juni 11	Aug. 11	Sept. 11	Okt. 11	Dez. 11	Jan. 12	Feb. 12
Anpassungsprozess läuft mit wenig Widerstand						Probleme unterschiedlicher Genese				

Bemerkenswert ist, dass trotz der angespannten Situation die Umsetzung nicht infrage gestellt wurde. Die strukturellen Veränderungen erwiesen sich als zeitsparend. Dies ergab sich aus dem Verzicht auf die Vor- und Nachbesprechung der Patienten in den Visiten und aus der Möglichkeit, Visiten durch die Aufteilung in MBTs parallellaufen zu lassen. Aufgrund der konsequent interprofessionell ausgerichteten Struktur kam es bereits zu diesem Zeitpunkt zu weniger Absprachefehlern und aufgrund dessen zu weniger Konflikten. Nach 14-monatiger Laufzeit konnten wir folgende Aussagen machen:

- Die Implementierung hat stattgefunden, die Klinik identifiziert und orientiert sich in ihrem Selbstverständnis zunehmend an dem Leitbild und den Leitlinien des Weddinger Modells.
- Die Evaluationsrunden haben den Charakter einer regelmäßigen kritischen, qualitätsprüfenden Reflexion der gesamten Klinik.
- Ressourcen sowie Mängel in der klinischen Arbeit werden transparenter und ermöglichen gezielte Interventionen. Dabei bedarf es der Entwicklung und Pflege einer konstruktiven Fehler- und Streitkultur.
- Die umgesetzten strukturellen Veränderungen helfen dabei, den Fokus auf die Patientin und ihr soziales Umfeld zu richten, und begünstigen dadurch die Verbesserung der inhaltlichen Arbeit.

Nach 13 Jahren

Mit der Implementierung des Weddinger Modells setzen wir in der Psychiatrischen Universitätsklinik der Charité nunmehr seit 13 Jahren ein sozial wie inhaltlich anspruchsvolles (Haltungs-)Konzept um. Fasst man die Erfahrungen in dieser Klinik bis heute zusammen, so hat dieses Konzept, welches im Sinne von Recovery Individualität, Subjektivität und Authentizität gewährleisten soll, erhebliche Auswirkungen auf die Strukturen und die gelebte (professionelle) Haltung. Eine Vielzahl von kleinen bis großen Veränderungen, Anpassungen und Projekten, bereichsspezifisch oder die ganze Klinik betreffend, bezogen auf Milieugestaltung, Baumaßnahmen, Behandlungsangebote, Forschungsinhalte usw., setzt den damals begonnenen Prozess bis heute fort. Die Grundsätze des Weddinger Modells sind dabei mehr denn je richtungsbestimmend. Hier ein paar Beispiele:

Interprofessionalität: Die stringente interprofessionelle Ausrichtung hat es nun bis in die Führungsebene geschafft. Mittlerweile gibt es interprofessionelle Führungsteams in allen Hierarchienebenen. Patientinnenorientiert und mit hoher Effizienz kommt so die Expertise aller Berufsgruppen vollumfänglich zum Tragen. Im Gesamtsystem der Klinik erfahren sie dadurch eine Angleichung, wodurch die Hierarchien deutlich flacher geworden sind. Die Veränderung der Wertigkeit spiegelt sich auch in der Erhöhung von Stellenanteilen besonders bei den Therapeutischen Diensten (Ergo-, Musik-, Sport-, Kunsttherapie, Sozialarbeit u. a.) und der Psychologie wider. Unverzichtbar, gerade auf den akuten Allgemeinpsychiatrischen Stationen, ist seit zehn Jahren eine »neue Profession«, nämlich die der Peers oder Genesungsbegleiterinnen. In den drei davor liegenden Jahren der Umsetzung des Weddinger Modells hatte sich die Haltung der Mitarbeitenden bereits so verändert, dass die Inklusion dieser »Berufsgruppe« in die therapeutischen Teams nahezu problemlos verlief. Heute sind sie im klinischen Alltag nicht mehr wegzudenken.

Patientenorientierung: Der konsequent patientenorientierte, trialogisch ausgerichtete interprofessionelle Ansatz hatte vor allem erhebliche Auswirkungen auf die traditionsgeprägten Strukturen sowie Haltungen. So gab zu Beginn erhebliche Vorbehalte in Bezug auf die grundsätzliche Transparenz und Einbeziehung der Patientinnen bei allen Entscheidungen oder auch Angelegenheiten, welche sie betreffen (z. B. keine »Vor-« oder »Nachbesprechung« von Visiten oder Einladung auch sehr »akuter« Patientinnen in die Behandlungsplanung). Es ist zu einer deutlicheren Individualisierung des Behandlungsangebots gekommen, welches über die Grenzen der Klinik hinaus bis in den privaten Lebensraum der Patientinnen reichen kann (z. B. bei dem Angebot der klinischen Zuhause-Behandlung). Die Milieugestaltung innerhalb der Klinik, gestalterisch wie inhaltlich (z. B. Soteria oder Soteria-Elemente auf den Stationen), vor allem aber auch der Umgang mit Zwang sind weitere Themenblöcke, welche viele Projekte angeschoben haben.

Mit dem Einstieg in die Umsetzung des Weddinger Modells hat sich die Klinik in einen Prozess, einen Kreislauf von sich gegenseitig befruchtender Veränderung von Struktur und Haltung begeben, der dieser Klinik zu einem sehr guten Ruf sowohl bei Patienten als auch bei den Mitarbeitenden verholfen hat. Allerdings gefällt nicht jedem dieser Ansatz, und so wirkt diese Richtungsentscheidung wie ein »Haltungsfilter«, der manche aus diesem Grund kommen und andere gehen lässt.

Zusammenfassung

Bei umfangreichen, multidimensionalen Projekten wie dem Weddinger Modell können wir Implementierungsstrategien nicht ohne Weiteres von einer Institution auf eine andere übertragen. Sie müssen an die Realitäten und Besonderheiten der jeweiligen Einrichtungen angepasst werden. Das gilt sowohl für die Einführung des ganzen Konzepts als auch für die Implementierung einzelner Elemente. Das Ausmaß sowie die Qualität der Veränderung entscheiden letztendlich über den Projektcharakter, also darüber, ob wir es mit einem »einfachen« oder einem »umfangreichen« Projekt (Changeprojekt) zu tun haben. Ist- und Machbarkeitsanalysen ermöglichen eine Einschätzung und bilden die Grundlage für einen individualisierten Ansatz, welcher in Form eines »Kontingenzmodells« die passenden Implementierungsinstrumente zur Verfügung stellt.

Weil Institutionen mit ihren jeweiligen Ausrichtungen wie Haltungsfilter wirken, nehmen konzeptionelle Richtungsbestimmung immer auch Einfluss auf die vorherrschende (professionelle) Haltung. Das Weddinger Modell ist demnach eine solche Entscheidung. Aus der Praxis heraus entwickelt und auf sozialpsychiatrischen Grundsätzen aufbauend, verknüpft es bestehende Theorieansätze und führt Bewährtes zusammen. Deshalb kann davon ausgegangen werden, dass implementierwillige sozialpsychiatrisch orientierte Einrichtungen über bereits vorhandenes (Erfahrungs-)Wissen verfügen. *Umfang* und *Umsetzungsgrad* können dabei allerdings stark variieren und entscheiden über das Ausmaß der Veränderung, der damit einhergehenden Dynamik und die Herangehensweise.

Neben der Anpassung von Strukturen will das Weddinger Modell vor allem Einfluss auf die (professionelle) Haltung nehmen. Weil sich Haltungen im Gegensatz zu Strukturen nur prozessual verändern lassen, muss, analog zu einer Projektkonzeption bei Qualitätsmanagementsystemen, welche ebenfalls ein »lernendes System« brauchen, ein anhaltender »Rückkopplungs- und Lernprozess« installiert werden. Damit wird innerhalb des Projekts »Implementierung«, welches zeitlich begrenzt ist, ein anschließender Veränderungsprozess vorbereitet, welcher weiter begleitet werden muss. Das bedeutet für die Projektverantwortlichen die Bereitstellung von Ressourcen auch nach der Beendigung des definierten Projekts.

Eine maßgebliche Rolle im Zusammenhang mit Erfolg und Misserfolg von Veränderung spielt der »Faktor Mensch«. Weil Mitarbeitende Veränderungen in der Regel eher skeptisch gegenüberstehen, müssen Ängste sowie daraus

resultierende Widerstände ernst genommen werden. Eine partizipativ ausgerichtete, individualisierte sowie »systemsensible« Vorgehensweise ermöglicht es in den meisten Fällen, Ängsten und daraus resultierenden Widerständen konstruktiv zu begegnen. Manche allerdings, insbesondere »politisch motivierte« Widerstände, brauchen eine einheitliche wie deutliche Positionierung der oberen Führungsebene.
Bei großen Veränderungsprojekten mit vielen Mitarbeitenden und unterschiedlichen Berufsgruppen können nicht alle auf dem direkten Weg in die Planung der Veränderungsprozesse mit einbezogen werden. Partizipationsstrukturen, welche repräsentativ die Mitarbeiterzusammensetzung und die Hierarchien widerspiegeln und dem Both-Directions-Ansatz folgen, ermöglichen dennoch eine relativ umfangreiche direkte wie indirekte Teilhabe und Teilnahme. Weil umfangreiche Projekte schrittweise geplant werden müssen und mit Teilzielen arbeiten, entstehen häufig Teilprojekte, welche die Integration weiterer Mitarbeitender in den Gestaltungsprozess ermöglichen.

Einfach anfangen

Aus der Perspektive des Changemanagements beginnt der Veränderungsprozess bereits mit dem Start eines Projekts. Das wird so gesehen, weil die indirekte sowie direkte Beteiligung der Mitarbeitenden, sei es durch die kontinuierliche Transparenz bezüglich der Projektentwicklung, themenbezogene Fortbildungen, die Mitarbeit in den Teil-Arbeitsgruppen oder die Ausbildung der späteren Multiplikatoren bereits den Beginn eines Wandlungsprozesses darstellt. Die Gestaltung von interprofessionell ausgerichteten Grundlagenseminaren ermöglicht es, den Charakter des Weddinger Modells bereits im Kleinen zu vermitteln und eine gemeinsame (Wissens-)Grundlage für alle Mitarbeitenden zu schaffen. Sie schließen die Projektphase ab und leiten einen anhaltenden Veränderungs- sowie Weiterentwicklungsprozess ein, bei dem durch eine vorerst konsequente Veränderung der Strukturen ein Prozess wechselseitiger Einflussnahme von Struktur auf Haltung und umgekehrt begonnen wird. Ab diesem Zeitpunkt müssen Strukturen zur Verfügung stehen und Verantwortliche benannt sein, welche den anschließenden Weg konsequent evaluieren und weiterverfolgen.
Häufig glauben Mitarbeitende, dass sie nicht die richtige Haltung in ihren Reihen haben, um so etwas wie das Weddinger Modell umzusetzen. Das wäre tatsächlich dann so, wenn eine Klinik in ihrer Geschichte nichts mit Sozialpsychiatrie zu tun hat. In der Regel aber gibt es viele Mitarbeitende, die im Laufe

ihres Berufslebens wertvolle Erfahrungen gesammelt haben und auf die bei der Implementierung des Weddinger Modells zurückgegriffen werden kann. Weil *Haltung* schwer fassbar ist, kann sie nicht einfach verändert werden. Sie reagiert aber auf Rahmenbedingungen. Deshalb muss der Einstieg in den Veränderungsprozess über die Veränderung von Strukturen erfolgen. Ziel muss es deshalb sein, über diesen Weg eine wechselseitige Einflussnahme von Struktur und Haltung zu ermöglichen.

Auf der Grundlage der bisher gemachten Erfahrungen möchten wir Mut machen, sich auf das Wagnis »Weddinger Modell« einzulassen. Nach nunmehr 13 Jahren Erfahrung in der Psychiatrischen Universitätsklinik der Charité im St. Hedwig-Krankenhaus wissen wir, dass die Umsetzung dieses Konzepts tatsächlich möglich ist. Wir dürfen erleben, wie die Idee in der Realität Bestätigung findet und ihre Wirkung entfaltet. Die Grundprinzipien des Weddinger Modells sind im klinischen Alltag selbstverständlich geworden, überall gegenwärtig und haben die Klinik in ein gutes Fahrwasser gebracht. Seitdem befindet sie sich in einem ständigen Wandel, passt in manchen Punkten ihren Stil an, verliert aber nicht ihre Grundsätze.

Durchhaltevermögen und vor allem die Fähigkeit, das eigentliche Ziel nicht aus den Augen zu verlieren, Transparenz, Partizipation und Teilhabe – dies sind die Schlüssel, um auch in schwierigen Zeiten zu einer konstruktiven Lösung zu finden. Auf diesem Weg können Verantwortung geteilt, vorhandene Fähigkeiten genutzt sowie Entscheidungen gemeinsam getroffen werden.

Ergebnisse der wissenschaftlichen Begleitstudien

Christiane Montag

Auswirkungen auf die Behandlungsqualität 2010 – 2011

Die Einführung des Weddinger Modells in unserer Klinik sollte von Beginn an wissenschaftlich begleitet und evaluiert werden. Dabei ließen wir uns von verschiedenen grundsätzlichen Erwägungen leiten:

Trialogische Grundhaltung: Die angestrebte trialogische Grundhaltung sollte sich auch in der Evaluation von Qualität und Wirksamkeit des Weddinger Modells widerspiegeln. Die Hauptzielgrößen sollten daher sowohl aus der Perspektive der Patientinnen und Patienten als auch aus der der Angehörigen und der Behandelnden beurteilt werden.

Zeitpunkt und Dauer der Untersuchung: Allen Beteiligten war klar, dass durchgreifende konzeptuelle Änderungen nicht zu kurzfristig messbaren Erfolgen führen, sondern Zeit zur Fortentwicklung und Reifung benötigen. Demgegenüber war es unser Wunsch, die Veränderungen in der Klinik engmaschig zu begleiten und gegebenenfalls auch negative Auswirkungen frühzeitig zu erkennen. Gleichzeitig musste schnellstmöglich mit der Untersuchung des »Ist-Zustands« begonnen werden, da die breite Diskussion über die Inhalte des Weddinger Modells bereits vor dessen Einführung zu einer beginnenden Haltungsänderung bei einem Teil des Personals geführt hatte.

Kontrolliertes Design: Therapeutische Fortschritte und das allgemeine Bestreben nach höherer Bedürfnisorientierung und Flexibilität in der psychiatrischen Behandlung, eine veränderte Rechtsprechung und die anstehende Reform des Entgeltsystems bedingten zum Zeitpunkt der Implementierung des Weddinger Modells eine hohe Dynamik der psychiatrischen Versorgungslandschaft. Daher erschien auch im Rahmen einer naturalistischen Studie eine reine Prä-post-Untersuchung als nicht ausreichend, um vermutete spezifische

Effekte des Weddinger Modells abzuschätzen. Die ursprüngliche Überlegung, das Konzept asynchron auf verschiedenen Stationen unseres Hauses einzuführen und die Behandlung im Rahmen des Weddinger Modells mit der Standardbehandlung zu vergleichen, stieß schnell auf breiten Widerspruch, da das Bedürfnis nach einer Modernisierung der Behandlungsstrategie bei allen Teams sehr hoch war und diesbezügliche Haltungsänderungen nicht mehr aufhaltbar erschienen. Wir beschlossen daher, den Nachteil einer geringeren Homogenität von Patientenklientel, bezirklicher Sozialstruktur und allgemeinen Behandlungsfaktoren in Kauf zu nehmen und auf Vergleichskrankenhäuser in anderen Berliner Bezirken zurückzugreifen. Auf eine Randomisierung musste unter diesen Bedingungen ebenfalls verzichtet werden.

Die Evaluation wurde daher als naturalistische, quasi-experimentelle Studie im Parallelgruppendesign in drei Berliner Krankenhäusern (Psychiatrische Universitätsklinik der Charité im St. Hedwig-Krankenhaus, St. Josef-Krankenhaus Weißensee, Krankenhaus Hedwigshöhe) durchgeführt. Im Verlauf zweier einmonatiger Erhebungsphasen im Herbst 2010 und 2011 sollten alle im jeweiligen Zeitraum entlassenen Patientinnen und Patienten, die der Erhebung zustimmten, befragt werden. (s. Abbildung 27).

Das Studienziel umfasste mehrere grundsätzliche Fragestellungen:

- Führt die konsequente Umsetzung eines patientenzentrierten Behandlungsansatzes zu Veränderungen von Behandlungszufriedenheit, subjektivem Behandlungserfolg und therapeutischer Beziehung?
- Verändern sich Indikatoren für Resilienz und Selbstwirksamkeitserwartung in der Patientenstichprobe?
- Wirkt sich die Einführung des Weddinger Modells auf die Mitarbeiterzufriedenheit aus?

Im Folgenden werden die Ergebnisse der Befragung vorgestellt.

Teilnehmende

In den Erhebungszeiträumen 2010 und 2011 konnten im eigenen Haus und in den Vergleichskrankenhäusern insgesamt 371 Patientinnen und Patienten und 66 Angehörige untersucht werden (s. Tabelle 10).

Die Befragung von Patienten, Angehörigen und Mitarbeitenden wurde zu beiden Erhebungszeiten von denselben Doktorandinnen und Doktoranden vorgenommen (Elz 2015; Geiling 2015; Jacob 2021; Jeschke 2015; Paschke 2022). Möglichst alle Patienten, deren Entlassungszeitpunkt im Erhebungszeitraum

ABBILDUNG 27 Ablaufschema der Evaluation des Weddinger Modells 2010–2011

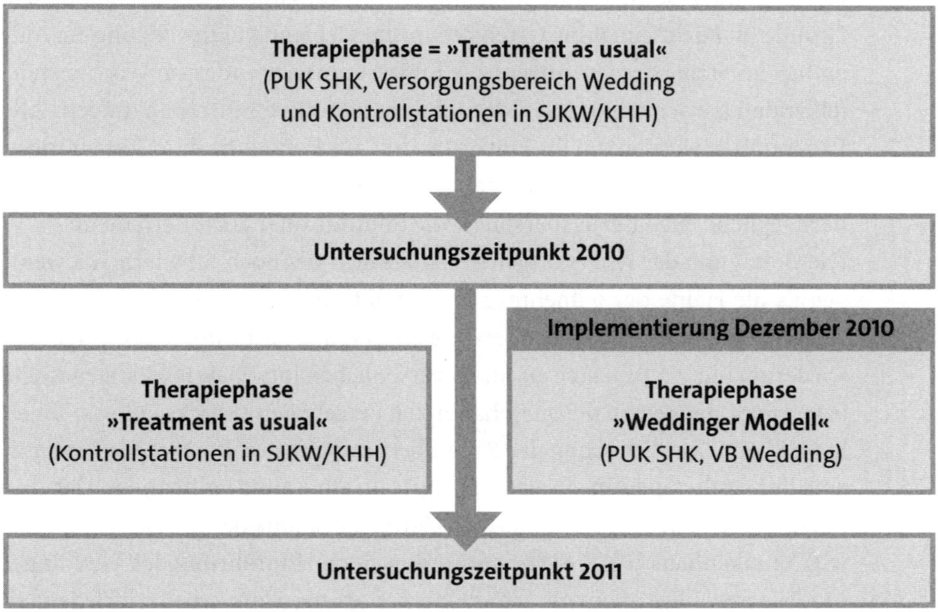

PUK SHK: Psychiatrische Universitätsklinik der Charité im St. Hedwig-Krankenhaus
SJKW: St. Joseph-Krankenhaus Weißensee
KHH: Krankenhaus Hedwigshöhe
VB Wedding: Versorgungsbereich Wedding

TABELLE 10 Teilnahme von Patienten, Angehörigen und Personal an der Evaluation des Weddinger Modells 2010–2011

	2010		2011	
	PUK SHK n (%)	Kontrollen n (%)	PUK SHK n (%)	Kontrollen n (%)
Entlassungen im Erhebungszeitraum	320	213	464	172
Einverstanden mit Befragung (% Entlassungen)	96 (30 %)	80 (37,5 %)	109 (23,4 %)	86 (50 %)
Befragung erfolgreich (WPAZ-Patienten)	90 (93,8 %)	75 (93,8 %)	102 (93,6 %)	83 (96,5 %)
Einverstanden mit Befragung Angehöriger	47 (48,9 %)	28 (35,0 %)	34 (31,2 %)	38 (44,2 %)
Kontaktaufnahme zu Angehörigen gelungen	41	5	34	33
Angehörigenbefragung erfolgreich (WPAZ-Angehörige)	19 (19,8 %)	5 (6,25 %)	23 (21,1 %)	19 (22,1 %)
Personalrating erfolgreich (WPAZ-Personal)	85	67	62	81
Teilnahme Befragung zur Mitarbeiterzufriedenheit	65	14	62	31

PUK SHK: Psychiatrische Universitätsklinik der Charité im St. Hedwig-Krankenhaus
WPAZ: Weddinger Patientenzufriedenheitsbogen, s. dazu unten unter »Ergebnisse«, S. 257

lag, wurden gescreent. Zwischen 23 und 50 % der gescreenten Patientinnen und Patienten nahmen nach informierter Einwilligung an der Befragung teil. Gründe für Nichtteilnahme waren neben einer fehlenden Einwilligung ein Aufenthalt unter 24 Stunden, ungeplante Entlassung nachts oder am Wochenende, fehlende Deutschkenntnisse oder schwere kognitive Einschränkungen. Alle Patientinnen wurden um ihr Einverständnis zur Befragung ihrer Angehörigen gebeten. Als Angehörige galten dabei nicht nur Verwandte oder Partner, sondern jegliche enge Bezugspersonen wie Freunde oder auch Betreuende.
Die Befragung der Angehörigen gestaltete sich dennoch schwierig, da weniger als die Hälfte der teilnehmenden Patientinnen und Patienten überhaupt Angehörige angeben konnte oder deren Befragung zustimmte und von diesen wiederum nur ein Bruchteil an einem persönlichen Interview teilnehmen wollte bzw. mindestens einen der ausgehändigten Fragebögen zurücksandte (s. Tabelle 10, S. 255). Zur Erfassung der Behandlerperspektive sollte für jede Patientin eine Bezugstherapeutin aus dem Bezugsteam am Rating teilnehmen. Darüber hinaus wurden in der Psychiatrischen Universitätsklinik der Charité im St. Hedwig-Krankenhaus (PUK SHK) vor und nach der Einführung des Weddinger Modells freiwillige anonyme Mitarbeiterbefragungen zur Arbeitszufriedenheit und subjektiven Belastung des stationären Personals durchgeführt.
Haupt- und Nebendiagnosen der Teilnehmenden wurden gemäß ICD-10 von den behandelnden Ärztinnen und Ärzten erfasst. Aus heuristischen Gründen wurden die Hauptdiagnosen in klinisch drei relevante Gruppen (1. Suchterkrankungen; 2. schizophrene und bipolar-affektive Psychosen; 3. unipolar-affektive, neurotische, Belastungs- und somatoforme Störungen) und eine Restkategorie aufgeteilt (s. Abbildung 28). Die Verteilung der teilnehmenden Patientinnen und Patienten auf diese Diagnosegruppen unterschied sich beträchtlich zwischen den Häusern, wobei der relative Anteil von Patienten mit Abhängigkeitserkrankungen in der PUK SHK und der von Patienten mit unipolar-affektiven, neurotischen, Belastungs- und somatoformen Störungen in den Vergleichshäusern höher war. Keine Unterschiede zeigten sich hingegen im Bereich der psychotischen Störungen.
Im Vergleich demografischer Daten aus den verschiedenen Häusern fällt der deutlich höhere Anteil von Patientinnen und Patienten mit eigener oder elterlicher Migrationserfahrung in der PUK SHK auf, ferner zeigt die Stichprobe der Erhebung 2010 Unterschiede in Ausbildungsjahren und beruflicher Bildung zugunsten der Kontrollhäuser. Darüber hinaus befanden sich die Teilnehmenden aus der PUK SHK seltener auf freiwilliger Basis in Behandlung und zeigten einen höheren Erkrankungsschweregrad (s. Tabelle 11, S. 258).

ABBILDUNG 28 Evaluation des Weddinger Modells 2010–2011: Fallzahlen nach Diagnosegruppen

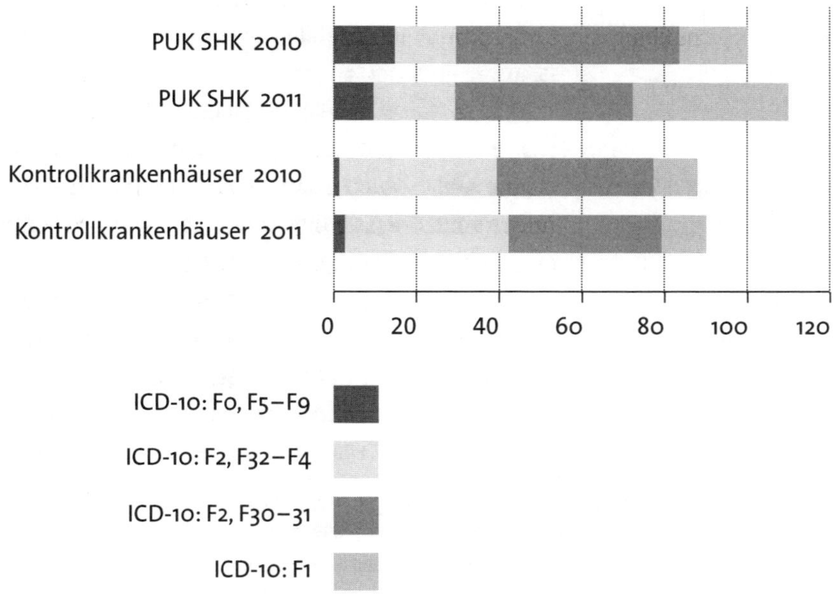

PUK SHK: Psychiatrische Universitätsklinik der Charité im St. Hedwig-Krankenhaus

Ergebnisse

Zufriedenheit mit der stationären Behandlung: Der Weddinger Patientenzufriedenheitsbogen (WPAZ) wurde in drei Versionen (für Patientinnen: WPAZ-P; für Angehörige: WPAZ-A; für Therapeutinnen: WPAZ-Personal) mit je 25 Items entwickelt (s. Erhebungsbögen, Downloadmaterial). Der WPAZ wurde insgesamt 351-mal durch Patienten, 66-mal durch Angehörige und 296-mal durch Therapeuten ausgefüllt. Durch explorative Faktorenanalyse wurden fünf Faktoren extrahiert:

- WPAZ-P-P: Partizipation und konkrete Hilfestellung im Alltag (6 Items),
- WPAZ-P-S: Stationsatmosphäre (3 Items),
- WPAZ-P-A: ganzheitliche Akzeptanz (5 Items),
- WPAZ-P-W: Wirksamkeit der Behandlung (4 Items),
- WPAZ-P-F: Einbezug der Familie/Angehörigen (3 Items).

TABELLE 11 Vergleich demografischer Variablen und Erkrankungscharakteristika zwischen PUK SHK und Kontrollkrankenhäusern

	2010		2011	
Diagnosegruppen	**PUK (n = 95)**	**Ktrl. (n = 80)**	**PUK (n = 108)**	**Ktrl. (n = 86)**
Geschlecht (m/w)[1]	55/40	36/44	56/52	50/36
Alter[2]	42,8±15,7	41,1±13,0	43,5±15,8	40,1±12,4
Ausbildungsjahre [J.][2]	**12,1±2,7***	**13,6±2,3***	13,4±4,1	14,0±4,3
Berufsausbildung vorh. (n [%])[1]	**53 (55,8 %)****	**61 (77,2 %)****	71 (67,0 %)	59(68,6 %)
Migrationshintergrund (n [%])[1]	**30 (31,3 %)*****	**8 (10,0 %)*****	**32 (29,4 %)*****	**7 (8 %)*****
Dauer der Erkrankung [J.][2]	14,8±12,5	13,4±10,3	16,5±15,8	/
Anzahl der stat. Behandlungen[2]	9,0±17,3	7,8±11,5	5,7±8,7	7,4±10,5
Rechtsgrundlage aktuell freiwillig[1]	**73 (76,8 %)***	**71 (88,8 %)***	93 (87,7 %)	78 (90,7 %)
GAF (bei Entlassung)[2]	58,8±14,9	59,0±15,2	56,8±10,9	56,6±15,9
CGI (bei Entlassung)[2]	**4,59±0,9****	**4,0±1,1****	4,6±0,9	4,3±1,1
CGI (Zustandsänderung)[2]	2,1±0,9	2,2±0,6	2,2±0,7	2,0±0,8

PUK SHK: Psychiatrische Universitätsklinik der Charité im St. Hedwig-Krankenhaus
Ktrl: Kontrollkrankenhäuser St. Joseph-Krankenhaus Weißensee, Krankenhaus Hedwighöhe
Gruppenvergleiche jeweils innerhalb eines Erhebungszeitraums
GAF: Global Assessment of Functioning Scale, Sass u. a. 2001; CGI: Clinical Global Impression, Guy 1976
1 Chi-Quadrat-Test
2 T-Test für unabhängige Stichproben
* $p < 0.05$; ** $p < 0.01$, *** $p < 0.001$

Zur Beurteilung der Effekte des Weddinger Modells sollten die Zufriedenheitsratings im WPAZ-Summenscore zunächst in der PUK SHK vor und nach dessen Einführung untersucht werden. Hier zeigten sich keine Unterschiede in der Zufriedenheit von Patienten und Angehörigen, während die Bezugstherapeuten diese ein Jahr nach Einführung des Weddinger Modells signifikant höher einschätzten als bei der Baseline-Erhebung 2010 (s. Abbildung 29). Die Subskalen des WPAZ zeigten ebenfalls keine signifikanten Unterschiede zwischen den Erhebungszeitpunkten (Jeschke 2015). Einschätzungen des Behandlungserfolgs durch Patientinnen und Patienten (WPAZ-P) und durch Personal (WPAZ-Personal) korrelierten nicht miteinander. Es zeigte sich keine signifikante Interaktion zwischen Behandlungsgruppe (Interventions- oder Kontrollklinik) und Erhebungszeitpunkt.

Subjektives Erreichen des Therapieziels: Dieses wurde mithilfe der Goal Attainment Scale (GAS, Baier 2009) erfragt. Hier werden Patientinnen gebeten, ein bis vier aktuelle Behandlungsziele zu nennen; Patientinnen, Therapeutinnen und Angehörige beurteilen den Grad ihrer Erreichung in Prozent. In

ABBILDUNG 29 Weddinger Patientenzufriedenheitsbogen: Vergleich der Erhebungen 2010 und 2011

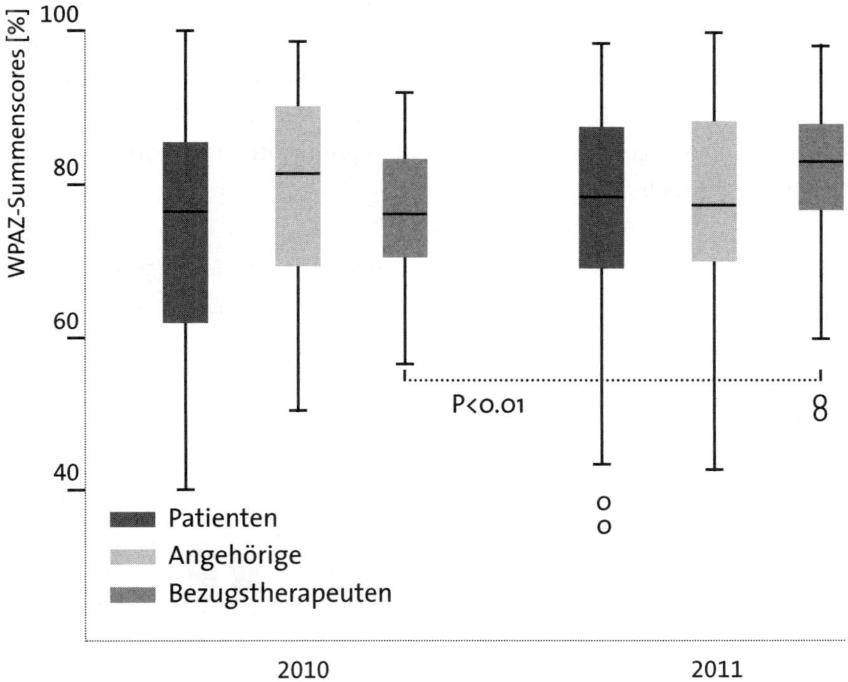

WPAZ: Weddinger Patientenzufriedenheitsbogen
Patienten in der PUK SHK n = 90/102, Angehörige n = 19/23, Therapeuten n = 85/62;
T-Test für unabhängige Stichproben: T = 0,785; $p < 0.01$

beiden Erhebungsrunden gaben die Patientinnen in der PUK SHK im Schnitt ein bis zwei Ziele an; die Zahl der Patientinnen, die gar kein Ziel angeben konnte, sank im eigenen Haus von 14,3 % (2010) auf 3,5 % (2011) ($p<0.05$). Der Grad der Erreichung der Ziele wurde von den Patientinnen und Patienten in beiden Jahren ähnlich eingeschätzt. Auch auf Therapeutenseite zeigten sich keine Veränderungen in der Einschätzung der Zielerreichung.

Qualität der therapeutischen Beziehung: Diese wurde mithilfe des Working Alliance Inventory (Horvath & Greenberg 1989; deutsch: WAI-SR, Wilmers u. a. 2008) beurteilt. Ausgewertet wurden der Summenscore und die drei Faktoren: 1. Entwicklung einer affektiven Bindung (»Bindung«), 2. Übereinstimmung hinsichtlich der Ziele der Therapie (»Ziele«) sowie 3. Übereinstimmung hinsichtlich der zu bewältigenden Aufgaben (»Prozess«) (Munder u. a. 2010).

Hinsichtlich der WAI-Summenscores zeigten sich weder bei Patientinnen noch bei den Therapeutinnen signifikante Unterschiede zwischen den Erhebungen 2010 und 2011. Bei der Betrachtung der Subskalen des WAI zeigte sich allerdings, dass die Entwicklung einer affektiven therapeutischen Bindung von den Patientinnen 2011 signifikant besser eingeschätzt wurde, während Therapeutinnen diese als schlechter im Vergleich zu 2010 beurteilten (s. Abbildung 30). Keiner der WAI-Scores zeigte jedoch eine signifikante Interaktion zwischen Gruppe und Erhebungszeitpunkt.

ABBILDUNG 30 Qualität der therapeutischen Beziehung im Vergleich der Erhebungen 2010 und 2011 aus Patienten- und Therapeutenperspektive

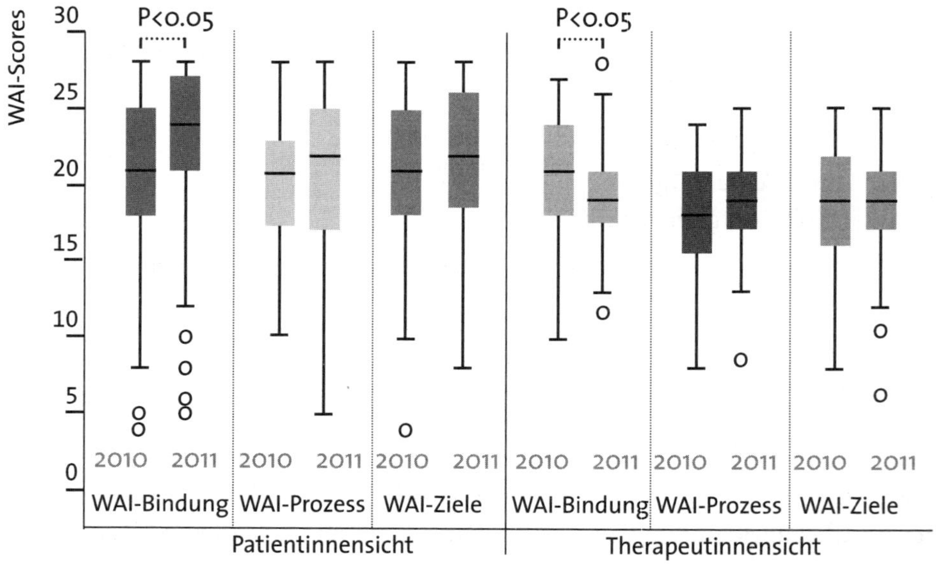

WAI: Working Alliance Inventory, WAI-Subscores: Bindung, Prozess, Ziele; Patienten n = 82/83, Therapeuten n = 80/64; Mann-Whitney U-Test

Resilienz und Selbstwirksamkeitserwartung: Diese wurden mit dem »Fragebogen zu Kompetenz- und Kontrollüberzeugungen« (FKK, Krampen 1991) und dem selbst entwickelten Resilienzfragebogen (RFB) untersucht. Die 22 Items des RFB beziehen sich im Gegensatz zu anderen Resilienzratings auf die konkrete Situation der Genesung von einer akuten psychischen Erkrankung und sollten u. a. die Interaktion mit dem psychiatrischen System als externalen wie auch die individuelle Krankheitsverarbeitung als internalen Resilienzindikator berücksichtigen (s. Erhebungsbögen, Downloadmaterial; zur Entwicklung, Validierung und Faktorstruktur des RFB wird auf Jacob 2021 verwiesen). Der Vergleich der Erhebungen 2010 und 2011 innerhalb der PUK SHK zeigte eine signifikante Zunahme des RFB-Summenscores nach Einführung des Weddinger Modells; allerdings war keine signifikante Interaktion zwischen Erhebungszeitpunkt und Behandlungsgruppe in Bezug auf die RFB-Summen- und Subscores nachweisbar. Auch hinsichtlich der mithilfe der Skalen des FKK gemessenen Selbstwirksamkeitserwartung zeigten sich keine Effekte der Einführung des Weddinger Modells.

Der »Fragebogen Mitarbeiterzufriedenheit« (FBMZ) sollte sowohl zur Einschätzung der Arbeitszufriedenheit des therapeutischen Personals als auch der zugrunde liegenden Prozessqualität genutzt werden. Der FBMZ wurde jeweils im zeitlichen Abstand zu Patientenbefragungen unmittelbar vor und ein Jahr nach Einführung des Weddinger Modells innerhalb der PUK SHK erhoben und anonym ausgewertet. Da es den Beteiligten freistand, Angaben zu Berufsgruppe oder Alter zu machen, sind die Daten diesbezüglich nicht vollständig. Es nahmen 65 bzw. 62 Mitarbeitende an der ersten bzw. zweiten Befragungsrunde teil. Nach Einführung des neuen Konzepts änderten sich die globalen Zufriedenheitswerte nicht signifikant. Es gab keine Unterscheide zwischen den Berufsgruppen. Eine univariate Varianzanalyse wurde durchgeführt, um den Einfluss von Erhebungszeitpunkt (vor und nach Einführung des Weddinger Modells), Berufsgruppe (Pflegepersonal, Ärzte/Psychologen, Therapeutische Dienste, Berufsgruppe unbekannt) und Arbeitsbereich (Allgemeinpsychiatrie, Stationen für Gerontopsychiatrie bzw. Abhängigkeitserkrankungen/komorbide Persönlichkeitsstörungen) auf die Mitarbeiterzufriedenheit zu untersuchen. Im Ergebnis konnte nur für den Faktor Arbeitsbereich eine signifikante Assoziation mit der Zufriedenheit im FBMZ nachgewiesen werden, wobei Mitarbeitende der Station für Abhängigkeitserkrankungen eine höhere Zufriedenheit aufwiesen als jene in der Allgemeinpsychiatrie. Ferner ergab sich der Eindruck einer nicht signifikanten Divergenz von Zufriedenheitswerten nach Einführung des Weddinger Modells zwischen Pflegepersonal und den sonstigen Berufsgruppen (s. Abbildung 31, S. 262).

Auf Einzelitem-Ebene wurde deutlich, dass das Personal auf den allgemeinpsychiatrischen Stationen, welche ja die gravierendsten Veränderungen erlebt hatten, nach Einführung des Weddinger Modells signifikant stärker am Sinngehalt der eigenen Arbeit (Item 5: »Meine Arbeit ist sinnvoll«, $p < 0.05$) und an der eigenen Wirksamkeit zweifelte (Item 8: »Ich kann mit meiner

ABBILDUNG 31 Fragebogen Mitarbeiterzufriedenheit, Summenscore

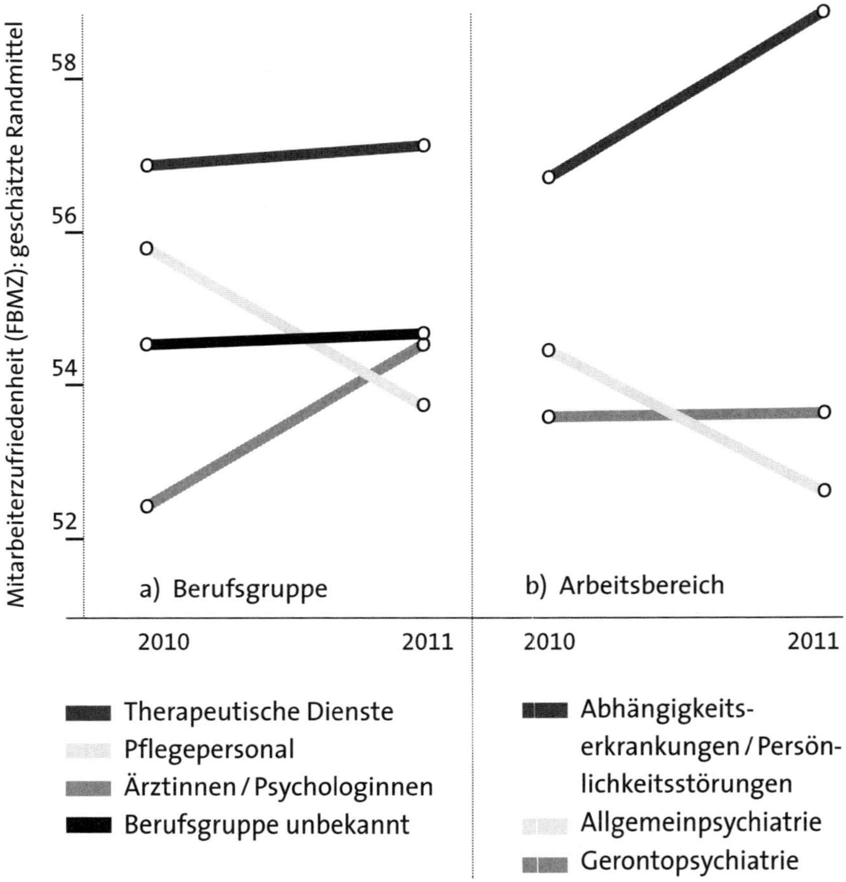

ANOVA mit Faktoren Erhebungszeitpunkt, Berufsgruppe, Arbeitsbereich
Mitarbeiter n = 65 / 62
a) geschätzte Randmittel für Faktor Berufsgruppe ($p > 0,05$)
b) geschätzte Randmittel für Faktor Arbeitsbereich
($F = 6,847$, $p < 0,01$; post-hoc: Abhängigkeitserkrankungen vs. Allgemeinpsychiatrie: $p < 0,01$); Abhängigkeitserkrankungen vs. Gerontopsychiatrie ($p < 0,05$)

Arbeit etwas Positives bewirken«, $p < 0{,}05$), während Mitarbeitende auf der kombinierten Station für Abhängigkeitserkrankungen und Psychotherapie von Persönlichkeitsstörungen und Suchterkrankungen diese beiden Items bei der zweiten Erhebung signifikant positiver beurteilten und auch mehr Freude bei der Arbeit erlebten (Item 7: »Der direkte Patientenkontakt macht mir Freude«, $p < 0.05$). Auf der gerontopsychiatrischen Station ergaben sich keine Unterschiede zwischen den Erhebungszeitpunkten.

Auswirkungen des Weddinger Modells auf die Häufigkeit und Dauer von Zwangsmaßnahmen

Es war eines der wichtigsten Anliegen der Implementierung des Weddinger Modells, die Zwangsmaßnahmen auf ein Minimum zu reduzieren, sodass dessen Einfluss auf dieses Ziel in der Psychiatrischen Universitätsklinik der Charité im St. Hedwig-Krankenhaus mithilfe einer retrospektiven Fall-Kontroll-Studie untersucht wurde (Czernin u. a. 2020). Hierbei wurde der Umstand genutzt, dass das Weddinger Modell auf den allgemeinpsychiatrischen Stationen des Versorgungsbereiches Berlin-Wedding (Station 36 und 37) und erst später (nach 2013) im Versorgungsbereich Berlin-Tiergarten (Station 39) eingeführt wurde. Verglichen wurde die Häufigkeit und Dauer von Fixierungen und Isolierungen zu vier, jeweils im Monat November liegenden Stichtagen vor und nach Implementierung des Weddinger Modells auf den Stationen 36 und 37 (je zwei aufeinander folgende Tage 2005 und 2009 sowie 2011 und 2013) mit jenen auf der Station 39, die zu beiden Zeitpunkten noch konventionell arbeitete. Die Interventionsgruppe umfasste im Erhebungszeitraum 2005/2009 $n = 112$ und im Zeitraum 2011/2013 $n = 122$ Patientinnen und Patienten; zur Kontrollgruppe gehörten $n=58$ (2005/2009) bzw. $n=65$ (2011/2013) Teilnehmende. In beiden Behandlungsgruppen nahm die Zahl der von Zwangsmaßnahmen Betroffenen von ca. 17 % auf ca. 22–23 % zu. Dennoch zeigen die Ergebnisse eine signifikante Reduktion der maximalen Häufigkeit sowie der kumulativen Dauer von Zwangsmaßnahmen insgesamt (sowohl bezogen auf das Einzelereignis als auch im Verhältnis zur Aufenthaltsdauer) auf den Stationen, die schon 2011/2013 nach dem Weddinger Modell arbeiteten, im Vergleich zur Kontrollstation. Der Prä-post-Vergleich auf den Stationen 36 und 37 zeigte zudem, dass nach Einführung des Weddinger Modells auch Fixierungen signifikant seltener vorgenommen wurden. Dies ist umso beachtlicher, als Fixierungen bei einem Betroffenen im Median nur noch einmal stattfanden (Czernin u. a. 2020) und zudem bekannt ist, dass Zwangsmaßnahmen zu 80 % in der Aufnahmesituation und nur deutlich seltener im weiteren stationären Verlauf auftreten (Cole u. a. 2020).

Eine weitere Untersuchung beschäftigte sich mit den Einflüssen des Weddinger Modells auf medikamentöse Therapiestrategien (Czernin u. a. 2021). Hierbei wurden keine signifikanten Unterschiede in der Häufigkeit und Gesamtzahl von Zwangsmedikationen, aber eine signifikante Reduktion der dabei verwendeten maximalen Dosis von Haloperidol nach Einführung des Weddinger Modells 2011/2013 im Vergleich zu den Messzeitpunkten 2005/2009 festgestellt. Außerdem zeigte der Prä-post-Vergleich auf den Stationen des Weddinger Modells eine signifikante Reduktion der maximalen freiwilligen täglichen Medikamentendosen von Clozapin, Haloperidol und Risperidon (Czernin u. a. 2021).

In einer weiteren retrospektiven Studie wurden die Auswirkungen der Implementierung des Weddinger Modells in einer weiteren Versorgungsklinik in Berlin, der psychiatrischen Abteilung der Kliniken im Theodor-Wenzel-Werk, auf Anzahl und Dauer von Zwangsmaßnahmen untersucht (Korezelidou u. a. in Vorbereitung). Das Weddinger Modell wurde dort ab Mai 2020 implementiert, sodass die Zeit zwischen Mai 2020 und (einschließlich) August 2020 als Hauptimplementierungsphase definiert wurde. Um Daten zu Patientenfällen vor und nach der Implementierung miteinander zu vergleichen, wurde ein Datensatz mit allen Fällen, die im Zeitraum zwischen Juli 2019 und Juni 2021 auf den beiden akutpsychiatrischen Stationen behandelt wurden ($n = 2175$), erhoben.

Es zeigt sich, dass nach Implementierung des Weddinger Modells signifikant weniger Zwangsmaßnahmen pro Fall angewendet wurden (COEF = -0,563, SE = 0,183, IRR = 0,570, 95 %-CI = 0,397-0,816, $p = 0{,}002$). Die Anzahl der Zwangsmaßnahmen pro Fall wurde dabei um etwa 43,1 % reduziert. Sowohl die Gesamtdauer der Zwangsmaßnahmen (COEF = -0,331, SE = 0,202, exp. COEF = 0,719, 95 %-CI = 0,483-1,068, $p = 0{,}102$) als auch die durchschnittliche Einzeldauer von Zwangsmaßnahmen pro Fall (COEF = -0,120, SE = 0,165, exp. COEF = 0,887, 95 %-CI = 0,642-1.225, $p = 0{,}466$) sind nach Implementierung des Weddinger Modells kürzer (um etwa 28,1 % und 11,3 %), jedoch sind diese Veränderungen nicht signifikant.

Es zeigt sich, dass die Wahrscheinlichkeit, von Zwangsmaßnahmen betroffen zu sein, nach Implementierung des Weddinger Modells zwar geringer ist als in Fällen vor der WM- Hauptimplementierungsphase, jedoch nicht signifikant (COEF = -0,921, SE = 0,478, OR = 0,398, 95 %-CI = 0,156-1,017, p = 0,054) (Korezelidou u. a. in Vorbereitung).

Effekte der Nachbesprechung von Zwangsmaßnahmen

Die Effekte der durch das Weddinger Modell geforderten Nachbesprechung von Zwangsmaßnahmen konnte mithilfe einer randomisiert-kontrollierten Studie (RCT) innerhalb des BMG-geförderten Kooperationsprojekts »Vermeidung von Zwangsmaßnahmen im psychiatrischen Hilfesystem (ZVP)« untersucht werden. Das Projekt wurde 2016–2020 durch das Bundesministerium für Gesundheit gefördert; federführend war die Bundesarbeitsgemeinschaft Gemeindepsychiatrischer Verbünde (BAG-GPV). Wie bereits im Kapitel »Postvention ist Prävention: leitfadengestützte Nachbesprechung von Zwangsmaßnahmen« beschrieben, sollte die an der Psychiatrischen Universitätsklinik der Charité im St. Hedwig Krankenhaus entwickelte standardisierte und moderierte Nachbesprechung von Zwangsmaßnahmen (Wullschleger u. a. 2019; Mahler u. a. 2022b) nun durch eine multizentrische Interventionsstudie an sechs Berliner Kliniken evaluiert werden. Zu Studiendesign und -implementierung an den einzelnen Krankenhäusern wird auf die Publikation von Wullschleger u. a. (2021) verwiesen.

Patientinnen und Patienten mit psychotischen Erkrankungen, die mindestens eine Zwangsmaßnahme während ihrer stationären Behandlung erlebt hatten, wurden entweder in die Interventionsgruppe, die eine standardisierte Nachbesprechung erhalten sollte, oder in eine Kontrollgruppe, die wie üblich ohne oder mittels unstandardisierter Nachbesprechung behandelt wurde, randomisiert. Die MacArthur Admission Experience Scale (AES) und die Coercion Ladder (CL) wurden verwendet, um das Erleben von Zwang und Unfreiwilligkeit während der gesamten stationären Behandlung zu beurteilen, die Coercion Experience Scale (CES) diente zur Erfassung des subjektiven Zwangserlebens im Rahmen der Index-Zwangsmaßnahme. Posttraumatische Symptome wurden mithilfe von zwei weiteren Selbstfragebögen erfasst (Impact of Events Scale – Revised, IES-R; Peritraumatic Distress Inventory, PDI). Die Befragungen fanden meist gegen Ende der stationären Behandlung statt. Von 422 randomisierten Teilnehmenden willigten n = 109 in die Teilnahme an der Studie ein.

Die modifizierte Intention-to-Treat-Analyse in der Gruppe all jener Personen, die der Studienteilnahme zugestimmt hatten, konnte keine signifikante

Wirkung der standardisierten Nachbesprechung auf das Erleben von Zwang bestätigen, jedoch ergab sich ein signifikanter Interaktionseffekt zwischen den Faktoren Geschlecht und Intervention auf die AES-Werte. Dies deutet auf eine höhere Wirksamkeit der Intervention bei Frauen hin. Signifikante Auswirkungen der Nachbesprechung auf die Ratings von Coercion Ladder und CES konnten nicht gezeigt werden. Eine Sensitivitätsanalyse unter all jenen Teilnehmenden, die protokollkonform behandelt worden waren (n = 92), ergab jedoch einen signifikanten Haupteffekt der Nachbesprechung auf die CL-Werte und (auf univariater Ebene) auf einen Subscore der AES, wobei signifikante Auswirkungen der Intervention erneut hauptsächlich bei Frauen gefunden wurden (Wullschleger u. a. 2020). N = 82 Patientinnen und Patienten hatten die Fragebögen zu Traumafolgesymptomen ausgefüllt. Hier zeigte sich ein signifikanter Haupteffekt der Intervention auf die IES-R-Skalen »Intrusionen« und »Hyperarousal«, sodass von einer protektiven Wirkung der standardisierten und moderierten Nachbesprechung auf das Entstehen posttraumatischer Beschwerden bzw. einer PTBS ausgegangen werden kann (Wullschleger u. a. 2020).

Diskussion der Studienergebnisse

Die erste kontrollierte Erhebung zur Implementierung des Weddinger Modells in unserer Klinik macht deutlich, dass die wissenschaftliche Evaluation eines komplexen klinischen Konzepts unter Praxisbedingungen zwar machbar ist, jedoch durch hohen Aufwand und geringe Planbarkeit gekennzeichnet ist. Unter diesen Umständen wurde bei der Untersuchung der Wirksamkeit der Implementierung des Weddinger Modells auf die ursprünglich geplante Folllow-up-Untersuchung 2013 verzichtet. Die Ergebnisse aus der ersten kontrollierten Implementierungsstudie können noch keine positiven Effekte der klinikweiten Einführung des Weddinger Modells im Hinblick auf Zufriedenheit, Qualität der therapeutischen Beziehung sowie Förderung von Resilienz und Selbstwirksamkeitserwartung im Vergleich zu den Kontrollkrankenhäusern nachweisen. Die positiven Hinweise hinsichtlich einer Veränderung von therapeutischer Bindung und Resilienz der Betroffenen aus unkontrollierten Prä-post-Vergleichen müssen auf Veränderungen im Diagnosespektrum zurückgeführt werden bzw. sind auch in den Kontrollkliniken zu finden. Dennoch können einige interessante Aspekte herausgestellt werden: Die konsequentere

Orientierung an Eigenverantwortung und Partizipation im Rahmen des Weddinger Modells könnte dazu geführt haben, dass bei der Befragung 2011 fast alle Patientinnen und Patienten wenigstens ein explizites Therapieziel benennen konnten. Im Vorjahr hingegen konnten fast 15 % der Befragten nicht angeben, welchem Ziel ihr Klinikaufenthalt denn dienen könnte – ein noch höherer Prozentsatz zeigte sich durch die Frage danach überrascht.

Überraschenderweise zeigten sich bei der Beurteilung von Zufriedenheit und Behandlungserfolg im WPAZ wie auch bei der Einschätzung der affektiven therapeutischen Bindung im WAI teilweise gegenläufige Tendenzen von Patienten- und Therapeutenperspektive. Die günstigere Beurteilung des Behandlungserfolgs im WPAZ durch die Therapeutinnen und Therapeuten im Gegensatz zu einer unveränderten Patientensicht 2011 könnte hier auf eine Schwierigkeit in der angestrebten »trialogischen« Beurteilung hinweisen: Das Stationspersonal beurteilt im WPAZ-Personal nicht nur das subjektive Erleben der Patientin aus therapeutischer Perspektive, sondern auch objektive Veränderungen des therapeutischen Vorgehens, welche nicht unbedingt schon zum Erleben einer Verbesserung durch die Patientin geführt haben müssen. Gleichermaßen könnte die Zunahme der WPAZ-Personal-Werte 2011 möglicherweise durch eine größere Nähe zur Patientin mit stärkerem Bewusstwerden von Teilaspekten des therapeutischen Prozesses wie Kommunikation, Partizipation und Außenorientierung bedingt sein. Für dieses gewachsene professionelle Bewusstsein und einen erhöhten therapeutischen Anspruch – und gegen die Möglichkeit einer bloßen selbstdienlichen Antwortverzerrung – spricht ebenfalls die Tatsache, dass die Ratings der therapeutischen Beziehung im WAI bei den Therapeuten im Gegensatz zu den Patienten nach Einführung des Weddinger Modells kritischer ausfallen als zuvor.

Die Erfassung der Arbeitszufriedenheit der Mitarbeitenden zeigte keine globalen Veränderungen oder berufsgruppenspezifischen Unterschiede. Ohne mit dem Erhebungszeitpunkt signifikant zu interagieren, zeigte sich bei den Mitarbeitenden der allgemeinpsychiatrischen Stationen ein Trend zur Infragestellung von Sinnhaftigkeit und Wirksamkeit des eigenen Tuns. Diese Tendenz könnte im Rahmen der oben erwähnten verstärkten Fokussierung auf die Qualität des therapeutischen Prozesses einem Gefühl des Zurückbleibens hinter dem eigenen professionellen Anspruch entsprechen, da insbesondere die in der Behandlung von psychotischen Menschen engagierten Mitarbeiterinnen und Mitarbeiter ohnehin immer wieder Kollisionen zwischen therapeutischem Ideal und institutioneller Begrenztheit erleben. Das Weddinger Modell setzt zudem seinen Forderungsschwerpunkt im Bereich der sogenannten

Allgemeinpsychiatrie, sodass der Bedarf nach weiterer Personalentwicklung ebenso wie strukturelle Engpässe bei der Umsetzung vermutlich hier am ehesten spürbar wurden.
Insgesamt ist aber davon auszugehen, dass die Wirksamkeit einer breiten konzeptuellen Veränderung in einem psychiatrischen Versorgungskrankenhaus nicht bereits ein Jahr nach Einführung deutlich werden kann. Dass längerfristig Wirkungen einer solchen Konzeptänderung nachweisbar sind, zeigen die Untersuchungen zur Häufigkeit und Dauer von Zwangsmaßnahmen, welche nach Einführung des Weddinger Modells signifikant abnahmen, und die günstigen Auswirkungen der Nachbesprechung von Zwangsmaßnahmen auf die Entstehung posttraumatischer Symptome. Limitierend muss erwähnt werden, dass Studien zu dieser Thematik leider noch selten sind und die Ergebnisse von unabhängigen Forschergruppen repliziert werden müssen. Die Ergebnisse zeigen auch, dass Zwangsmaßnahmen derzeit nicht vollständig vermieden werden können und dass diese auch von externen, schwerer beeinflussbaren Faktoren abhängen, etwa den Umständen der Einweisung oder dem Vorgehen in Rettungsstellen. Spezifische Interventionen wie die standardisierte Nachbesprechung erreichten in unserem RCT nur einen Teil der von Zwangsmaßnahmen Betroffenen. Weiterführende Überlegungen sollten sicherlich auch der Frage nachgehen, wie zwangsreduzierende Interventionen noch besser an die Bedürfnisse einzelner Subgruppen Betroffener angepasst und flexibler gemacht werden können, sodass das Gros der behandelten Menschen in jedem gewählten Behandlungssetting davon profitieren kann.

Danksagung

Zuerst möchten wir uns bei der »Arbeitsgruppe Weddinger Modell« des St. Hedwig-Krankenhauses für die jahrelange konstruktive und großartige Zusammenarbeit bedanken – insbesondere bei Hakan Ayrilmaz, Felix Bermpohl, Katrin Bücke, Andreas Gervink, Katharina Görtler, Julia Gubbins, Angelica Postu, Gabi Quente-Gams, Martin Sperling, Götz Strauch, Christina Terán, Angelika Vandamme, Rainer Welsch, Antje Wilfer und allen anderen nicht namentlich genannten Mitarbeiterinnen und Mitarbeitern. Danken möchten wir auch Prof. Andreas Heinz, der als Klinikdirektor von Anfang an die Entwicklung und Umsetzung des Weddinger Modell voll und ganz unterstützt hat.

Für die zweite Auflage möchten wir ganz herzlich Anna Oster für die hilfreiche und kompetente Unterstützung danken. Darüber hinaus gilt unser Dank den tollen und engagierten Mitarbeiterinnen und Mitarbeitern der Forschungs-AG Sozialpsychiatrie und Versorgungsforschung der Klinik für Psychiatrie und Psychiatrie der Charité Campus Mitte, die durch ihre Forschungsarbeiten zu den zahlreichen Publikationen rund um das Weddinger Modell beigetragen haben, namentlich Celline Cole, Klara Czernin, Julia Junghanss, Eva Klotz, Anastasia Korezelidou, Anna Oster, Angelika Vandamme und Alexandre Wullschleger.

Erwähnen möchten wir auch alle Vordenkerinnen und Vordenkern, die uns auf unserem Weg mit dem Weddinger Modell nicht nur immer wieder inspiriert, sondern auch unterstützt und zum Weitermachen animiert haben, insbesondere: Michaela Amering, Thomas Bock, und Gwen Schulz. Nicht zuletzt danken wir allen, die das Weddinger Modell in Gänze oder in Teilen übernommen haben und mit ihren positiven und engagierten Rückmeldungen die stetige Weiterentwicklung ermöglichen. Die Vernetzung mit anderen Kliniken, der Austausch mit Kolleginnen und Kollegen, insbesondere auch im Rahmen des Praxisforums Akutpsychiatrie beflügelt uns immer wieder neu.

Literatur

Abderhalden C, Needham I, Schulz M, Schoppmann S, Stefan H (Hg.) (2008): Psychiatrische Pflege, psychische Gesundheit und Recovery. Vorträge und Posterpräsentationen vom 5. Dreiländerkongress Pflege in der Psychiatrie in Bern. Unterostendorf: Ibicura.

Aderhold V (2007): Partizipativer Umgang mit Neuroleptika. Subjektorientierte kooperative Psychopharmakatherapie psychotischer Menschen. In Knuf A, Osterfeld M, Seibert U (Hg.), Selbstbefähigung fördern (5. Aufl.). Bonn: Psychiatrie Verlag.

Aderhold V, Alanen Y, Hess G, Hohn P (Hg.) (2003): Psychotherapie der Psychosen. Integrative Behandlungsansätze aus Skandinavien. Gießen: Psychosozial-Verlag.

Aderhold V, Greve N (2009): Bedürfnisangepasste Behandlung und offene Dialoge. Kontext, 40 (3): 228–242.

Alanen Y (2001): Schizophrenie. Entstehung, Erscheinungsformen und die bedürfnisangepasste Behandlung. Stuttgart: Klett-Cotta.

Amering M (2010): Trialog – an exercise in communication between consumers, carers and professional mental health workers beyond role stereotypes. International Journal of Integrated Care, 10 (Conceptual Explorations on Person-centered Medicine): 35–36.

Amering M, Schmolke M (2007/2012): Recovery: Das Ende der Unheilbarkeit (2./5. Aufl.). Bonn: Psychiatrie Verlag.

Andreasen NC, Carpenter WT, Kane JM, Lasser RA, Marder SR, Weinberger DR (2005): Remission in schizophrenia: Proposed criteria and rationale for consensus. American Journal of Psychiatry, 162: 441–449.

Antonovsky A (1979): Health, stress and coping: New perspectives on mental and physical well-being. San Francisco: Jossey-Bass.

Antonovsky A (1987): Unraveling the mystery of health. How people manage stress and stay well. San Francisco: Jossey-Bass.

Antonovsky A (1997): Salutogenese. Zur Entmystifizierung der Gesundheit (Deutsche Ausg., hg. von A. Franke). Tübingen: dgvt.

Antonovsky A, Maoz B, Dowty N, Wijsenbeek H (1971): Twenty-five years later: A limited study of the sequelae of the concentration camp experience. Social Psychiatry, 6 (4): 186–193.

Armgardt C., Schaub M., Hoffmann K., Illes F., Emons B., Jendreyschak J. u. a. (2013): Negative Emotionen und Verständnis: Zwangsmaßnahmen aus Patientensicht. Psychiatrische Praxis, 40: 278–284.

AWMF (2018): S3-Leitlinie Verhinderung von Zwang: Prävention und Therapie aggressiven Verhaltens bei Erwachsenen. https://register.awmf.org/de/leitlinien/detail/038-022.

Baier S (2009): Goal Attainment Scale. www.stefan-baier.de (31.03.2013).

Bärsch T, Rohde M (2013): Deeskalation in der Pflege (2. Aufl.). Norderstedt: Books on Demand.

Beyer HT (o.J.): Online-Lehrbuch BWL, Kapitel 3: Geschäftsprozesse – Change Management. www.economics.phil.uni-erlangen.de/lehre/bwl-archiv/lehrbuch/kap3/change/change.pdf (28.06.2013).

BGW – Berufsgenossenschaft für Gesundheitsdienst und Wohlfahrtspflege (Hg.) (2007): Projektmanagement: Eine Einführung. Hamburg. https://epub.sub.uni-hamburg.de//epub/volltexte/2013/20362/pdf/RGM10_Ratgeber_ProjektmanagementpropertypdfDownload.pdf (05.09.2023).

Bliesener T, Köhle K (1986): Die ärztliche Visite. Chance zum Gespräch. Opladen: Westdeutscher Verlag.

Bock T (2003): Umgang mit psychotischen Patienten. Bonn: Psychiatrie Verlag.

Bock T (2004): Wo wir stehen. In Bombosch J, Hansen H, Blume J (Hg.), Trialog praktisch (S. 29–39). Neumünster: Paranus.

Bock T (2006): Eigensinn und Psychose – »Noncompliance« als Chance. Neumünster: Paranus.

Bock T (2012): Das Primat der Psychotherapie – in der Behandlung von Psychosen. Internes Thesenpapier des Dachverbandes Deutschsprachiger Psychosen-Psychotherapie (DDPP).

Bock T (2018): Aneignung oder Entfremdung? Das Bedürfnis nach Sinn und die provozierende Frage nach einer »geglückten Psychose«. Psychiatr Prax, 45: S26–S30.

Bock T, Buck D, Esterer I (2000): Es ist normal, verschieden zu sein. Psychose-Seminar & Hilfen zum Dialog (Arbeitshilfe, 10). Bonn: Psychiatrie Verlag.

Bock T, Sielaff G, Ruppelt F, Nordmeyer S, Klapheck K (2012): Trialog und Psychosenpsychotherapie. Psychotherapeut, 11 (57): 514–512.

Bock T u. a. (2010): Zum subjektiven Sinn von Psychosen. Psychiat Prax, 37 (6): 285–291.

Böhm B, Legewie H (1999): Ergebnisorientierte Kooperation in Entscheidungsgremien, Arbeits- und Lerngruppen: Moderationsmethoden für die Gruppenarbeit. In Böhm B, Janßen M, Legewie H, Zusammenarbeit professionell gestalten. Praxisleitfaden für Gesundheitsförderung, Sozialarbeit und Umweltschutz (S. 133–147). Freiburg: Lambertus. https://docplayer.org/18032090-Ergebnisorientierte-kooperation-in-entscheidungsgremien-arbeits-und-lerngruppen-moderationsmethoden-fuer-die-gruppenarbeit.html (05.09.2023).

Bombosch J, Hansen H, Blume J (Hg.) (2004): Trialog praktisch. Neumünster: Paranus.

Bonner G, Lowe T, Rawcliffe D, Wellman N (2002): Trauma for all: A pilot study of the subjective experience of physical restraint for mental health inpatients and staff in the UK. Journal of Psychiatric and Mental Health Nursing, 9: 465–473.

Brieger P, Podechtl F, Gaudernack D, Etges O (2019): Sicherheit und Sicherheitsdienste in der psychiatrischen Klinik. Ergebnis- und Kurzprotokoll des Fachtages 8. November 2019. https://kbo-iak.de/fileadmin/Flyer_Broschueren/Sicherheit/Fachtag_Sicherheit_final.pdf (16.05.2023).

Brown P (1981): The Mental Health Patients' Rights Movement and mental health institutional change. International Journal of Health Services, 11 (4): 523–540.

Buck D (2000): Eröffnungsrede zur Einweihung des Mahnmals für die in Bethel von 1934 bis 1945 zwangssterilisierten Menschen. www.bpe-online.de/infopool/geschichte/pb/buck_verleugnet.htm (25.06.13).

Bundesärztekammer (BÄK), Kassenärztliche Bundesvereinigung (KBV), Arbeitsgemeinschaft der Wissenschaftlichen Medizinischen Fachgesellschaften (AWMF) (Hg.) (2022): Nationale Versorgungsleitlinie Unipolare Depression – Langfassung. www.leitlinien.de/depression.

Burns T, Catty J, Dash M, Roberts C, Lockwood A, Marshall M (2007): Use of intensive case management to reduce time in hospital in people with severe mental illness: Systematic review and meta-regression. BMJ, 335: 336.

Burns T, Creed F, Fahy T, Thompson S, Tyrer P, White I (1999): Intensive versus standard case management for severe psychotic illness: A randomised trial. UK 700 Group. Lancet, 353 (9171): 2185–2189.

BZgA – Bundeszentrale für gesundheitliche Aufklärung (Hg.) (2001): Was erhält den Menschen gesund? Antonovskys Modell der Salutogenese – Diskussionsstand und Stellenwert. Eine Expertise von J. Bengel, R. Strittmatter und H. Willlmann im Auftrag der BZgA (Forschung und Praxis der Gesundheitsförderung, Bd. 6): Köln: BZgA. www.bzga.de/botmed_60606000.html (23.07.2013).

Caspar F, Herpertz S, Mundt C (2008): Was ist Psychotherapie? In Herpertz S, Caspar F, Mundt C (Hg.), Störungsorientierte Psychotherapie. München: Elsevier, Urban & Fischer.

Ceraso A, Lin JJ, Schneider-Thoma J, Siafis S, Heres S, Kissling W, Davis JM, Leucht S (2022): Maintenance treatment with antipsychotic drugs in schizophrenia: A Cochrane systematic review and meta-analysis. Schizophr Bull, 21: 738–740.

Chamberlin J (1984): Speaking for ourselves: An overview of the ex-psychiatric inmates' movement. Psychosocial Rehabilitation Journal, VIII (2): 56–64.

Chamberlin J (1990): The ex-patients' movement: Where we've been and where we're going. The Journal of Mind and Behavior, 11 (3 & 4): 323–336.

Ciompi L (1981): Wie können wir die Schizophrenen besser behandeln? Ein neues Krankheits- und Therapiekonzept. Nervenarzt, 52: 506–515.

Ciompi L (2011): Soteria Bern: Konzeptuelle und empirische Grundlagen, Wirkhypothesen. In Ciompi L, Hoffmann H, Broccard M (Hg.), Wie wirkt Soteria? (Online-Ausg.). Heidelberg: Carl-Auer.

Ciompi L, Bernasconi R (1986): »Soteria Bern«. Erste Erfahrungen mit einer neuartigen Milieutherapie für akute Schizophrene. Psychiatrische Praxis, 13: 172–176.

Ciompi L, Dauwalder HP, Maier C, Aebi E (1991): Das Pilotprojekt »Soteria Bern« zur Behandlung akut Schizophrener. I. Konzeptuelle Grundlagen, praktische Realisierung, klinische Erfahrungen. Nervenarzt, 62: 428–435.

Ciompi L, Kupper Z, Aebi E, Dauwalder HP, Hubschmid T, Trütsch K, Rutishauser C (1993): [The pilot project »Soteria Bern« in treatment of acute schizophrenic patients. II. Results of a comparative prospective follow-up study over 2 years] [Article in German]. Nervenarzt, 64 (7): 440–450.

Cohen S, Khan A (1990): Antipsychotic effect of milieu in the acute treatment of schizophrenia. General Hospital Psychiatry, 12: 248–251.

Cole C, Klotz E, Junghanss J, Oster A, Bermpohl F, Vandamme A, Mahler L. (2022): Patient communication ability as predictor of involuntary admission and coercive measures in psychiatric inpatient treatment. J Psychiatr Res, 153: 11–17; doi: 10.1016/j.jpsychires.2022.06.048.

Cole C, Klotz E, Junghanss J, Oster A, Vandamme A, Bermpohl F, Mahler L (2023): Coercive measures in psychiatry – when do they occur and who is at risk. Journal of Psychiatric Research.

Cole C, Vandamme A, Bermpohl F u. a. (2020): Correlates of seclusion and restraint of patients admitted to psychiatric inpatient treatment via a German emergency room. Journal of Psychiatric Research, 130: 201–206.

Collins J (1994): Nurses' attitudes towards aggressive behaviour, following attendance at »The Prevention and Management of Aggressive Behaviour Programme«. Journal of Advanced Nursing, 20 (1): 117–131.

Cooper RE, Laxhman N, Crellin N, Moncrieff J, Priebe S (2019): Psychosocial interventions for people with schizophrenia or psychosis on minimal or no antipsychotic medication: A systematic review. Schizophr Res, 225: 15–30.

Cullberg J (2008): Therapie der Psychosen. Ein interdisziplinärer Ansatz. Bonn: Psychiatrie Verlag.

Czernin K, Bermpohl F, Heinz A u. a. (2020): Auswirkungen der Etablierung des psychiatrischen Behandlungskonzeptes »Weddinger Modell« auf mechanische Zwangsmaßnahmen. Psychiatrische Praxis, 47: 242–248.

Czernin K, Wullschleger A, Bermpohl F u. a. (2021): Effects of recovery-orientation on the use of forced medication and maximum daily drug dose: The »Weddinger Modell«. Frontiers in Psychiatry, 12: 789822; doi:10.3389/fpsyt.2021.789822.

Davidson I (2003): Living outside mental illness: Qualitative studies of recovery in schizophrenia. New York: University Press.

Davis JM, Chen N, Glick ID (2003): A meta-analysis of the efficacy of second-generation antipsychotics. Arch Gen Psychiatry, 60 (6): 553–564.

Delespaul PH (2013): De consensusgroep EPA. Consensus regarding the definition of persons with severe mental illness and the number of such persons in the Netherlands. Tijdschr Psychiatr, 55: 427–438.

Deutscher Bundestag (2005): Koordination und Qualität im Gesundheitswesen. Gutachten 2005 des Sachverständigenrates zur Begutachtung der Entwicklung im Gesundheitswesen. Deutscher Bundestag, 15. Wahlperiode, Drucksache 15/5670.

DGPPN e.V. (2015): Stellungnahme vom 02.04.2015. Absturz von Flug 4U9525. www.dgppn.de/presse/stellungnahmen/stellungnahmen-2015/absturz-germanwings.html (16.05.2023).

DGPPN e.V. (Hg.) (2018): S3-Leitlinie Verhinderung von Zwang: Prävention und Therapie aggressiven Verhaltens bei Erwachsenen. Langversion. www.dgppn.de/leitlinien-publikationen/leitlinien.html (26.05.2023).

DGPPN e.V. (Hg.) (2019): S3-Leitlinie Schizophrenie, Langfassung, Version 1.0. www.awmf.org/leitlinien/detail/ll/038-009.html (26.05.2023).

Di Blasi Z, Harkness E, Ernst E, Georgiou A, Kleijnen J (2001): Influence of context effects on health outcomes: A systematic review. Lancet, 357 (9258): 757–762.

Dierig S, Witschi U, Wagner R (2007): Welches Projekt braucht welches Management? Sechs Dimensionen zur Projektdifferenzierung. Beitrag für das 24. Internationale Deutsche PM-Forum 2007 vom 16.–17.10.2007. www.servicepartner-industrie.de/fileadmin/redakteure/Dokumente/ProPro/Projektkategorien.pdf (28.06.13).

Dietz A, Pörksen N, Voelzke W (Hg.) (1998): Behandlungsvereinbarungen. Vertrauensbildende Maßnahmen in der Akutpsychiatrie. Bonn: Psychiatrie Verlag.

Dörner D (2001): Bauplan für eine Seele. Reinbek: Rowohlt.

Edlinger M, Bader T, Hofer A (2018): Zwangsmaßnahmen in der Psychiatrie: Aus der Steinzeit in eine bessere Zukunft. Neuropsychiatrie, 32 (4): 175–181.

Elz CD (2015): Patientenzufriedenheit und therapeutische Allianz untergebrachter und freiwilliger psychiatrischer Patienten im Vergleich. Dissertation. https://refubium.fu-berlin.de/bitstream/handle/fub188/2737/diss_c.elz.pdf (17.04.2023).

Emerson R, Pollner M (1976): Dirty work designations: Their features and consequences in a psychiatric setting. Social Problems, 23: 243–254.

Everett B (1994): Something is happening: The contemporary consumer and psychiatric survivor movement in historical context. The Journal of Mind and Behavior, 15 (1 & 2): 55–70.

Finkler K, Correa M (1996): Factors influencing patient perceived recovery in Mexico. Soc Sci Med, 42 (2): 199–207.

Finzen A (2001): Psychose und Stigma. Stigmabewältigung – zum Umgang mit Vorurteilen und Schuldzuweisung. Bonn: Psychiatrie Verlag.

Finzen A (2004): Schizophrenie – die Krankheit verstehen. Bonn: Psychiatrie Verlag.

Frese FL, Davis WW (1997): The consumer-survivor movement, recovery, and consumer professionals. Professional Psychology: Research and Practice, 28 (3): 243–245.

Fricke R (2004): Was erwarten Psychiatrie-Erfahrene vom Trialog? In Bombosch J, Hansen H, Blume J (Hg.), Trialog praktisch (S. 76–82): Neumünster: Paranus.

Gassmann D, Grawe K (2006): General change mechanisms: The relation between problem activation and resource activation in successful and unsuccessful therapeutic interactions. Clinical Psychology & Psychotherapy, 13: 1–11.

Geiling K (2015): Spiegeln sich die Konstrukte Selbstermächtigung und Behandlungszufriedenheit im psychiatrischen Funktionsniveau wider? Dissertation.
https://refubium.fu-berlin.de/bitstream/handle/fub188/8689/Diss.K.Geiling.pdf (17.04.2023).

Geisler LS (2003): Kommunikation bei der Patientenvisite – Ausdruck unserer ethischen Werthaltung. Referat beim Ethik-Symposium »Wirtschaftlichkeit oder Menschlichkeit – Ethik im Klinikalltag zwischen den Stühlen« am 14. März 2003. Ethikforum der Berufsgenossenschaftlichen Kliniken Bergmannsheil, Bochum.

Gerlach T (2003): Projektmanagement.
http://professorthomasgerlach.com/Resources/it_projekt_management.pdf (28.06.2003).

Gielen R, Geissler D, Giesler H, Bock T (2012): Leitlinie Bipolare Störungen und die Bedeutung des Trialogs: Chancen und Risiken. Nervenarzt, 83 (5): 587–594.

Gilbert PL, Harris MJ, McAdams LA, Jeste DV (1995): Neuroleptic withdrawal in schizophrenic patients. A review of the literature. Arch Gen Psychiatry, 52 (3): 173–188.

Grawe K (2004): Neuropsychotherapie. Göttingen: Hogrefe.

Grawe K, Grawe-Gerber M (1999): Ressourcenaktivierung. Ein primäres Wirkprinzip der Psychotherapie. Psychotherapeut, 44: 63–73.

Guaiana G, Abbatecola M, Aali G, Tarantino F, Ebuenyi ID, Lucarini V, Li W, Zhang C, Pinto A (2022): Cognitive behavioural therapy (group) for schizophrenia. Cochrane Database Syst Rev, 7 (7): CD009608.

Gunderson JG (1980): A reevaluation of milieu therapy for nonchronic schizophrenic patients. Schizophrenia Bulletin, 6: 64–69.

Haberzettl M, Birkhahn T (2012): Moderation und Training. Ein praxisorientiertes Handbuch (2. Aufl.). München: Deutscher Taschenbuch-Verlag.

Hansson L (2011): The interface between people with a mental illness and mental health services – focusing the role of public stigma and self stigma in staff-patient relationships. Psychiat Prax, 38–K09; doi: 10.1055/s-0031-1277736.

Harrow M, Jobe TH, Faull RN (2012): Do all schizophrenia patients need antipsychotic treatment continuously throughout their lifetime? A 20-year longitudinal study. Psychol Med, 42 (10): 2145–2155.

Heltzel R (1995): Die haltende Beziehung im stationär-psychiatrischen Setting. Sozialpsychiatrische Informationen, 25 (1): 30–38.

Heltzel R (2006): Psychodynamische Aspekte in der stationären Behandlung psychotischer Patienten. In Böker H (Hg.), Psychoanalyse und Psychiatrie. Heidelberg: Springer.

Herpertz S, Herpertz S (2013): Richtlinienpsychotherapie – Quo vadis? Psychother Psych Med, 63: 32–38.

Herz MI, Lamberti JS, Mintz J, Scott R, O'Dell SP, McCartan L, Nix G (2000): A program for relapse prevention in schizophrenia: A controlled study. Arch Gen Psychiatry, 57 (3): 277–283.

Herz MI, Mostert MA (1990): The role of hospitalization. In Herz MI, Keith SJ, Docherty JP (Hg.), Handbook of schizophrenia, 4: Psychosocial treatment of schizophrenia. Amsterdam: Elsevier Science Publishers.

Hirjak D, Reininghaus U, Braun U, Sack M, Tost H, Meyer-Lindenberg A (2022): Sektorenübergreifende Therapiekonzepte und innovative Technologien: neue Möglichkeiten für die Versorgung von Patienten mit psychischen Erkrankungen. Nervenarzt, 93 (3): 288–296.

Hirschfeld RM, Matthews SM, Mosher LR, Menn AZ (1977): Being with madness: Personality characteristics of three treatment staffs. Hosp Community Psychiatry, 28 (4): 267–273.

Hirt C (1995): Moderation in Gruppen: Eine Literaturübersicht. In Wohlgemuth AC (Hg.), Moderation in Organisationen. Problemlösungsmethode für Führungsleute und Berater (2. Aufl.). Bern u. a.: Haupt.

Hoffmann H (2011): Empirische Untersuchungen zu Soteria aus den USA und Europa – Eine kritische Würdigung. In Ciompi L, Hoffmann H, Broccard M (Hg.), Wie wirkt Soteria? (Online-Ausg.). Heidelberg: Carl-Auer.

Horvath AO, Greenberg LS (1989): Development and validation of the Working Alliance Inventory. Journal of Counseling Psychology, 36: 223–233.

Horváth Ö v. (1985): Zur schönen Aussicht. In: Zur schönen Aussicht und andere Stücke, Hg. T. Krischke, Bd. 1 (S. 133–208, hier: 200). Frankfurt a. M.: Suhrkamp.

Hotzy F, Jaeger M. (2016): Clinical relevance of informal coercion in psychiatric treatment – a systematic review. Front Psychiatry, 7: 197.

Humboldt W v. (1825): Briefe an eine Freundin (hier: Burgörner, den 6. September 1825). Online-Ausg. www.gutenberg.org/files/21801/21801-h/21801-h.htm (23.07.2013).

Isvoranu AM, van Borkulo CD, Boyette LL, Wigman JT, Vinkers CH, Borsboom D (2017): Group Investigators. A network approach to psychosis: Pathways between childhood trauma and psychotic symptoms. Schizophr Bull., 43 (1): 187–196; doi:10.1093/schbul/sbw055.

Jablensky A, Sartorius N (2008): What did the WHO studies really find? Schizophr Bull, 34 (2): 253–255.

Jacob T (2021): Recovery-orientiertes Arbeiten im klinischen Kontext – stärkt das »Weddinger Modell« die Selbstwirksamkeitserwartung und Resilienz? Dissertation. https://refubium.fu-berlin.de/bitstream/handle/fub188/28637/diss_t.jacob.pdf (03.02.2023).

Jarchov-Jádi I (2023): Veränderungsprozesse in der Klink oder: Wie lernt man Haltung? Sozialpsychiatrische Informationen, 53 (2): 27–31.

Jeschke S (2015): Das Weddinger Modell. Stationäres Arbeiten im Trialog – eine Vergleichsstudie. https://refubium.fu-berlin.de/bitstream/handle/fub188/28637/diss_t.jacob.pdf (03.02.2023).

Jones PB, Barnes TR, Davies L, Dunn G, Lloyd H, Hayhurst KP, Murray RM, Markwick A, Lewis SW (2006): Randomized controlled trial of the effect on quality of life of second- vs first-generation antipsychotic drugs in schizophrenia: Cost utility of the latest antipsychotic drugs in schizophrenia study (CUtLASS 1). Arch Gen Psychiatry, 63 (10): 1079–1087.

Junghanss JE, Oster A (im Druck): Wie lässt sich Sicherheit und Vermeidung von Zwang im akutpsychiatrischen Setting vereinbaren? In: Mahler L, Jarchov-Jádi I, Jäger M: Praxishandbuch Akutpsychiatrie. Köln: Psychiatrie Verlag.

Kaptchuk TJ (2002): The placebo effect in alternative medicine: Can the performance of a healing ritual have clinical significance? Ann Intern Med, 136 (11): 817–825.

Karow A, Luedecke D, Schöttle D, Rohenkohl A, Schimmelmann B, Gallinat J, Lambert M (2022): Characteristics of psychoses in adolescence – longitudinal data of integrated care. Nervenarzt, 93 (4): 331–340.

Keefe RS, Bilder RM, Davis SM, Harvey PD, Palmer BW, Gold JM, Meltzer

HY, Green MF, Capuano G, Stroup TS, McEvoy JP, Swartz MS, Rosenheck RA, Perkins DO, Davis CE, Hsiao JK, Lieberman JA; CATIE Investigators; Neurocognitive Working Group (2007): Neurocognitive effects of antipsychotic medications in patients with chronic schizophrenia in the CATIE Trial. Arch Gen Psychiatry, 64 (6): 633–647.

Kersting, X. A. K. (2018): Schäden und Todesfälle im Rahmen von Zwangsmaßnahmen bei psychiatrischen Patienten: ein systematisches Review. Dissertation, Universität Ulm.

Killaspy H, Bebbington P, Blizard R, Johnson S, Nolan F, Pilling S, King M (2006): The REACT study: Randomised evaluation of assertive community treatment in north London. BMJ, 332 (7545): 815–820.

Klapheck K, Nordmeyer S, Cronjäger H, Naber D, Bock T (2012): Subjective experiences and meaning of psychoses: The German Subjective Sense in Psychosis Questionnaire (SUSE). Psychological Medicine, 42, 61–71.

Klimitz H, Uhlemann H, Fähndrich E (1998): Are restraints used too frequently? Indications, incidence and conditions for restraint in a general psychiatric department. A prospective study. Psychiatrische Praxis, 25: 235–239.

Klüwer R (2001): Szene, Handlungsdialog (Enactment) und Verstehen. In Bohleber W, Drews S (Hg.), Die Gegenwart der Psychoanalyse – die Psychoanalyse der Gegenwart. Stuttgart: Klett-Cotta.

Knuf A (2006): Empowerment und psychiatrische Arbeit. Bonn: Psychiatrie Verlag.

Korezelidou A, Oster A, Mahler L (in Vorbereitung): Reduktion von Zwangsmaßnahmen: Auswirkungen der Implementierung des recoveryorientierten Behandlungskonzepts »Weddinger Modell« in der Akutpsychiatrie.

Kradin RL (2011): Placebo response: A consideration of its role in therapeutics. Curr Psychiatry Rep, 13 (1): 37–42.

Krampen G (1991): Fragebogen zu Kompetenz- und Kontrollüberzeugungen (FKK): Handanweisung. Göttingen: Hogrefe.

Krumm S, Checcia C, Kilian R, Becker T (2018): Viktimisierung im Erwachsenenalter von Personen mit Psychiatrieerfahrung. Psychiatrische Praxis, 45: 66–77.

Kuster J, Huber E, Lippmann R, Schmid A, Schneider E, Witschi U, Wüst R (2011): Handbuch Projektmanagement (3. Aufl., Online-Ausg.). Berlin u. a.: Springer.

Lackes R, Lübbecke M, Siepermann M (2014): Meilenstein, Definition. In: Brich S u. a. (Hg.), Gabler Wirtschaftslexikon (18. Aufl.). Wiesbaden: Gabler, Springer.

Lambert M, Bock T, Schöttle D, Golks D, Meister K, Rietschel L, Bussopulos A, Frieling M, Schödlbauer M, Burlon M, Huber CG, Ohm G, Pakrasi M, Chirazi-Stark MS, Naber D, Schimmelmann BG (2010): Assertive Community Treatment (ACT) as part of integrated care versus standard care: A 12-month trial in patients with first- and multiple-episode schizophrenia spectrum disorders treated with quetiapine immediate release (ACCESS trial). J Clin Psychiatry, 71 (10): 1313–1323.

Lambert M, Karow A, Gallinat J, Lüdecke D, Kraft V, Rohenkohl A, Schröter R, Finter C, Siem AK, Tlach L, Werkle N, Bargel S, Ohm G, Hoff M, Peter H, Scherer M, Mews C, Pruskil S, Lüke J, Härter M, Dirmaier J, Schulte-Markwort M, Löwe B, Briken P, Peper H, Schweiger M, Mösko M, Bock T, Wittzack M, Meyer HJ, Deister A, Michels R, Herr S, Konnopka A, König H, Wegscheider K, Daubmann A, Zapf A, Peth J, König HH, Schulz H (2020): Study protocol for a randomised controlled trial evaluating an evidence-based, stepped and coordinated care service model for mental disorders (RECOVER). BMJ Open, 10 (5): e036021.

Lambert M, Karow A, Ohm G u. a. (2017): RECOVER: Modell der sektorenübergreifend-koordinierten, schweregrad-gestuften, evidenzbasierten Versorgung psychischer Erkrankungen. In Amelung VE, Eble S, Hildebrandt H, Knieps F, Lägel R, Ozegowski S, Schlenker R-U, Sjuts R (Hg.), Innovationsfonds: Impulse für das deutsche Gesundheitssystem (S. 252–265). Berlin: Medizinisch-Wissenschaftliche Verlagsgesellschaft.

Lambert M, Ruppelt F, Rohenkohl A, Karow A, Wiedemann K (2016): Langzeittherapie in der Schizophrenie – Erfolgreiche psychosoziale Re-Integration durch Integrierte Versorgung. Psychopharmakotherapie, 23: 58–66.

Lambert M, Schöttle D, Ruppelt F, Lüdecke D, Sarikaya G, Schulte-Markwort M, Gallinat J, Karow A (2015): Integrierte Versorgung für erst- und mehrfacherkrankte Patienten mit schweren psychotischen Erkrankungen: 3-Jahres-Ergebnisse des Hamburger Modells. Bundesgesundheitsblatt Gesundheitsforschung Gesundheitsschutz, 58: 408–419.

Lang U (2013): Innovative Psychiatrie mit offenen Türen. Heidelberg: Springer.

Lehtinen K (1996): Integrated treatment model of first contact patients with schizophrenia-like psychosis. Nordic J of Psychiatry, 50: 281–287.

Lehtinen V, Aaltonen J, Koffert T, Räkköläinen V, Syvälahti E (2000): Two-year outcome in first-episode psychosis treated according to an integrated model. Is immediate neuroleptisation always needed? Eur Psychiatry, 15 (5): 312–320.

Leiter MP, Harvie PL (1996): Burnout among mental health workers: A review and a research agenda. Int J Soc Psychiatry, 42: 90–101.

Lempa G, v. Haebler D, Montag C (2017): Psychodynamische Psychotherapie der Schizophrenien. Ein Manual (2. Aufl.). Gießen: Psychosozial-Verlag.

Leucht S, Pitschel-Walz G, Engel RR, Kissling W (2002): Amisulpride, an unusual »atypical« antipsychotic: A meta-analysis of randomized controlled trials. Am J Psychiatry, 159 (2): 180–190.

Leucht S, Tardy M, Komossa K, Heres S, Kissling W, Salanti G, Davis JM (2012): Antipsychotic drugs versus placebo for relapse prevention in schizophrenia: A systematic review and meta-analysis. Lancet, 379 (9831): 2063–2071.

Lexén A, Svensson B (2016): Mental health professional experiences of the flexible assertive community treatment model: A grounded theory study. J Ment Health, 25: 379–384.

Linszen DH, Dingemans PM, Nutger MA, Van der Does AJW, Scholte WF, Lenoir MA (1997): Patient attributes and expressed emotion as risk factors for psychotic relapse. Schizophrenia Bulletin, 23: 119–130.

Ludewig K (1987): Vom Stellenwert diagnostischer Maßnahmen in systemischem Verständnis von Therapie. In Schiepek G (Hg.), Systeme erkennen Systeme. Individuelle, soziale und methodische Bedingungen systemischer Diagnostik. München u. Weinheim: Psychologie VerlagsUnion.

Ludwig AM, Farrelly F (1966): The code of chronicity. Arch Gen Psychiatry, 15: 562–568.

Mahler L (2011): Spurensuche. In Schneider F (Hg.), Irgendwie kommt es anders. Psychiater erzählen (S. 171–177). Heidelberg: Springer.

Mahler L (2021): Was brauchen wir für Sicherheit auf Akutstationen? Vortrag auf der Tagung »Praxisforum Akutpsychiatrie«, 3. September. Liestal, Schweiz.

Mahler L (2022): Der Mensch – Das Personal. Vortrag auf der Tagung »Praxisforum Akutpsychiatrie«, 29. April. Berlin, Deutschland.

Mahler L, Heinz A, Jarchov-Jádi I, Bermpohl F, Montag C, Wullschleger A (2019a): Therapeutische Haltung und Strukturen in der (offenen) Akutpsychiatrie: Das Weddinger Modell. Nervenarzt, 7: 700–704.

Mahler L, Jarchov-Jádi I, Gervink A., Ayilmaz H, Wilfer A, Sischka K, Wullschleger A, v. Peter S (2015): Mehrperspektivität und Peers auf psychiatrischen Akutstationen. Nervenheilkunde, 34, 249–252.

Mahler L, Mielau J, Heinz A, Wullschleger A (2019b). Same, same but different: How the interplay of legal procedures and structural factors can influence the use of coercion. Frontiers in Psychiatry, 10: 249.

Mahler L, Oster A, Kieser S (2022a): Therapeutische Beziehungsgestaltung bei Menschen in akuten wahnhaften Krisen. Kerbe, 40: 7–9.

Mahler L, Oster, A, Vandamme A (2021): Das Weddinger Modell: Beziehungsförderung und Zwangsvermeidung in der Behandlung von Menschen mit Psychosen. Nervenheilkunde, 40: 430–435.

Mahler L, Vandamme A*, Jarchov-Jádi I, Cole C, Junghanss J (2022): Das Weddinger Modell: Einfluss eines Recovery-orientierten Konzepts auf Zwangsmaßnahmen. Psychiatrische Pflege Heute, 28: 296–309. *Geteilte Erstautorenschaft.

Mahler L, Wullschleger A, Oster A (2022): Nachbesprechung von Zwangsmaßnahmen. Ein Praxisleitfaden. Köln: Psychiatrie Verlag.

Maier W, Hauth I, Berger M, Saß H (2016): Zwischenmenschliche Gewalt im Kontext affektiver und psychotischer Störungen. Nervenarzt, 87: 53–68.

Marshall M, Gray A, Lockwood A, Green R (2000): Case management for people with severe mental disorders. Cochrane Database Syst Rev, 2: CD000050.

Marshall M, Lockwood A (2011): Assertive Community Treatment for people with severe mental disorders. Cochrane Database Syst Rev, 13 (4): CD001089.

Matthews SM, Roper MT, Mosher LR, Menn AZ (1979): A non-neuroleptic treatment for schizophrenia: Analysis of the two-year postdischarge risk of relapse. Schizophr Bull, 5 (2): 322–333.

Mendéz J (2013): Special rapporteur on torture and other cruel, inhuman degrading treatment or punishment. 22nd session of the Human Rights Council, Geneva.

MHW Synapse-Web UG (o.J.): www.synapse-web.com. Hier verwendet: Moderation – Grundlagen. www.synapse-web.com/WebRoot/Store12/Shops/63374192/5099/5430/7A05/031D/26ED/C0A8/28B9/764D/Moderation.pdf (04.07.2013).

Mielau J, Altunbay J, Lehmann A, Bermpohl F, Heinz A, Montag C (2018): The influence of coercive measures on patients' stances towards psychiatric institutions. International Journal of Psychiatry in Clinical Practice, 22: 115–122.

Moncrieff J (2015): Antipsychotic maintenance treatment: Time to rethink? PLoS Med, 12 (8): e1001861.

Montemagni C, Bada A, Castagna F, Frieri T, Rocca G, Scalese M u. a. (2011): Predictors of compulsory admission in schizophrenia-spectrum patients: Excitement, insight, emotion perception. Progress in Neuro-Psychopharmacology & Biological Psychiatry, 35: 137–145.

Mosher LR (2011): Soteria California und ihre amerikanischen Nachfolgeprojekte: Die therapeutischen Elemente. In Ciompi L, Hoffmann H, Broccard M (Hg.), Wie wirkt Soteria? (Online-Ausg.). Heidelberg: Carl-Auer.

Mosher LR, Hendrix V, Fort DC (1994): Dabeisein: Das Manual zur Praxis in der Soteria. Bonn: Psychiatrie Verlag.

Mosher LR, Reifman A, Menn A (1973): Characteristics of nonprofessionals serving as primary therapists for acute schizophrenics. Hospital and Community Psychiatry, 24: 391–396.

Müller G (1997): Das gute Protokoll. www.gerhardmueller.de/docs/GutesProtokollWie/ (12.04.2013).

Munder T, Wilmers F, Leonhart R, Linster HW, Barth J (2010): Working Alliance Inventory – short revised (WAI-SR): Psychometric properties in outpatients and inpatients. Clinical Psychology Psychotherapy, 17 (3): 231–239.

Murray RM, Quattrone D, Natesan S, van Os J, Nordentoft M, Howes O, Di Forti M, Taylor D (2016): Should psychiatrists be more cautious about the long-term prophylactic use of antipsychotics? Br J Psychiatry, 209 (5):361–365.

Needham I, Abderhalden C, Dassen T u. a. (2002): Coercive procedures and facilities in Swiss psychiatry. Swiss Medical Weekly, 132 (19–20): 253–258.

Nienaber A, Heinz A, Rapp MA. u. a. (2018): Einfluss der Personalbesetzung auf Konflikte auf psychiatrischen Stationen. Nervenarzt: 821–827.

NIMHE – National Institute for Mental Health in England (2004): Emerging best Practices in mental health recovery. www.2gether.nhs.uk/files/EmergingBestPracticeInRecovery.pdf (24.07.2013).

Nischk D, Rusch J (2019): What makes Soteria work? On the effect of a therapeutic milieu on self-disturbances in the schizophrenia syndrome. Psychopathology, 52 (4): 213–220.

Noeker M, Petermann F (2008): Resilienz: Funktionale Adaption an widrige Umgebungsbedingungen. Zeitschrift für Psychiatrie, Psychologie und Psychotherapie, 56 (4): 255–263.

Nordén T, Malm U, Norlander T (2012): Resource Group Assertive Community Treatment (RACT) as a tool of empowerment for clients with severe mental illness: A meta-analysis. Clin Pract Epidemiol Ment Health, 8: 144–151.

Nugter MA, Engelsbel F, Bähler M, Keet R, van Veldhuizen (2016): Outcomes of FLEXIBLE Assertive Community Treatment (FACT) implementation: A prospective real life study. Community Ment Health J, 52 (8): 898–907.

Ogden T (2004): On holding and containing, being and dreaming. The International Journal of Psychoanalysis, 85 (6): 1349–1364.

Onken SJ, Craig CM, Ridgway P, Ralph RO, Cook JA (2007): An analysis of the definitions and elements of recovery: A review of the literature. Psychiatric Rehabilitation Journal, 31 (1): 9–22.

Oster A, Cole C, Mahler L (2021): The Weddinger Modell – a systematic review of the scientific findings to date and experiences from clinical practice. Medical Research Archives, 9; doi: https://doi.org/10.18103/mra.v9i8.2521.

Osterfeld M (2004): Der Einfluss des Trialogs auf eine psychiatrische Karriere. In Bombosch J, Hansen H, Blume J (Hg.), Trialog praktisch (S. 55–61). Neumünster: Paranus.

Paschke AM (2022): Einfluss eines Recovery-orientierten Behandlungsansatzes auf die Behandlung von Menschen mit Migrationshintergrund in der stationär-psychiatrischen Regelversorgung. Eine quasi-experimentelle Studie mit Prä-Post-Vergleich im Rahmen der klinischen Studie zur Einführung des Weddinger Modells. https://refubium.fu-berlin.de/handle/fub188/35276 (17.04.2023).

Pfammatter M, Junghan UM, Brenner HD (2006): Efficacy of psychological therapy in schizophrenia: Conclusions from meta-analyses. Schizophr Bull, 32 (Suppl 1): S64–80.

Preß H, Gmelch M (2012): Der Klient als Experte! Eine therapeutische Haltung, die Selbstmanagement ernst nimmt. In Siegl J, Schmelzer D, Mackinger H (Hg.), Horizonte der Klinischen Psychologie und Psychotherapie. Festschrift für Hans Reinecker (S. 254–268): Lengerich: Pabst.

Priebe S, Badesconyi A, Fioritti A, Hansson L, Kilian R, Torres-Gonzales F, Turner T, Wiersma D (2005): Reinstitutionalization in mental health care: Comparison of data on service provision from six European countries. BMJ, 330 (7483): 123–126.

Rakhmatullina M., Taub A., Jacob T. (2013): Morbidity and mortality associated with the utilization of restraints: A review of literature. The Psychiatric Quarterly, 84: 499–512.

Ramon S, Healy B, Renouf N (2007): Recovery from mental illness as an emerging concept and practice in Australia and the UK. Int Journal of Social Psychiatry, 53 (2): 108–122.

Rappaport J (1981): In praise of paradox: A social policy of empowerment over prevention. American Journal of Community Psychology, 9 (1): 1–25.

Resnick SG, Fontana A, Lehman AF, Rosenheck RA (2005): An empirical conceptualization of the recovery orientation. Schizophrenia Research, 75: 119–128.

Resnick SG, Rosenheck RA, Lehman AF (2004): An exploratory analysis of correlates of recovery. Psychiatric Services, 55 (5): 540–547.

Richter D (2019): Nimmt Gewalt gegen Mitarbeitende im Gesundheitswesen zu? Hypothesen, Daten und soziologische Hintergründe. Sozialpsychiatrische Informationen, 49: 15–18.

Rüger U (2005): Historische und konzeptuelle Anmerkungen zur Psychotherapie in der Psychiatrie. Psychotherapie im Dialog, 3: 239–245.

Ruppelt F, Klapheck K, Bock T (2012): Auswirkungen von Psychose-Seminaren auf Sinnsuche, Recovery und Empowerment. Eine trialogische Erhebung im deutschsprachigen Raum (SuSi-Projekt). Universitätsklinikum Hamburg-Eppendorf: Zentrum für Psychosoziale Medizin, Klinik für Psychiatrie und Psychotherapie.

Rutter M (1985): Resilience in the face of adversity. Protective factors and resistance to psychiatric disorder. British Journal of Psychiatry, 147: 598–611.

Rutter M (1995): Psychological adversity: Risk, resilience and recovery. South African Journal of Child and Adolescent, 7 (2): 75–88.

Rutter M (2000): Resilience reconsidered: Conceptual considerations, empirical findings, and policy implications. In Shonkoff JP, Meisels SJ (Hg.), Handbook of early childhood intervention (2. Aufl., S. 651–682). Cambridge u. a.: Cambridge University Press.

Schabereiter W (2009): Management von Innovationsprojekten. www.netproma.at/download/Skriptum-Projektmanagement-von-Innovationsprojekten.pdf (04.07.2013).

Schäfer I, Fisher HL (2011): Childhood trauma and psychosis – what is the evidence? Dialogues Clin Neurosci, 13 (3): 360–365; doi: 10.31887/DCNS.2011.13.2/ischaefer.

Schilling G (2004): Moderation von Gruppen. Berlin: Schilling.

Schlippe A v., Schweitzer J (2009): Lehrbuch der Systemischen Therapie und Beratung, Bd. 1 (10. Aufl.). Göttingen: Vandenhoeck & Ruprecht.

Schmidt F (2012): Nutzen und Risiken psychoedukativer Interventionen für die Krankheitsbewältigung bei schizophrenen Erkrankungen. Bonn: Psychiatrie Verlag.

Schöttle D, Karow A, Schimmelmann BG, Lambert M (2013): Integrated care in patients with schizophrenia: Results of trials published between 2011 and 2013 focusing on effectiveness and efficiency. Curr Opin Psychiatry, 26 (4): 384–408.

Schrank B, Amering M (2007): »Recovery« in der Psychiatrie. Neurobiologie, 21 (1): 45–50.

Schrank B, Sibitz I, Unger A, Amering M (2010): How patients with schizophrenia use the internet: Qualitative study. J Med Internet Res, 12 (5): e70.

Schreiber LK, Metzger FG, Flammer E, Rinke H, Fallgatter AJ, Steinert T (2022): Open doors by fair means: A quasi-experimental controlled study on the effects of an open-door policy on acute psychiatric wards. BMC Health Serv Res, 22 (1): 941.

Schroeder G. (2009): Interprofessionalität in der Umsetzung. Pflegewissenschaft, 18–23.

Sibitz I, Katschnig H, Goessler R, Unger A, Amering M (2005): Pharmacophilia and pharmacophobia: Determinants of patients' attitudes towards antipsychotic medication. Pharmacopsychiatry, 38 (3): 107–112.

Steinert T, Schreiber L, Metzger FG, Hirsch S (2019): Offene Türen in psychiatrischen Kliniken: Eine Übersicht über empirische Befunde [Open doors in psychiatric hospitals: An overview of empirical findings]. Nervenarzt, 90 (7): 680–689.

Streeck U, Dümpelmann M (2006): Psychiatrie in der Psychiatrie. In Böker H (Hg.), Psychoanalyse und Psychiatrie. Heidelberg: Springer.

Tempier R, Balbuena L, Garety P, Craig TJ (2012): Does assertive community outreach improve social support? Results from the Lambeth Study of early-episode psychosis. Psychiatr Serv, 63: 216–222.

Theodoridou A, Schlatter F, Ajdacic V, Rossler W, Jäger M. (2012): Therapeutic relationship in the context of perceived coercion in a psychiatric population. Psychiatry Res, 200 (2–3): 939–944.

Utschakowski J (2016): Mit Peers arbeiten. Leitfaden für die Beschäftigung von Experten aus Erfahrung. Köln: Psychiatrie Verlag.

van der Post LF, Peen J, Visch I, Mulder C, Beekman AT, Dekker JJ (2014): Patient perspectives and the risk of compulsory admission: The Amsterdam study of acute psychiatry V. The International Journal of Social Psychiatry, 60: 125–133.

van Os J, Burns T, Carvallaro R, Leucht S, Peuskens J, Helldin L, Bernardo M, Arango C, Fleischacker W, Lachaux B, Kane JM (2006): Standardised remission criteria in schizophrenia. Acta Psychiatrica Scandinavia, 113, 91–95.

van Os J, Kenis G, Rutten BPF (2010): The environment and schizophrenia. Nature, 486: 203–212.

Viguera AC, Baldessarini RJ, Hegarty JD, van Kammen DP, Tohen M (1997): Clinical risk following abrupt and gradual withdrawal of maintenance neuroleptic treatment. Arch Gen Psychiatry, 54 (1): 49–55.

Vollrath KC (1999): Abschied vom »Change Management«. Frankfurter Allgemeine Zeitung, 21.06.1999.

Walsh F (1998): Strengthening family resilience. New York: Guilford Press.

Walter G, Nau J, Oud N (2012): Aggression und Aggressionsmanagement: Praxishandbuch für Gesundheits- und Sozialberufe. Bern: Huber.

Wampold BE (2001): The great psychotherapy debate. Mahwah: Lawrence Erlbaum Associates.

Wampold BE (2010): The research evidence for common factors models: A historically situated perspective. In Duncan BL, Miller SD, Wampold BD, Hubble MA (Hg.), The heart and soul of change (2. Aufl., S. 49–81). Washington, DC: APA.

Wampold BE (2015). How important are the common factors in psychotherapy? An update. World Psychiatry, 14.

Ware NC, Hopper K, Tugenberg M, Dickey B, Fischer D (2008): A theory of social integration as quality of life. Psychiatric Services, 59 (1): 27–33.

Weinmann S, Aderhold V (2010): Antipsychotic medication, mortality and neurodegeneration: The need for selective use and lower doses. Psychosis: Psychological, Social and Integrative Approaches, 2: 50–69.

Wheeler C, Lloyd-Evans B, Churchard A, Fitzgerald C, Fullarton K, Mosse L, Paterson B, Zugaro CG, Johnson S (2015): Implementation of the Crisis Resolution Team model in adult mental health settings: A systematic review. BMC Psychiatry, 15: 74–89.

WHO – World Health Organization (2001): Strengthening mental health promotion. Geneva (Fact Sheet No. 220).

Wilmers F, Munder T, Leonhart R, Herzog T, Plassmann R, Barth J (2008): Die deutschsprachige Version des Working Alliance Inventory – short revised (WAI-SR). Ein schulenübergreifendes, ökonomisches und empirisch validiertes Instrument zur Erfassung der therapeutischen Allianz. Klinische Diagnostik und Evaluation, 1 (3): 334–358.

Winnicott DW (1965/2006): Reifungsprozesse und fördernde Umwelt. Gießen: Psychosozial-Verlag.

Wolf T, Fabel P, Kraschewski A, Jockers-Scherübl MC (2021): From wish to reality: Soteria in regular care-proof of effectiveness of the implementation of Soteria elements in acute psychiatry. Front Psychiatry, 12: 685779.

Wullschleger A, Mielau J, Mahler L, Montag C (2018): Beiträge zur Vermeidung von Zwang in der Akutpsychiatrie. Fortschritte in Neurologie und Psychiatrie, 86: 1–9.

Wullschleger A, Vandamme A, Mielau J u. a. (2020): Effect of standardized post-coercion review session on symptoms of PTSD: Results of a randomized controlled trial. European Archives of Psychiatry and Clinical Neuroscience, 271: 1077–1087; doi:10.1007/s00406-020-01215-x.

Wullschleger A, Vandamme A, Mielau J u. a. (2021): Effect of standardized post-coercion review on subjective coercion: Results of a randomized-controlled trial. European Psychiatry, 64 (1): 1–19; doi:10.1192/j.eurpsy.2021.2256.

Wullschleger A, Vandamme A, Ried J, Pluta M, Montag C, Mahler L (2019): Standardisierte Nachbesprechung von Zwangsmaßnahmen auf psychiatrischen Akutstationen: Ergebnisse einer Pilotstudie. Psychiatrische Praxis, 46: 128–134.

Wustmann C (2005): Die Blickrichtung der neueren Resilienzforschung. Wie Kinder Lebensbelastungen bewältigen. Zeitschrift für Pädagogik, 51 (2): 192–206.

Yarovitsky Y, Tabak N (2009): Patient violence towards nursing staff in closed psychiatric wards: It's long-term effects on staff's mental state and behavior. Med Law, 28 (4): 705–724.

Zihlmann V (2011): Das personenzentrierte Recovery-Konzept. Master of Science in Sozialer Arbeit, Hochschule Luzern. http://edoc.zhbluzern.ch/hslu/sa/masa/2011_masa_Zihlmann.pdf (23.07.2013).

Zinkler M, v. Peter S (2019): Ohne Zwang – ein Konzept für ausschließlich unterstützende Psychiatrie. Recht und Psychiatrie, 37.